MED BREAKER

SEK-TV-Breaker 2020/2021

SEK-TV-Breaker

www.medat-vorbereitung.at

1. Auflage 2020
ISBN 978-3903148215

Redaktion und Verleger: Breaker Verlag, eine Marke der MN Consulting GmbH
Autoren: Annika Marktl, Tanja Päuerl, Tara Buchleitner
Layout und Satz: Alexander Altendorfer
Gedruckt in Österreich von Kontext Druckerei GmbH

Klimaneutral
Druckprodukt
ClimatePartner.com/12538-2010-1005

Inhalt

Einleitung **4**
Soziales Entscheiden **6**
– Testsimulation A **8**
– Testsimulation B **12**
– Testsimulation C **16**
– Testsimulation D **20**
– Testsimulation E **24**
– Testsimulation F **28**
– Testsimulation G **32**
– Testsimulation H **36**
– Testsimulation I **40**
– Testsimulation J **44**
Emotionen erkennen **50**
– Testsimulation A **52**
– Testsimulation B **54**
– Testsimulation C **56**
– Testsimulation D **58**
– Testsimulation E **60**
– Testsimulation F **62**
– Testsimulation G **64**
– Testsimulation H **66**
– Testsimulation I **68**
– Testsimulation J **70**
Textverständnis **72**
– Testsimulation A **74**
– Testsimulation B **86**
– Testsimulation C **98**
– Testsimulation D **110**
– Testsimulation E **124**
– Testsimulation F **136**
– Testsimulation G **148**
– Testsimulation H **162**
– Testsimulation I **174**
– Testsimulation J **186**
Lösungen **200**
Die Autorinnen **206**

Liebe Leserin und lieber Leser,

in diesem Buch widmen wir uns zwei Teilbereichen des österreichischen Medizin-Aufnahmetests der öffentlichen medizinischen Unis. Es handelt sich um die Sozial-Emotionalen Kompetenzen (SEK) und das Textverständnis (TV). Zu den SE-Kompetenzen zählen das Soziale Entscheiden und Emotionen erkennen. All diese Kompetenzen sollten nicht unterschätzt werden. Zusammen machen diese drei Übungskategorien beim MedAT-H eine Gewichtung von 20 Prozent aus.
Da beim MedAT-Z das Textverständnis entfällt, werden ausschließlich die Sozial-Emotionalen Kompetenzen mit einer Gewichtung von 10 Prozent bewertet.

Bevor wir dich in diesem neuen Buch herzlich willkommen heißen dürfen, möchten wir uns vorstellen: Wir sind eine Gruppe von Medizinstudierenden aus Wien, Innsbruck, Graz und Linz. Unsere Mission ist es, angehende Medizinstudierende bei der Vorbereitung auf den Medizin-Aufnahmetest zu unterstützen und dir dabei zu helfen, die Chance auf einen Studienplatz zu erhöhen. Dabei setzen wir in diesem Buch auf ein vielseitiges Übungsangebot. Besonders stolz sind wir darauf, dass in unserem Team Personen mit mehreren ersten und zweiten Plätzen sind. Mit unseren Erfahrungen begleiten wir dich auf deinem Weg zum Medizinstudium.

Der SEK-TV-Breaker bereitet dich mit testnahen Übungsbeispielen auf die Untertests Emotionen erkennen, Soziales Entscheiden und dem Verständnis von Texten im Medizinertest optimal vor. Insgesamt 320 Übungsaufgaben ermöglichen dir ein großes Übungsangebot und sollen dich dabei unterstützen, am Testtag das Beste aus dir zu holen. Die Inhalte des Buches wurden im Vorfeld von hunderten Personen getestet. Besonders gut gelungen ist deshalb der Untertest Emotionen erkennen. Hier wurde, auf Basis der Evaluierung, jede Emotion genauestens geprüft. Zusätzlich führen die detaillierten E-Learning-Erklärungen und -Tipps bei den Textverständnis-Aufgaben zum raschen Verständnis. Somit erzielst du zeitsparend eine optimale Verbesserung deiner Fähigkeiten.

Im SEK-TV-Breaker enthalten sind:

- 120 Textverständnis-Aufgaben
- 100 Emotionen-erkennen-Aufgaben
- 100 Soziales-Entscheiden-Aufgaben
- Je 10 Simulationen pro Untertest

Detaillierte Erklärungen der Lösungen zu den Textverständnis-Aufgaben (SEK-TV-Breaker) können online nachgelesen werden.

Für die Vorbereitung auf den BMS empfiehlt sich der BMS-Breaker und MedAT HERO, für den kognitiven Teil der Med-Breaker. Als digitale Begleitung für die Vorbereitung auf den MedAT hat sich MEDBREAKER ONE bestens etabliert.

Wir wünschen dir viel Eifer und Erfolg beim Üben ... und wer weiß, vielleicht treffen wir uns schon bald auf der Klinik! :)

Dein SEK-TV-Breaker Team

BMS

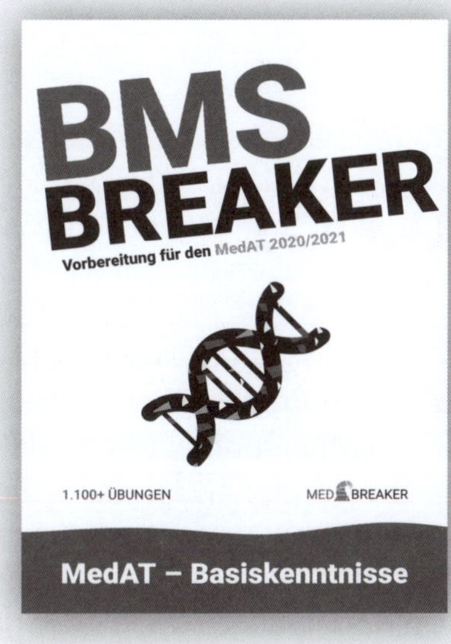

BMS-Breaker
Tipps, Tricks und mehr als 1.100 BMS-Fragen

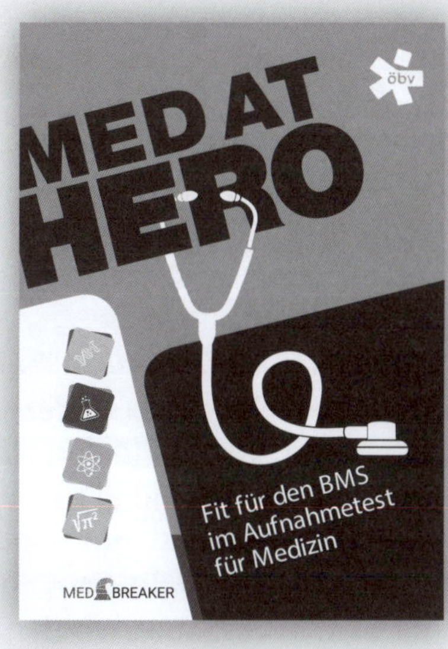

MedAT HERO: BMS-Vorbereitung
Ausführlicher BMS-Lernstoff

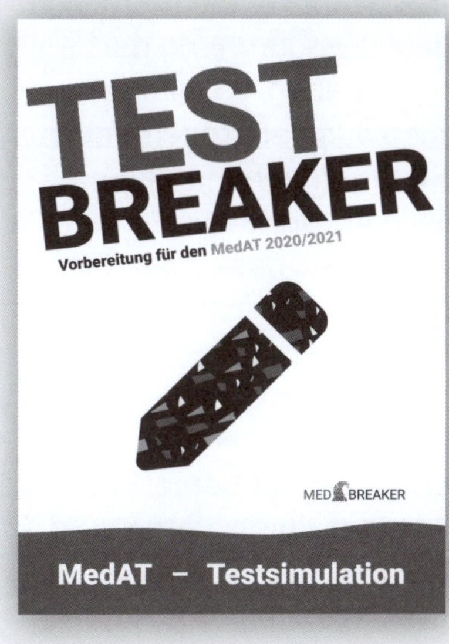

Test-Breaker
Eine komplette Testsimulation inkl. Lösungen

KFF

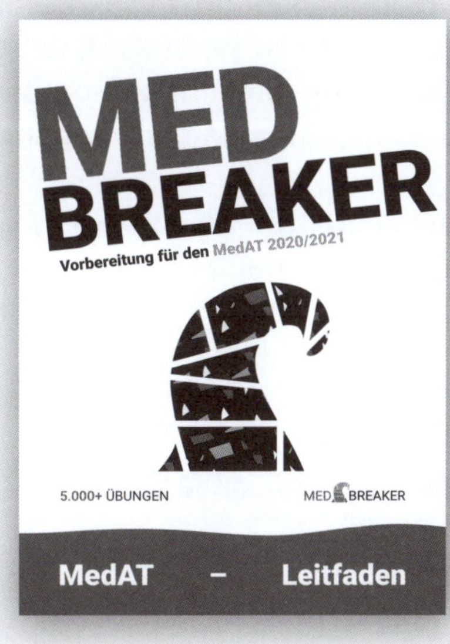

Med-Breaker
Lösungsstrategien und mehr als 5.000 Aufgaben

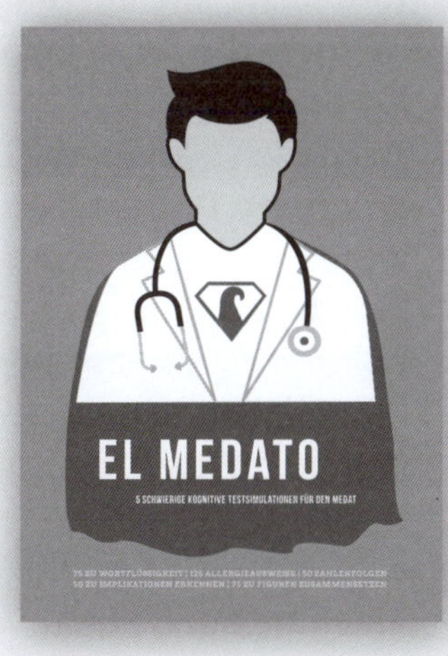

El MedATo
Fünf besonders knifflige kognitive Testsimulationen

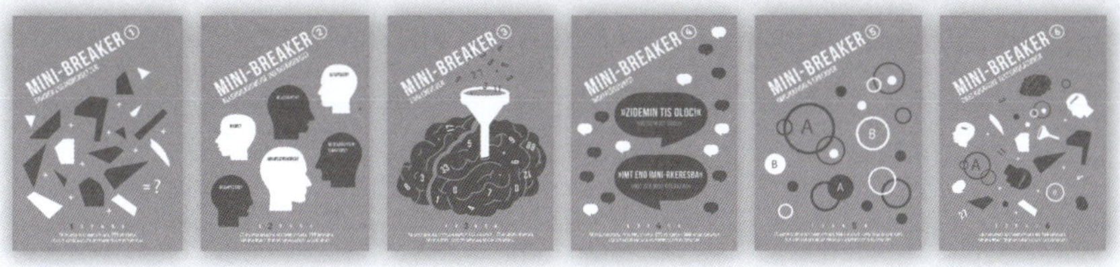

Mini-Breaker
Übungen zu jedem KFF-Bereich im handlichen A5-Format

1. Soziales Entscheiden

Mit diesem Untertest soll herausgefunden werden, wie du dich in bestimmte Alltags- und Berufssituationen hineinversetzen und aus dem gegebenen Kontext sozial angesehene Entscheidungen treffen kannst. In den folgenden Entscheidungssituationen sollst du erkennen, wie bedeutsam – deiner Meinung nach – die Antwortoptionen für deine individuelle Entscheidungsfindung sind. Diese gilt es – auf Basis ihrer Wichtigkeit – von A bis E anzuordnen, wobei A, die moralisch wichtigste und E, die für dich am wenigsten wichtige Überlegung ist. Jede Rangordnung darf nur einmal vergeben werden. Wird ein Rangplatz doppelt oder gar nicht vergeben, so wird die Antwort als ungültig bewertet. Die anschließende Testleistung ergibt sich aus der prozentuellen Übereinstimmung deiner Rangreihung und der aus der Theorie abgeleiteten Rangreihung. Somit kann pro Aufgabe maximal ein Punkt erreicht werden. Durch die spezielle Art der Bewertung der Testleistung ergibt sich ausschließlich für diesen Untertest die Möglichkeit, dass man für teilweise richtige Antworten auch z. B. 0,9 Punkte bekommen kann.

Übungsbeispiel:

Anna ist Ärztin. Sie darf bei einem riskanten Eingriff assistieren. Kurz vor der OP bemerkt sie, dass der Oberarzt Alkohol getrunken hat. Er ist jener Arzt, der die OP später durchführen wird. Anna weiß nicht, wie sie reagieren soll. Wie relevant sollten deiner Meinung nach die folgenden Überlegungen, die Anna bei ihrer Entscheidung angestellt haben könnte, sein?

A) Würde ich bei einem OP-Fehler als Mittäterin dastehen?
B) Würde ein Patient diese Beobachtung melden?
C) Würde ich dem erfahrenen Chirurgen bei OPs weiterhin assistieren dürfen und dabei viel lernen, wenn ich sein Geheimnis für mich behalte?
D) Würden es die Statuten des Krankenhauses vorsehen, dass ich die Beobachtung an die Krankenhausleitung weitergebe?
E) Würde ich den Oberarzt melden müssen, da jeder Patient die bestmögliche Versorgung verdient hat?

Die korrekte Reihung aus unserem Übungsbeispiel lautet übrigens: A5 – B3 – C4 – D2 – E1

Das Modell, das beim MedAT zum Schlüssel des Erfolgs führt, lautet Kohlbergs Theorie der Moralentwicklung. Wie dieses im Detail funktioniert und wie du damit alle Fragen im VMC korrekt beantworten kannst, schauen wir uns mit dir genauer in unserem Leitfaden, dem Med-Breaker, an.

Beim MedAT hast du, in einer Zeit von 15 Minuten, einen Aufgabenpool von 10 Beispielen zu lösen. Auf der nächsten Seite beginnt die erste Testsimulation. Viel Erfolg! :)

Erfolgspaket

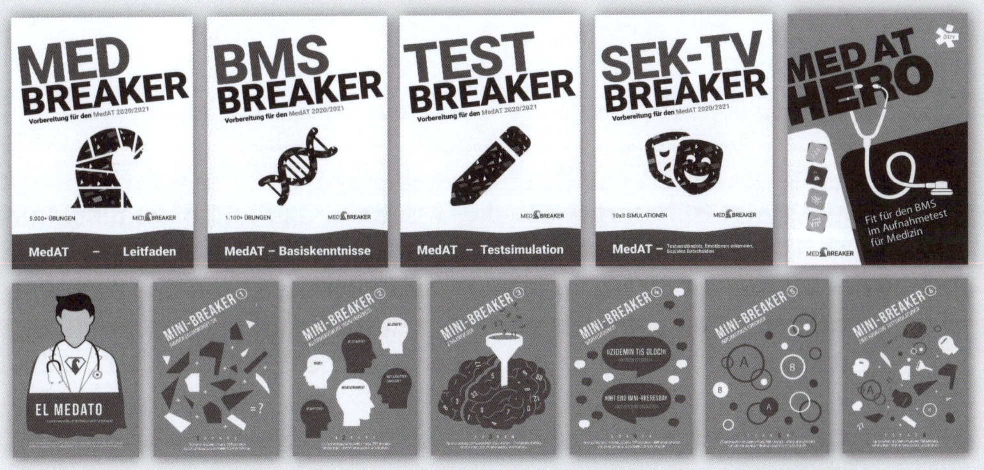

Bücher
Alle zwölf Med-Breaker-Bücher mit Übungen, Tipps und Tricks auf über 1.500 Seiten

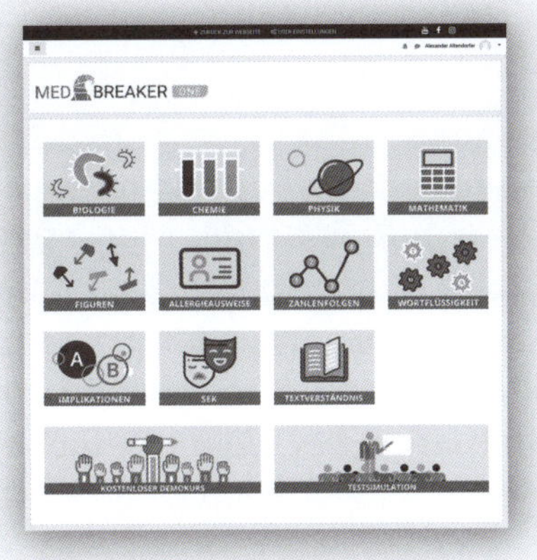

MEDBREAKER.ONE
Kompakte BMS-Lerninhalte und Testsimulation für KFF und BMS auf unserer E-Learning-Plattform

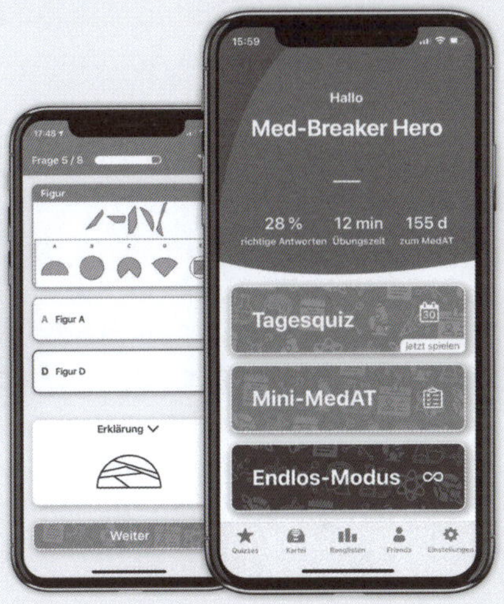

MedAT2go-App
Spielerische Vorbereitung, überall und jederzeit, mit dem Premiumzugang zu unserer App

+ optionale Vorbereitungskurse
Intensive viertägige Vorbereitung inklusive abschließender Testsimulation

Jetzt informieren:

www.medat-vorbereitung.at/erfolg/

Testsimulation A

- 10 Aufgaben
- 15 Minuten Bearbeitungszeit

1. Daniel steigt frühmorgens in die U-Bahn ein. Er ist unausgeschlafen und müde. Deshalb freut er sich sehr darüber, in der vollen U-Bahn noch einen Sitzplatz zu finden. Eine Station später steigt eine hochschwangere Frau ein. Daniel ist unsicher, ob er seinen Sitzplatz anbieten soll. Wie relevant sollten Ihrer Meinung nach die folgenden Überlegungen, die Daniel bei dieser Entscheidung angestellt haben könnte, sein?

A) Würde ich mich beim Sitzen vielleicht noch ein wenig ausruhen können und so weniger müde sein?
B) Würde mein Freund den Sitzplatz freimachen?
C) Fordern uns Durchsagen und Bildzeichen in der U-Bahn nicht grundsätzlich auf, den Sitzplatz, Leuten, die ihn dringender benötigen, zu überlassen?
D) Könnte ich an Achtung verlieren, wenn ich der Frau den Sitzplatz nicht anbiete?
E) Wäre es nicht selbstverständlich, der schwangeren Frau meinen Sitzplatz anzubieten, da sie ihn eventuell dringender benötigt als ich?

2. Katharina hat vor kurzem einen neuen Computer bekommen. Ihren alten möchte sie nun gerne verkaufen. Katharina weiß, dass ihre gute Freundin Maria gerade dringend einen Computer braucht, aber nicht viel Geld zur Verfügung hat. Sie ist sich sicher, dass ihre Freundin nicht so viel bezahlen könnte, wie sie für ihren alten Computer gerne hätte. Katharina überlegt nun, was sie am besten tun soll. Wie relevant sollten Ihrer Meinung nach die folgenden Überlegungen, die Katharina bei dieser Entscheidung angestellt haben könnte, sein?

A) Haben mir meine Eltern nicht vorgelebt und gelehrt, wie wertvoll Freundschaften sind?
B) Würde ich mir nicht wünschen, dass meine Freunde in schwierigen Zeiten auch für mich da sind?
C) Würde ich den Computer nicht an jemand anderen teurer verkaufen können?
D) Würde Maria mir mit dem Preis auch entgegenkommen, wenn es andersherum wäre?
E) Würde ich an potenziellem Gewinn verlieren, wenn ich den PC an Maria verkaufe?

3. Jonas und Antonia sind seit einigen Jahren ein Paar. Seit längerer Zeit leben die beiden auch schon zusammen. Jonas überlegt, in den kommenden Jahren ein Semester im Ausland zu studieren. Dafür müssten die beiden aber ihre gemeinsame Wohnung aufgeben. Jonas ist unsicher, ob er Antonia von seiner Überlegung erzählen soll. Wie relevant sollten Ihrer Meinung nach die folgenden Überlegungen, die Jonas bei dieser Entscheidung angestellt haben könnte, sein?

A) Würde ich mir Stress ersparen, wenn ich vorerst nicht mit Antonia darüber rede und weil das Semester im Ausland vielleicht ohnehin nie zustande kommt?
B) Sollte ich nicht generell Dinge ansprechen, die auch für meine Partnerin von Bedeutung sind, weil man das in einer guten Partnerschaft so macht?
C) Würde Antonia mir ihre Überlegungen mitteilen?
D) Wäre Antonia wütend auf mich, wenn sie herausfindet, dass ich ihr meine Überlegung verschwiegen habe?
E) Würde ich es nicht besser finden, wenn meine Partnerin mich in so eine Entscheidung, die uns beide betrifft, miteinbeziehen würde?

4. Charlotte hat einen sehr guten Freund, der gerne und viele PC-Spiele spielt. In letzter Zeit aber geht dieser immer seltener außer Haus und vernachlässigt mehr und mehr seine Freunde und Verwandten. Charlotte ist unsicher, ob sie ihren Freund darauf ansprechen soll, um herauszufinden, ob sich sein Verhalten eventuell zu einer Sucht entwickelt. Wie relevant sollten Ihrer Meinung nach die folgenden Überlegungen, die Charlotte bei dieser Entscheidung angestellt haben könnte, sein?

A) Sollte ich nicht meine Bedenken ansprechen, weil man seinen Freunden solche Dinge immer sagen können sollte?
B) Wäre mir mein Freund böse, wenn ich ihn darauf anspreche, weil er sich vielleicht angegriffen fühlt?
C) Wenn er sein Verhalten überdenken und ändern würde, hätte er dann nicht auch wieder mehr Zeit für mich?
D) Wäre es nicht generell meine Pflicht, zum Wohle meines Freundes, meine Bedenken zu äußern, auch wenn sich diese vielleicht gar nicht bewahrheiten?
E) Wie würden sich meine Freunde in meiner Position verhalten?

5. Christiane ist gerade auf dem Weg nach Hause, als sie auf dem Gehsteig vor einer Ampel einen Geldschein findet. Um sie herum sind einige Menschen und sie könnte sich umhören, ob einer von ihnen den Geldschein verloren hat. Da Christiane aber momentan selbst sehr knapp bei Kasse ist, ist sie unsicher, wie sie in dieser Situation handeln soll. Wie relevant sollten Ihrer Meinung nach die folgenden Überlegungen, die Christiane bei dieser Entscheidung angestellt haben könnte, sein?

A) Würde ich mit dem Gesetz in Konflikt kommen, wenn mich jemand beobachtet hat und mein Verhalten meldet?
B) Sollte ich den eigentlichen Besitzer suchen, weil man ehrlich sein sollte?
C) Wäre es nicht meine Pflicht, Fundstücke bei der Polizei abzugeben?
D) Würde ich das Geld aktuell nicht selbst gut gebrauchen können?
E) Würde meine Freundin den Geldschein behalten?

6. Adrian ist mit seinen Freunden einkaufen. Um diese zu beeindrucken, nimmt er ein Kleidungsstück mit, ohne es zu bezahlen. Als die Burschen das Geschäft verlassen, geht die Alarmanlage los. Adrian und seine Freunde laufen weg und entkommen. Als er sich noch einmal umdreht, sieht er, wie das Sicherheitspersonal einen anderen Kunden verdächtigt. Adrian weiß, dass er der Schuldige ist. Er ist nicht sicher, wie er jetzt handeln soll. Wie relevant sollten Ihrer Meinung nach die folgenden Überlegungen, die Adrian bei dieser Entscheidung angestellt haben könnte, sein?

A) Sollte man nicht grundsätzlich niemand anderen für seinen eigenen Fehler büßen lassen?
B) Wie würden sich meine Freunde in meiner Position verhalten?
C) Würde ich einer Strafe entgehen können, wenn ich nichts sage und einfach gehe?
D) Wie würde ich es finden, wenn sich alle Menschen so verhalten würden wie ich?
E) Würde ich ein schlechtes Gewissen haben, wenn ich unbeschadet davonkomme?

7. Marianne ist auf der Party ihrer Freundin Martina. Als sie sich gerade ein Getränk in der Küche einschenken will, fällt ihr plötzlich das Glas aus der Hand und zerbricht. Marianne ist das Missgeschick sehr unangenehm. Sie denkt darüber nach, den Schaden zu vertuschen. Wie relevant sollten Ihrer Meinung nach die folgenden Überlegungen, die Marianne bei dieser Entscheidung angestellt haben könnte, sein?

A) Würde ich mir Ärger ersparen, wenn ich niemandem davon erzähle?
B) Hat mich eventuell jemand gesehen, der mich in einer unangenehmen Situation zur Rede stellen könnte?
C) Würde Martina mir vom zerbrochenen Glas berichten?
D) Wäre es nicht grundsätzlich meine Pflicht, ehrlich zu sein?
E) Würde ich mir nicht auch wünschen, dass mir meine Freunde entstandene Schäden gestehen, die sie verursacht haben?

8. Katharina hat vor, sich dieses Jahr für die Medizinaufnahmeprüfung vorzubereiten. Ihre Freundin Martina, die bisher immer der Meinung war, der Arztberuf wäre nichts für sie, findet plötzlich auch Gefallen an dem Gedanken. Martina fragt deshalb Katharina nach ihrer Meinung. Katharina denkt, dass ihre Freundin für andere Berufe besser geeignet wäre, ist aber unsicher, ob sie Martina das auch sagen soll. Wie relevant sollten Ihrer Meinung nach die folgenden Überlegungen, die Katharina bei dieser Entscheidung angestellt haben könnte, sein?

A) Würde Martina mir die Freundschaft kündigen, wenn ich ihr meine ehrliche Meinung sage?
B) Wäre es nicht auch für mich gut, wenn ich gleich eine Freundin im neuen Studium hätte?
C) Was würden andere Freunde von mir in dieser Situation tun?
D) Würde ich es an Martinas Stelle nicht gut finden, wenn meine Freunde mir gegenüber offen und ehrlich ihre Bedenken ansprechen?
E) Sollten sich Freunde nicht grundsätzlich die Wahrheit sagen?

9. Clemens ist seit kurzem Assistenzarzt in einem Krankenhaus. Während einer Behandlung fällt ihm auf, wie einer der Oberärzte einen sehr banalen Fehler begeht. Clemens ist sich aufgrund seiner Stellung als Assistenzarzt nicht sicher, ob er das Recht hat, den Oberarzt auf seinen Fehler hinzuweisen. Wie relevant sollten Ihrer Meinung nach die folgenden Überlegungen, die Clemens bei dieser Entscheidung angestellt haben könnte, sein?

A) Wäre der Oberarzt wütend auf mich und würde meine Ausbildung darunter leiden, wenn ich ihn auf seinen Fehler aufmerksam mache?
B) Wie würden andere Assistenzärzte in dieser Situation handeln?
C) Wäre es nicht richtig, meine Bedenken zu äußern, weil man seinen Ärzten vertrauen können sollte?
D) Würde es nicht meinem geleisteten Eid widersprechen, den Patienten mit einer Fehlbehandlung nach Hause zu schicken?
E) Würde ich Ärger aus dem Weg gehen können, wenn ich nichts sage?

10. Anna hat vor kurzem ihren Führerschein gemacht. Sie ist nun zum ersten Mal mit dem Auto ihrer Mutter unterwegs. Als sie beim Einparken einen Moment unachtsam ist, beschädigt sie den Außenspiegel. Anna ist sehr aufgebracht und weiß nicht, was sie tun soll. Wie relevant sollten Ihrer Meinung nach die folgenden Überlegungen, die Anna bei dieser Entscheidung angestellt haben könnte, sein?

A) Wie würden meine Klassenkollegen in meiner Position handeln?
B) Haben mich meine Eltern nicht gelehrt, immer die Wahrheit zu sagen?
C) Wäre meine Mutter nicht enttäuscht von mir, wenn sie erfährt, dass ich es ihr bewusst verschwiegen habe?
D) Wie würde ich es finden, wenn alle Menschen, die von ihnen verursachten Schäden einfach verheimlichen würden?
E) Würde ich ein besseres Verhältnis zu meiner Mutter haben, wenn ich ihr nichts sage?

Testsimulation B

- 10 Aufgaben
- 15 Minuten Bearbeitungszeit

11. Camilla ist auf dem Weg zur Arbeit und sehr spät dran. Sie weiß, dass ihr Chef es gar nicht leiden kann, wenn seine Mitarbeiter unpünktlich sind. Plötzlich hört sie einen Hilfeschrei. Sie sieht sich um und entdeckt einen älteren Mann, der offensichtlich gestürzt ist. Um sie herum sind viele andere Menschen, die alle helfen könnten. Camilla ist unsicher, ob sie sich die Zeit nehmen soll, um dem Mann Hilfe zu leisten. Wie relevant sollten Ihrer Meinung nach die folgenden Überlegungen, die Camilla bei dieser Entscheidung angestellt haben könnte, sein?

A) Würde ich vielleicht noch pünktlich zur Arbeit kommen, wenn ich dem Mann nicht helfe?
B) Würde mein Chef die Verspätung verstehen, weil er dem Mann auch geholfen hätte?
C) Wie würde ich es finden, wenn plötzlich alle Menschen auf Zivilcourage verzichten?
D) Wäre mein Chef verärgert und würde ich vielleicht meinen Job riskieren, wenn ich die nötige Zeit zum Helfen aufbringe und mich deshalb verspäte?
E) Wäre es nicht generell meine Pflicht, Menschen in Not zu helfen?

12. Franziska ist seit kurzem Mitarbeiterin in einem Architekturbüro. Gleich zu Beginn wurde ihr und einer Kollegin ein großes Projekt anvertraut. Da es Franziska aber im Vergleich zu ihrer Kollegin an Erfahrung mangelt, erledigt diese den Großteil des Projekts. Am Tag der Präsentation ist ihre Kollegin krank und muss zuhause bleiben. Der Chef ist von der Arbeit begeistert. Er fragt Franziska, welchen Part der Ausarbeitung sie übernommen hat. Franziska ist nicht sicher, ob sie die Wahrheit sagen soll. Wie relevant sollten Ihrer Meinung nach die folgenden Überlegungen, die Franziska bei dieser Entscheidung angestellt haben könnte, sein?

A) Wie würde meine Kollegin in meiner Position handeln?
B) Wäre es nicht immer richtig, wahrheitsgetreu auf eine Frage zu antworten?
C) Würde ich bei meinem Chef Ansehen gewinnen, wenn ich sage, dass ich einen Großteil der Arbeit allein erledigt habe?
D) Sollte ich nicht genaue Auskunft geben, da Ehrlichkeit im beruflichen Alltag an oberster Stelle steht?
E) Würde mein Vorgesetzter mich weniger schätzen, wenn ich gestehe, dass ich bei dem Projekt kaum geholfen habe?

13. Mario hat für die Geburtstagsparty seines Freundes Anton einen Geburtstagskuchen gebacken. Dieser freut sich sehr darüber und beide essen gleich ein Stück. Kurz darauf fängt Anton an, nach Luft zu ringen. Mario erinnert sich, dass Anton eine Allergie gegen Nüsse hat. Er hat nur eine winzige Menge verwendet, aber er schämt sich dafür, ein so wichtiges Detail vergessen zu haben. Als ihn die anderen Gäste fragen, ob in seinem Kuchen Nüsse sind, ist er nicht sicher, was er antworten soll. Wie relevant sollten Ihrer Meinung nach die folgenden Überlegungen, die Mario bei dieser Entscheidung angestellt haben könnte, sein?

A) Sollte in einer so gefährlichen Situation nicht ausnahmslos das Leben eines Menschen zählen?
B) Wie würde Anton handeln?
C) Würde jemand die Nüsse im Kuchen nachweisen können und ich deshalb in große Schwierigkeiten kommen?
D) Wie würde ich mich fühlen, wenn mir dasselbe widerfahren würde?
E) Würde ich einer peinlichen Situation aus dem Weg gehen, wenn ich sage, dass der Kuchen keine Nüsse enthält?

14. Gerda ist mit ihrer besten Freundin Melanie einkaufen. Melanie heiratet bald und ist auf der Suche nach einem Hochzeitskleid. Leider wird sie nicht fündig und gibt die Hoffnung beinahe schon auf. Kurz bevor sie das letzte Geschäft verlassen wollen, entdeckt Melanie noch ein Kleid und probiert es an. Gerda merkt, dass das Kleid absolut nicht Melanies Stil ist und ihr selbst auch gar nicht gefällt. Gerda fragt sich, ob Melanie das Kleid vielleicht nur aus Verzweiflung gut findet. Sie ist unsicher, ob sie ihre Meinung äußern soll. Wie relevant sollten Ihrer Meinung nach die folgenden Überlegungen, die Gerda bei dieser Entscheidung angestellt haben könnte, sein?

A) Wäre Melanie wütend auf mich, wenn ich ihr sage, was ich denke?
B) Wäre es nicht angenehmer für mich, meine Meinung für mich zu behalten und einer Diskussion aus dem Weg zu gehen?
C) Würde ich es an Melanies Stelle nicht auch gut finden, wenn man mir offen und ehrlich Bedenken äußert?
D) Sollten Freunde sich nicht immer die Wahrheit sagen?
E) Wie würden andere Freunde handeln?

15. Lisa ist mit ihren Freunden abends in einem Club unterwegs. Gerade dort angekommen, sieht sie neben der Bar den Freund ihrer Freundin Susi, wie er ein anderes Mädchen küsst. Lisa weiß, dass Susi dieses Verhalten sehr verletzen würde und sie es nicht gutheißen könnte. Lisa ist unsicher, ob sie ihrer Freundin von dieser Beobachtung erzählen soll. Wie relevant sollten Ihrer Meinung nach die folgenden Überlegungen, die Lisa bei dieser Entscheidung angestellt haben könnte, sein?

A) Würde ich an Susis Stelle wollen, dass mir jemand so etwas offenbart?
B) Wäre es nicht meine Pflicht, meiner Freundin von dieser Beobachtung zu erzählen?
C) Wie würde sich Susi an meiner Stelle entscheiden?
D) Würde Susis Freund wütend auf mich sein, wenn er erfährt, dass ich es ihr verraten habe?
E) Wäre es für mich nicht angenehmer, nichts zu erzählen, weil Susi bei unserem nächsten Treffen nach wie vor gut gelaunt wäre?

16. Marco soll am Wochenende auf das Haus seiner Eltern aufpassen. Es läuft alles einwandfrei. Am Sonntagmorgen steht er auf und bemerkt sofort, dass etwas nicht stimmt. Viele Wertgegenstände sind weg. Als er zur Eingangstür geht, fällt ihm auf, dass er offensichtlich vergessen hat, abends abzusperren. Es scheint, als hätte jemand diese Gelegenheit genutzt, um einzubrechen. Marco weiß nicht, ob er seinen Eltern dieses Versäumnis mitteilen soll. Wie relevant sollten Ihrer Meinung nach die folgenden Überlegungen, die Marco bei dieser Entscheidung angestellt haben könnte, sein?

A) Würde ich nicht auch wollen, dass man mir in so einer Situation offen und ehrlich gegenübertritt?
B) Wie würde mein bester Freund in meiner Situation handeln?
C) Wäre es nicht besser für mich, meine Eltern glauben zu lassen, der Einbrecher wäre trotz versperrter Tür eingebrochen?
D) Wäre es nicht meine Pflicht, meinen Fehler einzugestehen und meinen Eltern die ganze Wahrheit mitzuteilen?
E) Würde ich den Schaden begleichen müssen, wenn ich die Wahrheit sage?

17. Karina ist gerade einkaufen. Sie probiert Modeschmuck, findet aber auf den überfüllten Ständern nichts Passendes und beschließt zu gehen. Einige Meter vom Geschäft entfernt, fällt ihr auf, dass sich eine kleine Kette, die sie vorher anprobiert hat, jetzt in ihrer Tasche befindet. Karina kann sich nicht erklären, wie die Kette in ihre Tasche gekommen ist. Sie ist unsicher, ob sie zurückgehen soll, um diese unangenehme Situation aufzuklären. Wie relevant sollten Ihrer Meinung nach die folgenden Überlegungen, die Karina bei dieser Entscheidung angestellt haben könnte, sein?

A) Wie würden sich meine Freundinnen in dieser Situation verhalten?
B) Würde ich mir nicht selbst mit der neuen Kette eine Freude machen können?
C) Würde ich beim Zurückbringen der Kette vielleicht Ärger bekommen, weil die Angestellten mir keinen Glauben schenken würden?
D) Wie würde ich es finden, wenn ich der Besitzer des Geschäftes wäre?
E) Wäre es nicht generell richtig, den versehentlich mitgenommen Gegenstand zurück zu bringen?

18. Emma feiert ihren Geburtstag mit Freunden. Ihre beste Freundin Katja hat ein besonderes Geschenk besorgt und übergibt es ihr stolz. Sie sagt, sie habe lange gesucht, um das perfekte Geschenk zu finden. Als Emma es auspackt, fällt ihr sofort auf, dass sie das gleiche schon zuhause hat. Sie ist nicht sicher, ob sie es Katja sagen soll. Wie relevant sollten Ihrer Meinung nach die folgenden Überlegungen, die Emma bei dieser Entscheidung angestellt haben könnte, sein?

A) Wäre Katja enttäuscht, wenn ich es ihr sage und die Stimmung an diesem Abend dadurch gedrückt?
B) Sollte ich Katja nicht die Wahrheit sagen, weil solche Zufälle einfach passieren können?
C) Wie würde Katja an meiner Stelle handeln?
D) Würde Katja das Geschenk umtauschen und mir etwas anderes schenken?
E) Wäre es grundsätzlich nicht immer richtig, in einer Freundschaft unangenehme Sachverhalte offen anzusprechen?

19. Konstantin fährt nach einem Klassentreffen spät nachts noch nachhause. Obwohl er schon sehr müde ist, fährt er trotzdem weiter. Es kommt zum Sekundenschlaf und er streift ein auf der Straßenseite abgestelltes Auto. Konstantin ist nicht sicher, ob er den Unfall melden oder einfach weiterfahren soll. Wie relevant sollten Ihrer Meinung nach die folgenden Überlegungen, die Konstantin bei dieser Entscheidung angestellt haben könnte, sein?

A) Wie würde ich es finden, wenn jemand mein Auto beschädigt und sich nicht meldet?
B) Wie würden meine Freunde handeln?
C) Habe ich in der Fahrschule nicht gelernt, dass ein Unfall immer gemeldet werden muss?
D) Würde ich mir nicht viel Zeit, Geld und Ärger ersparen, wenn ich den Unfall nicht melde?
E) Würde mich vielleicht jemand anzeigen, weil ich Fahrerflucht begangen habe?

20. Jakob ist mit seinen Freunden unterwegs. Bevor sie sich verabschieden, rauchen seine Freunde noch eine Zigarette und bieten auch ihm eine an. Obwohl Jakob seiner Freundin Sarah versprochen hat, nicht mehr zu rauchen, nimmt er eine an. Als er zu Hause ankommt, fragt ihn Sarah, ob er geraucht habe. Jakob ist nicht sicher, ob er die Wahrheit sagen soll. Wie relevant sollten Ihrer Meinung nach die folgenden Überlegungen, die Jakob bei dieser Entscheidung angestellt haben könnte, sein?

A) Wäre Sarah mir gegenüber in dieser Situation ehrlich?
B) Wie würde ich es finden, wenn Sarah ein Versprechen bricht und mich deswegen anlügt?
C) Wäre es nicht immer richtig, einen Fehltritt zu gestehen?
D) Wäre Sarah wütend auf mich, wenn sie erfährt, dass ich sie angelogen habe?
E) Würde ich mir einen Streit ersparen, wenn ich es Sarah verschweige?

Testsimulation C

- 10 Aufgaben
- 15 Minuten Bearbeitungszeit

21. Viktoria lebt gemeinsam mit ihrem Mitbewohner Paul in einer Wohnung. Sie hat eines Abends keine Lust zu kochen und nimmt sich ein Stück Lasagne, das sie im Kühlschrank findet. Als Paul nachhause kommt, fragt er nach der Lasagne, die seine Mutter extra für ihn gemacht hat. Lasagne ist sein Lieblingsgericht. Viktoria ist die Situation sehr unangenehm und sie weiß nicht, wie sie sich am besten verhalten soll. Wie relevant sollten Ihrer Meinung nach die folgenden Überlegungen, die Viktoria bei dieser Entscheidung angestellt haben könnte, sein?

A) Wie würde ich mich an Pauls Stelle fühlen, wenn er mich deswegen anlügt?
B) Wie würde sich Paul an meiner Stelle verhalten?
C) Wäre Paul böse auf mich, wenn ich ihm erzähle, dass ich das Stück gegessen habe?
D) Wäre es nicht richtig, sich zu entschuldigen und einen Fehler zuzugeben?
E) Würde es meinem freundschaftlichen Verhältnis zu Paul nützen, wenn ich es ihm nicht erzähle?

22. Stefanie hat nächste Woche eine schwierige Prüfung. Sie ist nicht sicher, ob die Zeit ausreicht, um sich noch gut vorzubereiten. Einen Tag später entdeckt sie auf dem Lehrertisch einen Zettel, auf dem die Prüfungsfragen inklusive Antworten stehen. Stefanie weiß nicht, ob sie ihrem Lehrer davon erzählen soll, dass sie den Zettel gefunden hat. Wie relevant sollten Ihrer Meinung nach die folgenden Überlegungen, die Stefanie bei dieser Entscheidung angestellt haben könnte, sein?

A) Würde der Lehrer dahinterkommen und ich die Prüfung noch einmal machen müssen?
B) Wäre es nicht für meine Mitschüler und mich angenehmer, die Fragen zu behalten und diese zur Vorbereitung auf die Prüfung zu nutzen?
C) Würden meine Mitschüler den Vorteil für sich nützen?
D) Wäre es nicht der korrektere Weg, nicht zu schummeln?
E) Wäre es nicht angebracht, dem Lehrer davon zu erzählen, weil es auch meinen Mitschülern gegenüber fairer wäre?

23. Benjamin wurde von seiner Freundin Hannah gebeten, ihre Pflanzen zu gießen, während sie im Urlaub ist. Er vergisst es aber und eine der Pflanzen geht ein. Er ist nicht sicher, ob er nicht einfach behaupten soll, er hätte regelmäßig gegossen und die Pflanze wäre aus einem anderen Grund eingegangen. Wie relevant sollten Ihrer Meinung nach die folgenden Überlegungen, die Benjamin bei dieser Entscheidung angestellt haben könnte, sein?

A) Wäre Hannah enttäuscht von mir, wenn ich ihr sage, dass ich das Gießen vergessen habe?
B) Wäre es nicht besser für unsere Freundschaft, wenn ich behaupte, alles richtig gemacht zu haben?
C) Wie würde ich es finden, wenn plötzlich alle Menschen nicht mehr zu ihren Fehlern stehen?
D) Wäre es nicht meine Pflicht, meinen Freunden gegenüber ehrlich zu sein?
E) Was würde Hannah tun, wenn sie in meiner Position wäre?

24. Emily ist gerade beim Einkaufen. In ihrem Lieblingsgeschäft sieht sie ein Kleid, das ihr gefällt und probiert es an. Als sie es wieder ausziehen will, reißt der Reißverschluss ab. Ihr ist das sehr peinlich und sie weiß nicht, ob sie es einer Mitarbeiterin mitteilen oder das Kleid einfach liegen lassen soll. Wie relevant sollten Ihrer Meinung nach die folgenden Überlegungen, die Emily bei dieser Entscheidung angestellt haben könnte, sein?

A) Wurde ich nicht dazu erzogen, stets ehrlich zu sein?
B) Würde ich das Kleid bezahlen müssen, wenn ich zugebe, es kaputt gemacht zu haben?
C) Würde meine Freundin das beschädigte Kleid wieder auf den Ständer zurückhängen?
D) Würde ich mir Ärger ersparen, wenn ich nichts sage?
E) Würden die Reparaturkosten für das Kleid vielleicht der Mitarbeiterin vom Lohn abgezogen werden?

25. Andreas hat sich bereit erklärt, die Diplomarbeit von seinem Freund Max Probe zu lesen. Max ist sehr stolz auf die Arbeit. Bis zum Abgabetermin sind es nur mehr wenige Tage. Nach dem Lesen befindet Andreas aber, dass die Arbeit inhaltlich nicht gut ist. Er weiß nicht, ob er es Max erzählen soll, da dieser ohnehin nicht mehr genug Zeit hat, viele Änderungen an der Arbeit vorzunehmen. Wie relevant sollten Ihrer Meinung nach die folgenden Überlegungen, die Andreas bei dieser Entscheidung angestellt haben könnte, sein?

A) Würde ich einem Konflikt aus dem Weg gehen, wenn ich meine Bedenken nicht äußere?
B) Wäre es nicht generell meine Pflicht, einem guten Freund ein ehrliches Feedback zu geben?
C) Wie würde Max an meiner Stelle handeln?
D) Wäre Max wütend, wenn ich es ihm sage, da er ohnehin nicht mehr viel ändern kann?
E) Wie würde ich es an Max' Stelle finden, wenn man mich in so einer wichtigen Sache anlügt?

26. Erik ist mit seiner Familie in einem Restaurant essen. Nach einiger Zeit fällt ihm auf, dass am Nebentisch einige Freunde von seiner Freundin Tessa sitzen. Offensichtlich bemerken sie ihn nicht, denn sie führen ein hitziges, sehr negatives Gespräch über Tessa. Erik, der zwar nur Teile des Gesprächs mitbekommt, gefällt das gar nicht. Er ist nicht sicher, ob er Tessa davon erzählen soll. Wie relevant sollten Ihrer Meinung nach die folgenden Überlegungen, die Erik bei dieser Entscheidung angestellt haben könnte, sein?

A) Würde Tessa mich mehr schätzen, wenn ich es ihr erzähle?
B) Würde es Tessa nicht besser gehen, wenn sie davon nichts erfährt?
C) Wie würde Tessa an meiner Stelle handeln?
D) Wäre es nicht meine Pflicht als guter Freund, Tessa davon zu erzählen?
E) Würde ich meine Freundschaft mit Tessa aufs Spiel setzen, wenn ich ihr davon nichts erzähle?

27. Nick ist vor kurzem mit seiner Freundin Anne zusammengezogen. Sie hat ihn darum gebeten, heute die Wäsche zu machen. Als er nach dem Waschgang die Waschmaschine ausräumt, fällt ihm auf, dass einige Kleidungsstücke stark eingegangen sind. Nick ist ratlos und weiß nun nicht, ob er es Anne gestehen, oder ob er die kaputten Kleidungsstücke einfach wegbringen und hoffen soll, dass sie es nicht merkt. Wie relevant sollten Ihrer Meinung nach die folgenden Überlegungen, die Nick bei dieser Entscheidung angestellt haben könnte, sein?

A) Wie würde Anne an meiner Stelle handeln?
B) Würde ich mir einen Streit mit Anne ersparen, wenn ich es ihr nicht sage?
C) Wäre es nicht das Richtige, ihr zu sagen was passiert ist, weil man sich in einer Beziehung vertrauen können sollte?
D) Sollte man sich in einer Beziehung nicht immer die Wahrheit sagen?
E) Wäre Anne wütend auf mich, wenn sie merkt, dass ich schuld daran bin und es ihr verschwiegen habe?

28. Peter hat sich gestern ein Tattoo stechen lassen. Stolz zeigt er es am nächsten Tag seinem Freund Rafael und fragt ihn, was er davon hält. Rafael ist unsicher, ob er seinem Freund sagen soll, dass es ihm nicht gefällt. Wie relevant sollten Ihrer Meinung nach die folgenden Überlegungen, die Rafael bei dieser Entscheidung angestellt haben könnte, sein?

A) Würde ich den Tag mit Peter mehr genießen können, wenn ich lüge und er dadurch bessere Laune hat?
B) Was würde Peter mir an meiner Stelle sagen?
C) Würde es Peters Gefühle unnötig verletzen, da er es ohnehin nicht mehr rückgängig machen kann?
D) Würde Peter irgendwann erfahren, dass ich gelogen habe und deshalb verärgert sein?
E) Sollten Freunde nicht generell ehrlich zueinander sein?

29. Greta ist mit Freunden im Casino. Im Laufe des Abends kommt sie zum Roulette-Tisch und spielt mehrmals. Eine ältere Dame, die neben Greta steht, gewinnt eine hohe Summe. Die Dame scheint aber zu denken, dass Greta den Chip gesetzt hat, da dieser nicht deutlich gelegt wurde. Der Croupier zahlt den Gewinn an Greta aus. Greta ist unsicher, ob sie die Dame darauf hinweisen soll, dass der Gewinn eigentlich ihr gehört. Wie relevant sollten Ihrer Meinung nach die folgenden Überlegungen, die Greta bei dieser Entscheidung angestellt haben könnte, sein?

A) Wäre es nicht immer das Richtige, Missverständnisse direkt aufzuklären?
B) Würde man den Irrtum aufklären und ich am Ende sogar Spielverbot erhalten?
C) Würde ich das Geld nicht selbst auch gut gebrauchen können?
D) Wie würde meine beste Freundin in meiner Situation handeln?
E) Wie würde ich mich fühlen, wenn man mir meinen rechtmäßigen Gewinn wegnimmt?

30. Thomas hat sich von seiner besten Freundin Michaela, auf ihre Empfehlung hin, eines ihrer Lieblingsbücher ausgeborgt. Nachdem er es fertiggelesen hat, gibt er es nicht sofort zurück. Als Michaela nach langer Zeit danach fragt, kann er es nicht mehr finden. Da Michaela aber nicht mehr sicher ist, ob er es ihr vielleicht doch schon zurückgegeben hat, könnte er behaupten, sie hätte es schon bekommen. Thomas ist nicht sicher, wie er reagieren soll. Wie relevant sollten Ihrer Meinung nach die folgenden Überlegungen, die Thomas bei dieser Entscheidung angestellt haben könnte, sein?

A) Würde mir Michaela vielleicht nie wieder etwas leihen, wenn ich ihr erzähle, dass ich das Buch nicht mehr finde?
B) Würde Michaela mir weiterhin so vertrauen, wenn sie nicht erfahren würde, dass ich ihr Buch verloren habe?
C) Was würde Michaela tun, wenn sie in meiner Situation wäre?
D) Würde ich nicht auch wollen, dass meine Freundin einen Fehler zugibt, anstatt ihn zu vertuschen?
E) Wäre es nicht meine Pflicht, meiner Freundin offen und ehrlich gegenüberzutreten?

Testsimulation D

- 10 Aufgaben
- 15 Minuten Bearbeitungszeit

31. Anne und ihre beste Freundin Julie kennen sich schon sehr lange. Julie vergisst ihrer Freundin an deren Geburtstag zu gratulieren und bemerkt es erst spät abends. Ihr ist das sehr unangenehm. Sie weiß nicht, ob sie Julie die Wahrheit sagen oder behaupten soll, ihre Nachricht wäre einfach nicht angekommen. Wie relevant sollten Ihrer Meinung nach die folgenden Überlegungen, die Anne bei dieser Entscheidung angestellt haben könnte, sein?

A) Würde Julie es mir erzählen?
B) Wäre es nicht richtig, ihr einfach zu sagen, dass ich es vergessen habe, weil man immer ehrlich sein sollte?
C) Wie würde ich mich an Julies Stelle fühlen, wenn sie meinen Geburtstag vergessen hätte?
D) Wäre Julie enttäuscht von mir, wenn sie dahinterkommt, dass ich gelogen habe?
E) Wäre es sinnvoll, zu behaupten, dass ich bereits eine Nachricht abgeschickt habe, um ein unangenehmes Gespräch vermeiden zu können?

32. Bernd ist Leiter einer großen Firma. Für eine neue Position werden derzeit viele Vorstellungsgespräche geführt. Einer der Kandidaten bietet ihm, als er merkt, dass das Gespräch nicht optimal läuft, eine große Summe Geld an. Bernd ist sich nicht sicher, ob er das Geld annehmen und damit besser geeignete Kandidaten außen vorlassen sollte. Wie relevant sollten Ihrer Meinung nach die folgenden Überlegungen, die Bernd bei dieser Entscheidung angestellt haben könnte, sein?

A) Wäre es nicht in meiner Verantwortung, immer den Kandidaten zu wählen, der für eine Position am besten geeignet ist?
B) Wäre es nicht unfair den besseren Kandidaten gegenüber, wenn ich jemanden einstelle, der weniger qualifiziert ist?
C) Wäre die Geldsumme nicht kurzfristig betrachtet hilfreich für meine Firma?
D) Würde es irgendwann auf die Firma zurückfallen, nicht den besseren Kandidaten ausgewählt zu haben?
E) Würden meine Kollegen ähnlich handeln?

33. Sophie wohnt derzeit in einer WG und ist mit ihren Mitbewohnern sehr unglücklich. Als sie endlich einen potenziellen Nachmieter gefunden hat, fragt dieser sie, ob sie denn insgesamt mit der Wohnsituation zufrieden war. Sophie möchte so schnell es geht ausziehen. Sie weiß deshalb nicht, was sie antworten soll. Wie relevant sollten Ihrer Meinung nach die folgenden Überlegungen, die Sophie bei dieser Entscheidung angestellt haben könnte, sein?

A) Würde der Nachmieter sich schneller für die Zimmerübernahme entscheiden, wenn ich behaupte, zufrieden gewesen zu sein?
B) Müsste ich noch länger hier wohnen bleiben, wenn ich dem Nachmieter erzähle, dass ich mit den Mitbewohnern nicht zufrieden war?
C) Haben mir meine Eltern nicht beigebracht, immer ehrlich zu antworten?
D) Würden meine Mitbewohner an meiner Stelle die Wahrheit sagen?
E) Würde ich dem Nachmieter einiges ersparen können, wenn ich ihm ehrlich antworte und er damit nicht aufgrund falscher Tatsachen mein Zimmer übernimmt?

34. Stefan ist Rettungssanitäter. Als er eines nachts einen Dienst fährt, bekommt er eine Alarmierung wegen einem Patienten. Diesen hatte er schon oft abgeholt. Er erinnert sich, dass der Patient im Auto lautstark und körperlich randaliert hat. Stefan weiß, dass der Patient bis jetzt immer ohne Grund die Rettung gerufen hat und dass es Menschen gibt, die die Rettung sicher dringender brauchen. Er ist unsicher, was er in diesem Moment am besten tun soll. Wie relevant sollten Ihrer Meinung nach die folgenden Überlegungen, die Stefan bei dieser Entscheidung angestellt haben könnte, sein?

A) Wäre es nicht wichtig, sich der Alarmierung trotzdem anzunehmen, da es immer sein kann, dass doch etwas Ernsteres passiert ist und sich die Menschen auf die Rettung verlassen können sollten?
B) Würden meine Kollegen den Einsatz verweigern?
C) Würde es auf mich zurückfallen, wenn wir den Einsatz verweigern und der Patient dieses Mal wirklich ein Problem hat?
D) Wäre es nicht immer meine Pflicht als Sanitäter, jemandem zu helfen, der vielleicht Hilfe braucht?
E) Würde ich mir und meiner Mannschaft einen anstrengenden und wahrscheinlich unnötigen Einsatz ersparen, wenn wir ihn verweigern?

35. Philipp ist Assistenzarzt und in der Chirurgie tätig. Nach einer Operation am offenen Herzen bemerkt er, dass sein linker Handschuh offenbar während der OP gerissen ist. Philipp weiß, dass es seinen Job gefährden könnte, wenn er dem Oberarzt von dem Geschehnis erzählt. Wie relevant sollten Ihrer Meinung nach die folgenden Überlegungen, die Philipp bei dieser Entscheidung angestellt haben könnte, sein?

A) Wäre es nicht das Richtige ehrlich zu sein, um den Patienten zu schützen, weil man seinen Ärzten vertrauen können sollte?
B) Würde mir mein Oberarzt mehr Verantwortung übertragen, wenn er nichts davon weiß?
C) Würden andere an meiner Stelle sofort die Vorgesetzten informieren?
D) Würde durch mein Geständnis ein Nachteil für meine Assistenzarztzeit zu erwarten sein?
E) Wäre es nicht immer meine Pflicht, die Wahrheit zu sagen?

36. Mario arbeitet mit seinen Klassenkollegen für eine anstehende Prüfung eine Zusammenfassung aus. Die Aufteilung der Arbeit wird auf alle gerecht verteilt. Als die Ergebnisse der Prüfung bekannt werden, fällt auf, dass alle Kollegen denselben schweren Fehler gemacht haben und einige die Prüfung deshalb nicht bestanden haben. Mario bemerkt, nach nochmaliger Durchsicht seiner Zusammenfassung, dass er diesen Fehler gemacht hat. Er ist nun unsicher, ob er den Fehler vor seinen Klassenkollegen und dem Lehrer zugeben soll oder nicht. Wie relevant sollten Ihrer Meinung nach die folgenden Überlegungen, die Mario bei dieser Entscheidung angestellt haben könnte, sein?

A) Liegt es nicht in meiner Verantwortung als guter Klassenkamerad, meinen Fehler aufzudecken?
B) Würden meine Klassenkollegen zugeben, dass das Versagen der Klasse ihre Schuld ist?
C) Hätte ich ein schlechtes Gewissen und könnte deswegen nicht gut schlafen, wenn ich meinen Fehler nicht zugebe?
D) Würde ich mehr Ansehen beim Lehrer genießen, wenn dieser nicht weiß, dass ich schuld bin?
E) Könnte ich vielleicht beim Lehrer bewirken, die Prüfung zu wiederholen, wenn er erfährt, dass sich alle zwar vorbereitet haben, aber mit fehlerhaften Unterlagen gelernt haben?

37. Nina wurde von ihrer Kollegin Anne gebeten, diese bei der Arbeit krank zu melden. Als Nina schon auf dem Weg nachhause ist, fällt ihr ein, dass sie vergessen hat zu tun, worum sie von ihrer Kollegin gebeten wurde. In ihrem Betrieb wird es gar nicht gerne gesehen, wenn man unentschuldigt fehlt. Nina weiß nicht, was sie jetzt am besten tun soll. Wie relevant sollten Ihrer Meinung nach die folgenden Überlegungen, die Nina bei dieser Entscheidung angestellt haben könnte, sein?

A) Wäre es nicht für meine Kollegin das Beste, wenn ich noch einmal umdrehe und jemandem Bescheid gebe?
B) Wäre es nicht meine Pflicht, mein Versprechen einzuhalten und umzudrehen?
C) Würde meine Kollegin an meiner Stelle noch einmal in die Arbeit zurückgehen?
D) Würde mir meine Kollegin in Zukunft keinen Gefallen mehr tun, wenn sie herausfindet, dass ich ihr Fernbleiben nicht entschuldigt habe?
E) Würde ich mir nicht viel Zeit sparen, wenn ich einfach nachhause fahre?

38. Birgit hat vor kurzem ihren Kleiderschrank zusammengeräumt und möchte nun die aussortierten Kleidungsstücke verkaufen. Unter den Sachen ist auch ein Pullover, von dem sie weiß, dass er einer ihrer Freundinnen gut gefällt. Sie überlegt, ob sie den Pullover ihrer Freundin überlassen oder verkaufen soll. Wie relevant sollten Ihrer Meinung nach die folgenden Überlegungen, die Birgit bei dieser Entscheidung angestellt haben könnte, sein?

A) Haben mich meine Eltern nicht gelehrt, meine Freundschaften gut zu pflegen?
B) Würde ich nicht mehr Geld einnehmen können, wenn ich auch den Pullover verkaufe?
C) Würde meine Freundin den Pullover verschenken?
D) Würde ich mich in derselben Situation nicht auch freuen, wenn meine Freunde an mich denken und mir eine Freude machen wollen?
E) Würde meine Freundin nächstes Mal mir gegenüber auch eigennützig handeln, wenn sie bemerkt, dass ich den Pullover verkauft habe, anstatt ihn ihr zu überlassen?

39. Erik ist nächste Woche zum Geburtstagsessen seines besten Freundes Jens eingeladen. Er ist in der Arbeit gerade sehr beschäftigt und hat an dem Abend eigentlich keine Zeit. Erik weiß, dass es seinem Freund sehr wichtig wäre. Er überlegt, was nun die beste Option wäre. Wie relevant sollten Ihrer Meinung nach die folgenden Überlegungen, die Erik bei dieser Entscheidung angestellt haben könnte, sein?

A) Ist es im Sinne der christlichen Nächstenliebe nicht selbstverständlich, an Geburtstagen für seine Freunde da zu sein?
B) Würde ich durch mein Kommen unsere Freundschaft nicht noch mehr stärken?
C) Wäre mein Chef verärgert und würde ich meinen Job gefährden, wenn ich mir den Abend frei nehme?
D) Wie würde Jens handeln, wenn er in meinen Schuhen stecken würde?
E) Würde ich mich nicht umso mehr freuen, wenn meine Freunde sich Zeit nehmen, obwohl sie sehr beschäftigt sind?

40. Richard geht gerade aus dem Haus. Er sieht seine ältere Nachbarin, die offensichtlich Schwierigkeiten hat, ihren Einkauf in ihr Haus zu tragen. Richard hat es sehr eilig und eigentlich keine Zeit, um zu helfen. Er überlegt, ob es richtig wäre, einfach vorbeizugehen. Die Dame hat ihn nicht ausdrücklich um Hilfe gebeten. Wie relevant sollten Ihrer Meinung nach die folgenden Überlegungen, die Richard bei dieser Entscheidung angestellt haben könnte, sein?

A) Würden die anderen Passanten schlecht über mich denken, wenn sie sehen, dass ich einfach so vorbeigehe?
B) Wie würde ich es finden, wenn keiner mehr einer hilfsbedürftigen Person Unterstützung anbietet?
C) Würde ich es pünktlich in die Arbeit schaffen, wenn ich einfach gehe und darauf hoffe, dass jemand anderes meiner Nachbarin hilft?
D) Würde mein Vater in meiner Situation die Zeit aufbringen, um der Dame zu helfen?
E) Haben mir meine Eltern nicht beigebracht, für ältere Menschen da zu sein?

Testsimulation E

- 10 Aufgaben
- 15 Minuten Bearbeitungszeit

41. Tamara ist auf der Suche nach einem Weihnachtsgeschenk für ihre Mutter. Sie wird schnell fündig und hat zwei Optionen zur Auswahl. Sie weiß, dass eines der Geschenke ihrer Mutter mit Sicherheit viel besser gefallen würde, es aber auch die teurere Option ist. Sie ist unsicher, welches Geschenk sie nehmen soll. Wie relevant sollten Ihrer Meinung nach die folgenden Überlegungen, die Tamara bei dieser Entscheidung angestellt haben könnte, sein?

A) Würde ich es im Nachhinein bedauern, wenn ich das teurere Geschenk nicht nehme, obwohl es meiner Mutter besser gefallen würde?
B) Würde meine beste Freundin an meiner Stelle das teurere Geschenk wählen?
C) Würde ich mir selbst ein Kleidungsstück finanzieren können, wenn ich einfach das billigere Geschenk kaufe?
D) Hat mir meine Mutter nicht vorgelebt, nicht geizig zu sein?
E) Sollte der Preis nicht eine untergeordnete Rolle spielen und viel mehr die Freude des Beschenkten im Vordergrund stehen?

42. Alinas beste Freundin Alexandra hat gerade eine Trennung hinter sich und es geht ihr sehr schlecht. Sie bittet Alina, heute Zeit mit ihr zu verbringen. Alina hat eigentlich viel zu lernen und weiß nicht, wie sie die dafür notwendige Zeit aufbringen soll. Sie überlegt, was sie am besten tun soll. Wie relevant sollten Ihrer Meinung nach die folgenden Überlegungen, die Alina bei dieser Entscheidung angestellt haben könnte, sein?

A) Wäre Alexandra enttäuscht von mir, wenn sie merkt, dass ich sie mit ihren Sorgen allein lasse, um stattdessen zu lernen?
B) Wäre ich in Alexandras Position nicht auch froh, wenn ich eine Freundin hätte, die in so einer Situation für mich da ist?
C) Wäre es nicht immer meine Verantwortung als Freundin, für Alexandra da zu sein, wenn es ihr nicht gut geht?
D) Wäre Alexandra für mich da, wenn sie in meiner Position wäre?
E) Würde ich eine bessere Note bei der Klausur schaffen, wenn ich die Zeit mit Lernen verbringen würde?

43. Niki ist mit Freunden im Urlaub. Am letzten Tag verliert Konrad, einer seiner Freunde, seine Geldbörse. Konrad fragt Niki, ob er ihm etwas Geld borgen kann. Konrad ist bekannt dafür, seine Schulden nie zu begleichen. Niki hat selbst nur ein schmales Budget und weiß nicht, was er nun am besten tun soll. Wie relevant sollten Ihrer Meinung nach die folgenden Überlegungen, die Niki bei dieser Entscheidung angestellt haben könnte, sein?

A) Wie würde ich mich fühlen, wenn ich an Konrads Stelle stünde und mir niemand weiterhelfen würde?
B) Würden meine anderen Freunde Konrad das Geld borgen?
C) Würde ich mich nicht schlecht fühlen, wenn ich sehe, wie Konrad auf sein Abendessen verzichten muss, nur weil ich ihm kein Geld borgen will?
D) Würde ich mir viel Aufwand ersparen, wenn ich ihm das Geld nicht borge und ihm diesbezüglich auch nicht ewig hinterherlaufen müsste?
E) Wäre es nicht immer korrekt, meinen Freunden zu helfen und darauf zu vertrauen, dass ich mein Geld wiederbekomme?

44. Anja ist verlobt und plant gerade ihren Junggesellinnenabschied. Sie würde sehr gerne nach Ibiza reisen und hätte auch schon ein geeignetes Hotel gefunden. Eine ihrer Brautjungfern erklärt ihr jedoch, dass sie sich eine so teure Reise nicht leisten kann. Anja weiß nicht, ob sie trotzdem nach Ibiza fliegen oder ihrer Freundin zuliebe eine andere Destination wählen soll. Wie relevant sollten Ihrer Meinung nach die folgenden Überlegungen, die Anja bei dieser Entscheidung angestellt haben könnte, sein?

A) Würde ich meine Freundin als Brautjungfer verlieren, wenn ich mit den anderen trotzdem nach Ibiza fliege?
B) Würden meine Freundinnen aus Rücksicht einen anderen Ort wählen?
C) Würde ich mir nicht auch Geld sparen, wenn ich umbuche?
D) Wäre es nicht selbstverständlich als gute Freundin, dafür zu sorgen, dass meine Freundin, ungeachtet ihrer finanziellen Mittel, dabei sein kann?
E) Wie würde ich mich fühlen, wenn ich aus finanziellen Gründen, an wichtigen Ereignissen im Leben meiner Freunde, nicht teilnehmen könnte?

45. Veronika borgt sich eine weiße Bluse von ihrer Freundin Sabine aus. Als sie diese trägt, tropft ihr etwas Rotwein auf das Oberteil. Obwohl Veronika es lange versucht, bekommt sie die Flecken nicht aus der Bluse. Sabine scheint die Bluse nicht zu vermissen, denn sie fragt auch nach längerer Zeit nicht nach dem Kleidungsstück. Veronika hätte also Gelegenheit, ihren Fehler zu verheimlichen. Wie relevant sollten Ihrer Meinung nach die folgenden Überlegungen, die Veronika bei dieser Entscheidung angestellt haben könnte, sein?

A) Könnte Sabine mich für den Schaden aufkommen lassen, wenn ich ihr erzähle, was passiert ist?
B) Haben mir meine Eltern nicht beigebracht, Fehler zuzugeben?
C) Wäre es nicht besser, Sabine nicht davon zu erzählen, damit ich das unangenehme Gespräch nicht führen muss?
D) Würde Sabine mir an meiner Stelle ihren Fehler gestehen?
E) Wie würde ich es finden, wenn plötzlich alle Menschen ihre Fehler einfach verheimlichen, anstatt zu diesen zu stehen?

46. Roman ist zum Essen bei den Eltern seiner Freundin Lara eingeladen. Schon nach dem ersten Bissen merkt er, dass ihm das Essen überhaupt nicht schmeckt. Er weiß, dass die Eltern seiner Freundin das Essen lange vorbereitet haben. Roman ist nicht sicher, ob er es ihnen sagen und damit eventuell ihre Gefühle verletzen soll oder nicht. Wie relevant sollten Ihrer Meinung nach die folgenden Überlegungen, die Roman bei dieser Entscheidung angestellt haben könnte, sein?

A) Wenn ich den Eltern sage, dass mir das Essen nicht schmeckt, muss ich es bestimmt nicht aufessen.
B) Wie würde meine Freundin Lara diese Situation handhaben?
C) Sollte man nicht immer ehrlich seine Meinung sagen dürfen?
D) Wie würde ich mich fühlen, wenn ich mir große Mühe bei etwas gebe und mir dann gesagt wird, dass es nicht gut ist?
E) Vielleicht laden mich Laras Eltern nicht mehr zu sich ein, wenn ich ihnen meine ehrliche Meinung sage.

47. Hannes ist mit einer großen Gruppe feiern. Plötzlich scheint es Marlene, einer seiner Freundinnen, gesundheitlich sehr schlecht zu gehen. Hannes begleitet sie nach draußen, denn Marlene will sich auf den Heimweg machen. Er möchte eigentlich mit seinen Freunden weiterfeiern, ist aber nicht sicher, ob er Marlene in diesem Zustand allein lassen kann. Wie relevant sollten Ihrer Meinung nach die folgenden Überlegungen, die Hannes bei dieser Entscheidung angestellt haben könnte, sein?

A) Würde einer meiner Freunde Marlene an meiner Stelle nachhause begleiten?
B) Wäre es nicht meine Pflicht, dafür zu sorgen, dass Marlene sicher nachhause kommt?
C) Würde Marlene mir dafür dankbar sein, wenn ich sie sicher nachhause bringe?
D) Würde Marlene auf dem Heimweg etwas zustoßen, wäre das dann meine Schuld und ich könnte bestraft werden?
E) Würde ich mir nicht auch wünschen, dass meine Freunde für mich da sind und mich begleiten, wenn es mir nicht gut geht?

48. Christophs Freundin Marie hat bald ihre Sponsion. Er weiß schon längere Zeit, dass er an diesem Tag einen wichtigen beruflichen Termin hat. Marie erwartet seine Anwesenheit, da ihr diese sehr wichtig ist. Christoph ist nicht sicher, ob er sich bemühen soll, den Tag doch freizubekommen oder seiner Freundin sagen soll, dass er einfach keine Zeit hat. Wie relevant sollten Ihrer Meinung nach die folgenden Überlegungen, die Christoph bei dieser Entscheidung angestellt haben könnte, sein?

A) Wäre Marie enttäuscht und würde ich meine Beziehung gefährden, wenn ich nicht komme?
B) Wie würde Marie handeln, wenn es umgekehrt wäre?
C) Würde es an meinem Arbeitsplatz besser ankommen, wenn ich nichts sage und einfach meiner Arbeit nachkomme?
D) Sollte ich nicht versuchen mir frei zu nehmen, da man an wichtigen Tagen seinem Partner zur Seite stehen sollte?
E) Wäre es nicht die Norm, das Berufliche über das Private zu stellen?

49. Marion ist Immobilienmaklerin. Für eine Wohnung, die sie derzeit inseriert hat, gibt es zwei Interessenten. Nach der letzten Besichtigung hat ihr einer der Interessenten zusätzliches Geld geboten, damit er die Wohnungszusage bekommt. Marion ist unsicher, ob sie das Geld annehmen soll. Wie relevant sollten Ihrer Meinung nach die folgenden Überlegungen, die Marion bei dieser Entscheidung angestellt haben könnte, sein?

A) Würde der andere Interessent dahinterkommen und mich verklagen?
B) Würden meine Kollegen das Geld annehmen oder ablehnen?
C) Sollte ich das Geld ablehnen, weil meine Kunden darauf vertrauen können sollten, dass ein Makler unbestechlich ist?
D) Wäre es nicht meine Pflicht, eine Bestechung abzulehnen?
E) Würde ich mir von dem Geld den Sportwagen, den ich schon lange haben möchte, schneller finanzieren können?

50. Tom ist am Weg von der Uni nachhause. Als er gerade in seine Straße einbiegt, beobachtet er einen Mann, der am Gehsteigrand stürzt und gleich wieder aufsteht. Tom kommt an dieser Stelle vorbei und bemerkt, dass dem Mann beim Sturz sein Handy aus der Jackentasche gefallen sein muss. Er sieht den Mann nicht mehr und fragt sich, ob er ihm hinterherlaufen oder das Handy einfach einstecken und gehen soll. Wie relevant sollten Ihrer Meinung nach die folgenden Überlegungen, die Tom bei dieser Entscheidung angestellt haben könnte, sein?

A) Was würde mein Bruder in meiner Situation machen?
B) Sollte ich nicht versuchen, den Mann noch zu erwischen, damit er sein Handy so schnell wie möglich wiederbekommt?
C) Wäre es nicht meine Pflicht, das gefundene Handy bei der Polizei abzugeben?
D) Könnte ich das Handy verkaufen und mir mit dem Geld selbst etwas Schönes gönnen?
E) Hat mich vielleicht ein anderer Passant beobachtet und würde mich anzeigen, wenn ich das Handy einfach mitnehme?

Testsimulation F

10 Aufgaben
15 Minuten Bearbeitungszeit

51. An Annas Schule findet morgen „Tag der offenen Tür“ statt. Anna hat die Aufgabe übernommen, zu diesem Zweck, eine Torte zu backen. Leider übersieht sie die Zeit und das Backen geht sich nicht mehr aus. Sie löst ihr Problem, indem sie am nächsten Tag am Weg zur Schule eine Torte vom Bäcker mitnimmt. Sie wirft die Verpackung weg, damit ihre Mitschüler nicht merken, dass die Torte nicht selbstgemacht ist. Weil die Torte bei den Gästen so gut ankommt, fragt eine Gruppe von Müttern sie nach dem Rezept dafür. Anna ist verlegen und weiß nicht, was sie antworten soll. Wie relevant sollten Ihrer Meinung nach die folgenden Überlegungen, die Anna bei dieser Entscheidung angestellt haben könnte, sein?

A) Wäre es nicht richtig, den Frauen eine ehrliche Antwort zu geben, weil man darauf vertrauen können sollte, dass Mitmenschen die Wahrheit sagen?
B) Würde irgendjemand dahinterkommen und mich deshalb verspotten?
C) Würden meine Mitschüler zugeben, dass sie gelogen haben, wenn sie an meiner Stelle wären?
D) Hat mich meine religiöse Erziehung nicht gelehrt, dass man nicht lügen darf?
E) Wären die Mütter beeindruckt von mir, wenn ich weiterhin behaupte, ich hätte die Torte gebacken?

52. Sarah ist eine sehr erfahrene Hausärztin. Gleichzeitig hilft sie gelegentlich im örtlichen Krankenhaus aus. Eines Tages kommt ein Patient in ihre Praxis, den sie bereits aus dem Krankenhaus gut kennt. Dort wurde er öfter wegen Überdosierung von Opiaten aufgenommen. Der Patient erzählt ihr von seinen Schmerzen. Normalerweise würde Sarah ihm ein schmerzlinderndes Medikament verschreiben. In diesem speziellen Fall ist sie aber nicht sicher, ob es richtig wäre, das zu tun. Wie relevant sollten Ihrer Meinung nach die folgenden Überlegungen, die Sarah bei dieser Entscheidung angestellt haben könnte, sein?

A) Würde ich nicht mit der Verschreibung der Medikamente mehr Geld verdienen als ohne?
B) Würden meine Kollegen und Kolleginnen im Krankenhaus ein Schmerzmittel verschreiben?
C) Würde es nicht mein ärztlicher Eid verlangen, dass ich versuche, die Verschlimmerung seines Suchtproblems zu verhindern?
D) Sollte ich nicht davon ausgehen, dass seine Beschwerden real sind, weil man jedem Patienten unvoreingenommen gegenübertreten sollte?
E) Wäre es meine Schuld, wenn dem Patienten als Folge der Verschreibung etwas zustößt und ich belangt werden könnte?

53. Sofie hat eine 7-jährige Tochter namens Marie. Seit einiger Zeit scheint Marie immer öfter zu kränkeln, weshalb sich Sofie große Sorgen macht. Eines Tages kommt die Mutter früher als gewöhnlich von der Arbeit zurück. Ihre Tochter, die an diesem Tag wieder wegen gesundheitlicher Beschwerden zuhause geblieben ist, liegt nicht wie vermutet im Bett, sondern läuft putzmunter im Haus umher. Sofie ist darüber verärgert. Als Marie am nächsten Morgen wieder behauptet, es ginge ihr schlecht, ist Sofie unsicher, ob sie ihrer Tochter glauben soll. Wie relevant sollten Ihrer Meinung nach die folgenden Überlegungen, die Sofie bei dieser Entscheidung angestellt haben könnte, sein?

A) Würde es nicht dem sozialen Standard entsprechen, dass man als Mutter seinem Kind vertraut?
B) Würde mein Mann unserer Tochter glauben?
C) Hätte ich nicht einen entspannteren Tag, wenn ich Marie trotzdem in die Schule schicke?
D) Wäre es nicht richtig, als Mutter die Beschwerden meines Kindes ernst zu nehmen, auch wenn es augenscheinlich nicht immer sichtbar ist?
E) Würden andere Mütter schlecht über mich sprechen, wenn sich herausstellt, dass ich meine Tochter in die Schule geschickt habe, obwohl sie wirklich krank ist?

54. Clemens besucht den ersten Konzertauftritt der Band eines Freundes. Sie spielen leider nicht besonders gut und immer mehr Menschen verlassen den Saal. Nach dem Konzert möchte der Freund von Clemens wissen, wie er den Auftritt fand. Clemens ist nicht sicher, was er seinem Freund antworten soll, da er dessen Gefühle nicht verletzen möchte. Wie relevant sollten Ihrer Meinung nach die folgenden Überlegungen, die Clemens bei dieser Entscheidung angestellt haben könnte, sein?

A) Wenn ich ihm mein aufrichtiges Empfinden ausspreche, würde er dann in Zukunft nicht mehr wollen, dass ich zu seinen Konzerten komme und ich könnte meine Freizeit für angenehmere Dinge nutzen?
B) Würde ich mich nicht auch ärgern, wenn ich mir bei einer Sache so viel Mühe gebe und man mir im Nachhinein sagt, dass ich nicht gut war?
C) Wäre mein Freund wütend auf mich, wenn ich ihm meine ehrliche Meinung sage?
D) Würden andere Freunde ihm sagen, dass das Konzert nicht gut war?
E) Wäre es nicht gegen meine moralischen Überzeugungen, ihn anzulügen?

55. Andi ist gerade auf dem Weg zu seiner Freundin, die ihn darum gebeten hat, Essen mitzubringen. Er hat eine Pizza in der Hand und ist schon fast bei der Wohnung angekommen, als er am Straßenrand von einem Bettler angesprochen wird. Kleingeld hat Andi keines dabei, also überlegt er, die Pizza zu verschenken. Wie relevant sollten Ihrer Meinung nach die folgenden Überlegungen, die Andi bei dieser Entscheidung angestellt haben könnte, sein?

A) Sollte ich dem Bettler die Pizza geben, weil er sie dringender braucht als wir und man Menschen in Not helfen sollte?
B) Wäre der Abend mit meiner Freundin weniger harmonisch, wenn sie sieht, dass ich ohne Pizza bei ihr ankomme?
C) Wäre es nicht meine Pflicht, einem Menschen, der weniger hat, zu helfen?
D) Würde der Bettler sich darüber freuen und andere Menschen mitbekommen, wie hilfsbereit ich bin?
E) Würde meine Freundin dem Bettler die Pizza überlassen, wenn sie statt mir hier wäre?

56. Martin ist mit dem Auto zu einem wichtigen beruflichen Termin unterwegs und aufgrund des hohen Verkehrsaufkommens sehr spät dran. Sein Chef sieht es gar nicht gerne, wenn er sich verspätet, dementsprechend eilig hat er es. Die nächste Ampel, zu der Martin kommt, blinkt bereits Grün. Martin weiß, dass er es nicht bei Grün über die Kreuzung schaffen wird und überlegt, ob er anhalten soll. Wie relevant sollten Ihrer Meinung nach die folgenden Überlegungen, die Martin bei dieser Entscheidung angestellt haben könnte, sein?

A) Wäre ich vielleicht doch noch pünktlich, wenn ich einfach weiterfahre?
B) Wenn etwas passiert, wäre es dann meine Schuld und ich würde bestraft werden?
C) Sollte ich nicht stehen bleiben, weil ich sonst unschuldige Mitmenschen gefährden könnte?
D) Würde es nicht der Verkehrsverordnung entsprechen, gefährliches Handeln zu unterlassen?
E) Würde mein Chef es verstehen, wenn ich ihm erzähle, warum ich mich verspätet habe?

57. Benjamin hatte heute eine wichtige Prüfung. Schon lange hat er sich mit seinen Freunden ausgemacht, an diesem Tag mit ihnen in ihr Stammlokal zu gehen, um zu entspannen. Am Nachmittag erzählt ihm seine Freundin Jenny, dass sie für ihn als Überraschung einen Platz in seinem Lieblingsrestaurant reserviert und einen gemeinsamen Abend geplant hat. Benjamin ist unschlüssig, ob er seinen Freunden nun wirklich absagen soll. Wie relevant sollten Ihrer Meinung nach die folgenden Überlegungen, die Benjamin bei dieser Entscheidung angestellt haben könnte, sein?

A) Würde ich mir nicht Geld sparen, wenn ich mit meiner Freundin ins Restaurant gehe und sie mein Essen bezahlt?
B) Würden meine Freunde es verstehen, wenn ich stattdessen mit meiner Freundin essen gehe?
C) Würde Jenny mit mir Schluss machen, wenn ich ihr erkläre, dass ich eigentlich schon etwas vorhabe und ihr absage?
D) Wäre ich an Stelle meiner Freunde nicht auch gekränkt, wenn ich ein lang geplantes Treffen sehr kurzfristig absage?
E) Würde es nicht der sozialen Norm entsprechen, Verabredungen verlässlich einzuhalten?

58. Oscar ist in einem großen Unternehmen angestellt. Schon lange arbeitet er auf eine Beförderung hin. Eines Tages ruft ihn sein Chef zu sich und bietet ihm eine bessere Position an. Er meint, Oscar wäre dafür besser geeignet als der Mitarbeiter, der diese Stelle gerade innehat. Oscar kennt diesen Kollegen gut und hat ihn eigentlich sehr gerne. Er ist nicht sicher, ob es richtig wäre, eine Beförderung auf Kosten eines geschätzten Kollegen anzunehmen. Wie relevant sollten Ihrer Meinung nach die folgenden Überlegungen, die Oscar bei dieser Entscheidung angestellt haben könnte, sein?

A) Würde mein Kollege den Job annehmen, wenn es umgekehrt wäre?
B) Müsste ich, wenn ich den Job annehme, in Zukunft viel mehr Überstunden machen als im Moment?
C) Würde mir die neue Position nicht ein viel höheres Gehalt einbringen als die alte?
D) Wie würde ich mich fühlen, wenn mir ein Kollege, den ich gut kenne, den Job wegschnappt?
E) Wäre es nicht legitim meinem Kollegen gegenüber, die Stelle abzulehnen?

59. Stephan hat schon seit längerem ein Auge auf ein Mädchen geworfen, es aber bis jetzt für sich behalten. Als er eines Tages mit seinem Freund Lukas unterwegs ist, erzählt dieser ihm, dass er neulich eine Verabredung mit genau dem Mädchen hatte und sie sich sehr gut verstehen. Stephan weiß, dass Lukas nichts von seinen Gefühlen wusste und es bestimmt keine Absicht war. Stephan ist unsicher, ob er mit seinem Freund über seine eigenen Gefühle sprechen soll. Wie relevant sollten Ihrer Meinung nach die folgenden Überlegungen, die Stephan bei dieser Entscheidung angestellt haben könnte, sein?

A) Würden die beiden vielleicht ohnehin nicht zueinander finden und könnte mir somit ein unangenehmes Gespräch ersparen, wenn ich nichts sage?
B) Würde ich es nicht auch gerne wissen, wenn mein Freund in meiner Position wäre und ich etwas mit einem Mädchen anfange, welches er gerne hat?
C) Läge es nicht in meiner Verantwortung als Freund, meine Gefühle zu offenbaren, damit es nicht später einmal zu einem Problem werden kann?
D) Wie würde mein Freund handeln, wenn er an meiner Stelle wäre und ich nichts wüsste?
E) Würde er irgendwann merken, dass ich das Mädchen auch gerne habe und enttäuscht sein, weil ich nichts gesagt habe?

60. Alexander ist in einem Jungunternehmen angestellt. Sein Chef ist sehr fordernd. Er bittet ihn heute, wie an vielen anderen Tagen auch, länger zu bleiben. Alexander weiß, dass ihn die Firma momentan dringend braucht. Heute hat er allerdings keine Zeit, da seine 7-jährige Tochter eine Ballettaufführung hat und er versprochen hat zu kommen. Alexander ist unsicher, ob er sein Versprechen brechen soll, um beim Chef zu punkten. Wie relevant sollten Ihrer Meinung nach die folgenden Überlegungen, die Alexander bei dieser Entscheidung angestellt haben könnte, sein?

A) Wäre es nicht meine Pflicht als Vater, Versprechen einzuhalten und präsent zu sein?
B) Wenn ich nicht zur Aufführung gehe, würde mich meine Familie für einen schlechten Vater halten?
C) Würde mein Chef verstehen, wenn ich sage, dass ich heute keine Zeit habe?
D) Wäre mein Chef beeindruckt, wenn ich trotzdem komme und Zeit für meine Arbeit nehme?
E) Würde es nicht für meine Tochter von Vorteil sein, wenn sie merkt, dass sie mir wichtig ist und ich mir Zeit für sie nehme?

Testsimulation G

- 10 Aufgaben
- 15 Minuten Bearbeitungszeit

61. Elias arbeitet seit kurzem für ein Unternehmen. Er bewirbt sich nun für eine neue Position in dieser Abteilung, die besser bezahlt wird. Als er zu diesem Zweck seine Bewerbungsunterlagen in das Büro der zuständigen Kollegin bringt, entdeckt er dort das Portfolio eines weiteren Bewerbers. Da das Büro gerade unbesetzt ist, hätte Elias die Gelegenheit, die Unterlagen des Konkurrenten verschwinden zu lassen. Er ist unsicher, ob er es wirklich tun soll. Wie relevant sollten Ihrer Meinung nach die folgenden Überlegungen, die Elias bei dieser Entscheidung angestellt haben könnte, sein?

A) Würde der andere Kandidat meine Unterlagen vernichten, wenn er die Gelegenheit dazu hätte?
B) Wäre mir die Position und somit bessere Bezahlung nicht sicher, wenn ich mich konkurrenzlos bewerbe?
C) Wie würde ich mich fühlen, wenn jemand meine Bewerbung sabotiert, nur um selbst bessere Chancen zu haben?
D) Wäre es nicht den sozialen Konventionen entsprechend, Unterlagen in Ruhe zu lassen, die nicht für mich bestimmt sind?
E) Was wäre, wenn mein Chef dahinterkommt? Würde ich gekündigt werden?

62. Julia ist gerade am Weg zur Uni. Als sie bei einem Fußgängerübergang wartet, beobachtet sie, wie jemand auf der gegenüberliegenden Straßenseite einem Mann mit Blindenstock sein Portmonee entwendet. Der blinde Mann scheint nichts bemerkt zu haben und der Dieb geht ungehindert weiter. Julia überlegt, ob sie die Straße trotz roter Ampel überqueren soll, um ihn rechtzeitig aufzuhalten. Wie relevant sollten Ihrer Meinung nach die folgenden Überlegungen, die Julia bei dieser Entscheidung angestellt haben könnte, sein?

A) Würden die anderen Passanten mich für mutig halten, wenn ich die Straße überquere, um einem blinden Mann in Not zu helfen?
B) Wäre es nicht generell meine Pflicht als gute Bürgerin, jemandem der ausgenutzt wird, zu helfen?
C) Wenn ich einen Unfall verursache, wäre ich dann nicht schadenersatzpflichtig und müsste eine Menge Geld zahlen?
D) Müsste ich nicht stehen bleiben, weil es ein Risiko für andere Menschen birgt, wenn ich die Straße bei Rot überquere?
E) Würden meine Kommilitonen an meiner Stelle das Ampelsignal ignorieren und die Straße überqueren?

63. Noah ist spät abends auf dem Heimweg von einer Familienfeier. Er fährt auf einer Landstraße, als ein entgegenkommender Autofahrer plötzlich die Kontrolle zu verlieren scheint und ins Schleudern gerät. Schließlich streift er einen Baum am Straßenrand. Noah hält an, um zu sehen, ob dem Fahrer etwas passiert ist, doch es scheint ihm gut zu gehen. Auf die Frage, warum er die Kontrolle verloren habe, antwortet der Fahrer, dass er geblendet worden sei. Noah bemerkt daraufhin, dass er vergessen hat, sein Fernlicht auszuschalten und dass der Unfall somit sein Verschulden sein könnte. Er ist nicht sicher, wie er sich verhalten soll. Wie relevant sollten Ihrer Meinung nach die folgenden Überlegungen, die Noah bei dieser Entscheidung angestellt haben könnte, sein?

A) Würde ich mir nicht Zeit und Mühen ersparen, wenn ich behaupte, dass ein anderer Autofahrer ihn geblendet hat?
B) Würde mein Vater dem anderen Fahrer erzählen, dass es seine Schuld ist?
C) Wenn ich nichts sage, würde mich dann mein schlechtes Gewissen quälen?
D) Sollte ich ehrlich sein, weil es nicht richtig wäre, einen Fehler auf Kosten anderer zu vertuschen?
E) Würde es nicht meinen moralischen Grundsätzen entsprechen, zu meinen Fehlern zu stehen?

64. Samuel ist seit kurzem Assistenzarzt. Morgen steht seine erste Operation an, auf die er sich schon lange freut. Am Abend bemerkt Samuel, dass er verschnupft ist und sich eigentlich ziemlich schlapp fühlt. Er überlegt, ob er es seinem Oberarzt melden soll. Samuel ist unsicher, wie er handeln soll, da er weiß, dass er dann nicht an der Operation teilnehmen darf. Wie relevant sollten Ihrer Meinung nach die folgenden Überlegungen, die Samuel bei dieser Entscheidung angestellt haben könnte, sein?

A) Wäre es nicht wichtig, es meinem Oberarzt zu melden, damit ich den Patienten keinem unnötig hohen Risiko aussetze?
B) Würden meine Kollegen es dem Oberarzt melden, auch wenn sie wüssten, dass sie sonst nicht an der OP teilnehmen können?
C) Liegt es nicht in meiner Verantwortung als Arzt, das Wohl der Patienten über meine persönlichen Interessen zu stellen?
D) Wenn ich trotz Verkühlung an der Operation teilnehme und der Patient sich meinetwegen infiziert, hätte ich dann nicht mit Sanktionen zu rechnen?
E) Würde ich aus der OP nicht sehr viel Wissen mitnehmen können, wenn ich dabei bin?

65. **Philipp ist von Beruf LKW-Fahrer. Er hat heute eine lange Strecke vor sich und leider nicht viel Schlaf bekommen. Während der Fahrt bemerkt er, dass er immer müder wird und ihm fast die Augen zufallen. Er weiß um das Risiko, das Müdigkeit birgt. Wenn er nicht weiterfährt, wird er für die Strecke auch nicht bezahlt. Philipp ist nun unsicher, ob er versuchen soll weiterzufahren oder nicht. Wie relevant sollten Ihrer Meinung nach die folgenden Überlegungen, die Philipp bei dieser Entscheidung angestellt haben könnte, sein?**

A) Wäre es nicht besser weiterzufahren, weil ich dann die Bezahlung für diese Strecke auch bekomme?
B) Wäre mein Vorgesetzter wütend, wenn er einen Ersatz für mich suchen müsste?
C) Wäre es nicht generell richtig, auf meinen Körper zu hören?
D) Müsste ich mich nicht ausruhen, weil es wichtig ist, mich und meine Mitmenschen keinem Risiko auszusetzen, das ich eigentlich verhindern könnte?
E) Würde mein Vorgesetzter es verstehen, wenn ich stehen bleibe, um kurz zu regenerieren?

66. **Ulla übernimmt für eine Nachbarsfamilie öfter das Babysitten. Sie passt dort auf ein einjähriges Mädchen auf. Als sie eines Abends wieder dort ist, bereitet sie das Fläschchen für das kleine Mädchen vor. Allerdings wärmt sie die Milch zu heiß auf. Die Kleine verbrennt sich die Zunge und lässt sich nicht beruhigen. Ulla ist verzweifelt und weiß nicht, ob sie die Eltern informieren soll, da sie um den Job fürchtet. Wie relevant sollten Ihrer Meinung nach die folgenden Überlegungen, die Ulla bei dieser Entscheidung angestellt haben könnte, sein?**

A) Würde ich die Eltern des Kindes nicht sofort anrufen müssen, damit das Kind eventuell ärztlich abgeklärt und behandelt werden kann?
B) Würde es nicht der allgemeinen Verhaltensnorm entsprechen, die Verantwortung für die Verletzung der Kleinen zu übernehmen?
C) Würde ich nicht mehr zum Babysitten kommen dürfen, wenn ich es den Eltern sage?
D) Würde meine Mutter, wenn sie in meiner Situation wäre, den Eltern davon erzählen?
E) Hätte ich nicht ein reineres Gewissen, wenn ich die Eltern mit den Geschehnissen konfrontiere?

67. **Kilian ist Sänger in einer Band. Heute Abend spielt diese ein Konzert und nächste Woche startet ihre Tour durch ganz Europa. Am Nachmittag fühlt sich Kilian sehr kränklich. Seine Bandkollegen und er haben sich auf diese Tour sehr intensiv vorbereitet. Kilian möchte deshalb nicht riskieren, vor dem Tourneestart krank zu werden. Das heutige Konzert ist restlos ausverkauft und Kilian möchte seine Kollegen nicht im Stich lassen. Wie relevant sollten Ihrer Meinung nach die folgenden Überlegungen, die Kilian bei dieser Entscheidung angestellt haben könnte, sein?**

A) Wenn ich heute spiele, würde ich mich dann eventuell die ganze Tour lang krank fühlen und trotzdem auftreten müssen?
B) Würde ich das Konzert spielen müssen, weil sich viele Zuschauer für den heutigen Abend eine Karte gekauft haben und sich auf das Konzert freuen?
C) Wäre ich nicht meinen Kollegen gegenüber verpflichtet, dafür zu sorgen, dass ich gesund auf Tour gehen kann?
D) Wenn ich heute nicht spiele, würde es mir morgen dann gesundheitlich besser gehen?
E) Wie würden meine Bandkollegen entscheiden, wenn sie an meiner Stelle stünden?

68. Lena ist gerade am Wochenmarkt einkaufen. Bei einem ihrer Lieblingsstände kauft sie vier Äpfel. Sie bleibt noch einige Zeit und macht sich dann auf den Heimweg. Beim Auspacken fällt ihr auf, dass ihr die Dame vom Obststand zwei Äpfel mehr eingepackt, diese aber nicht berechnet hat. Lena ist unsicher, ob sie noch einmal umdrehen oder die zusätzlichen Äpfel einfach behalten soll. Wie relevant sollten Ihrer Meinung nach die folgenden Überlegungen, die Lena bei dieser Entscheidung angestellt haben könnte, sein?

A) Würde der Dame vom Obststand das Geld fehlen, wenn ich die Äpfel nicht zurückbringe?
B) Würde es nicht meiner Erziehung entsprechen, umzudrehen und die Dinge richtig zu stellen?
C) Würde die Dame denken, ich hätte die Äpfel gestohlen, wenn ich diese zurückbringe?
D) Würde ich mir zumindest ein wenig Geld sparen, wenn ich die Äpfel behalte?
E) Würde jemand anders an meiner Stelle überhaupt etwas sagen?

69. Luisa hat vergessen ihre Mathe-Hausaufgabe zu erledigen. Generell ist sie sehr schwach in dem Fach und kann froh sein, wenn sie dieses Jahr besteht. Ihr Klassenkollege Cedric bietet ihr freundlicherweise an, von seiner fertigen Aufgabe abzuschreiben. Luisa nimmt dankend an. Am nächsten Tag kommt der Lehrer sehr verärgert in die Klasse und beschuldigt Cedric, bei Luisa abgeschrieben zu haben. Luisa weiß, dass sie die Situation aufklären und Cedric in Schutz nehmen sollte. Sie hat aber Angst, das Jahr wiederholen zu müssen, wenn sie durch fehlende Arbeiten negativ auffällt. Wie relevant sollten Ihrer Meinung nach die folgenden Überlegungen, die Luisa bei dieser Entscheidung angestellt haben könnte, sein?

A) Wenn ich die Leistung als meine eigene ausgebe, würde das nicht meine Chance erhöhen, die Klasse zu bestehen?
B) Wenn Cedric an meiner Stelle stünde, würde er dann dem Lehrer erzählen, dass er es war, der abgeschrieben hat?
C) Ist es nicht gegen meine moralischen Überzeugungen, mich durch die Leistung eines anderen in ein besseres Licht zu rücken?
D) Wäre Cedric sehr wütend auf mich, wenn ich einfach schweige und nichts richtigstelle?
E) Wäre es nicht richtig, die Situation aufzuklären, damit Cedric nicht zu Unrecht bestraft wird?

70. Paul gibt neben seinem Studium Nachhilfe in Englisch. Am Ende einer Stunde bei seinem Schüler Max, gibt dieser ihm 50 Euro. Normalerweise bezahlen die Eltern des Jungen, der offensichtlich nicht weiß, wie viel er zahlen muss, denn eigentlich bekommt Paul 25 Euro pro Stunde. Paul überlegt, das Geld einfach anzunehmen, ist aber unschlüssig, ob das richtig ist. Wie relevant sollten Ihrer Meinung nach die folgenden Überlegungen, die Paul bei dieser Entscheidung angestellt haben könnte, sein?

A) Würde es nicht den sozialen Konventionen entsprechen, es abzulehnen, wenn mir jemand mehr bezahlen will, als mir zusteht?
B) Würde mein bester Freund in meiner Situation das Geld annehmen?
C) Würden die Eltern von Max mich zur Rede stellen, wenn sie erfahren, dass ich ihrem Sohn zu viel Geld abgenommen habe?
D) Wenn ich das Geld nehme, könnte ich mir dann nicht einmal ein richtig gutes Mittagessen kaufen?
E) Hat Max die Stunde vielleicht von seinem eigenen Taschengeld bezahlt und das Geld fehlt ihm jetzt an anderer Stelle?

Testsimulation H

- 10 Aufgaben
- 15 Minuten Bearbeitungszeit

71. Heinrich wird von seiner Mutter zum Einkaufen geschickt, da sie zum Kochen Butter braucht. Im Geschäft entdeckt er, dass eine Buttermarke gerade um die Hälfte vergünstigt ist. Er beschließt, das reduzierte Produkt zu nehmen und macht sich auf den Rückweg. Heinrich überlegt, ob er das eingesparte Geld nicht einfach behalten soll, da seine Mutter ja nicht weiß, dass er weniger bezahlt hat. Wie relevant sollten Ihrer Meinung nach die folgenden Überlegungen, die Heinrich bei dieser Entscheidung angestellt haben könnte, sein?

A) Würde meine Mutter mir Hausarrest geben, wenn sie bemerkt, dass ich das Rückgeld selber eingesteckt habe?
B) Würde ich meiner Mutter sagen müssen, dass sie noch Restgeld bekommt, da man in der Familie ehrlich zueinander sein sollte?
C) Würde meine Mutter es ohnehin nicht merken und ich könnte mir das Kleingeld selbst sparen?
D) Wäre ich verpflichtet, das Geld zurückzugeben, da es ja eigentlich nicht mir gehört?
E) Würde mein Bruder der Mutter das übrige Wechselgeld zurückgeben?

72. Manfred ist Arzt in einem Krankenhaus und hat heute Dienst. Auf dem Weg in seine Mittagspause, kommt ein Patient auf ihn zugelaufen und möchte sofort behandelt werden. Augenscheinlich hat der Patient keine dringliche Beschwerde. Da Manfred sehr hungrig ist, überlegt er, den Patienten an einen seiner Assistenzärzte zu verweisen und einfach essen zu gehen. Wie relevant sollten Ihrer Meinung nach die folgenden Überlegungen, die Manfred bei dieser Entscheidung angestellt haben könnte, sein?

A) Wenn ich den Mann einfach warten lasse, könnte ich dann Mittagessen und mein Hungergefühl stillen?
B) Würde es auf mich zurückfallen, wenn ich den Mann an einen Assistenzarzt verweise und dieser einen Fehler macht?
C) Würde ich dem Mann helfen müssen, da ein Mensch in Schwierigkeiten immer über meinen persönlichen Befindlichkeiten stehen sollte?
D) Würde ich dem Mann rechtlich gesehen helfen müssen?
E) Würde ein anderer Arzt dem Mann helfen?

73. Jan braucht für die Uni ein sehr teures Buch. Er steht im Moment finanziell leider gar nicht gut da. Umso mehr freut es ihn, als ihm einer seiner Kommilitonen den Link zu einer Downloadversion des Buches zusendet. Jan weiß, dass das Downloaden des Buches eigentlich illegal ist und er sich damit theoretisch strafbar macht. Jan ist unsicher, ob er das Buch nicht doch lieber kaufen sollte. Wie relevant sollten Ihrer Meinung nach die folgenden Überlegungen, die Jan bei dieser Entscheidung angestellt haben könnte, sein?

A) Wäre es nicht unrechtmäßig, das Buch illegal aus dem Internet runterzuladen?
B) Würde ich mich strafbar machen, wenn ich mir die Raubkopie hole?
C) Laden meine Kommilitonen die Downloadversion runter oder kaufen sie das Buch?
D) Würde ich mir nicht viel Geld sparen, das ich eigentlich gar nicht zur Verfügung habe, wenn ich mir nicht das Original kaufe?
E) Würde ich das Buch kaufen müssen, da es dem Autor schaden würde, wenn jeder sich das Buch illegal runterlädt?

74. Larissa ist mit ihrer Freundin Emilia auf Urlaub. Das Quartier entspricht weder den Bildern noch der Beschreibung der Website, auf der sie gebucht haben. Der Inhaber der Unterkunft scheint zu merken, dass die Frauen nicht zufrieden sind. Er bietet ihnen bei der Abreise eine Geldsumme an, damit sie das Quartier online positiv bewerten. Larissa und Emilia überlegen, ob es richtig wäre, das Angebot anzunehmen. Wie relevant sollten Ihrer Meinung nach die folgenden Überlegungen, die die Freundinnen bei dieser Entscheidung angestellt haben könnten, sein?

A) Könnten wir rechtlich belangt werden, wenn wir uns auf die finanzielle Bestechung einlassen?
B) Wäre es nicht unsere Pflicht, den Bestechungsversuch abzulehnen?
C) Würden die Gäste nach uns das Angebot annehmen?
D) Könnten wir uns mit dem Geld nicht einen weiteren Urlaub finanzieren?
E) Sollten wir nicht lieber eine ehrliche Bewertung abgeben, damit nicht noch mehr Menschen auf die falsche Beschreibung der Unterkunft hereinfallen?

75. Ben hat vor kurzem zu studieren begonnen. Er braucht für den Weg zur Uni sehr lange und würde deshalb gerne in ein näher gelegenes Studentenheim ziehen. Seine Eltern bieten schließlich an, einen Teil davon zu finanzieren, da Ben sich die Kosten allein nicht leisten kann. Ben weiß, dass dafür sein Bruder auf einige Dinge verzichten müsste, da seine Eltern nicht viel Geld haben. Er ist unsicher, ob er das Angebot seiner Eltern annehmen soll oder nicht. Wie relevant sollten Ihrer Meinung nach die folgenden Überlegungen, die Ben bei dieser Entscheidung angestellt haben könnte, sein?

A) Würde mein Bruder es mir übelnehmen, wenn er eines Tages verstehen würde, dass die Einsparungen bei ihm meine Schuld waren?
B) Wie würde ich mich anstelle meines Bruders fühlen, wenn ich plötzlich seinetwegen auf vieles verzichten müsste?
C) Würde mein Bruder die Gelegenheit nutzen, wenn er an meiner Stelle wäre?
D) Wäre es moralisch richtig auszuziehen, obwohl ich damit meinem Bruder schade?
E) Wäre es nicht für mich viel angenehmer, nahe der Uni zu wohnen, damit ich jeden Tag länger schlafen könnte?

76. **Mia passt gelegentlich auf die 8-jährige Tochter ihrer Nachbarn auf. Die Eltern des Mädchens sind sehr streng. Sie darf auch nur wenig fernsehen, da sie sonst nicht einschlafen kann. Weil das kleine Mädchen heute aber sehr anstrengend ist, lässt Mia sie dieses Mal länger vor dem Fernseher sitzen. Als die Eltern nachhause kommen, merken sie, dass die Kleine ungewöhnlich aufgedreht ist. Sie fragen Mia, ob sie wüsste, warum das so ist. Mia ist unsicher, was sie antworten soll. Wie relevant sollten Ihrer Meinung nach die folgenden Überlegungen, die Mia bei dieser Entscheidung angestellt haben könnte, sein?**

A) Erhöht es nicht die Wahrscheinlichkeit, dass ich noch einmal Babysitten darf, wenn ich lüge?
B) Würde ich ihnen die Wahrheit sagen müssen, da die Eltern mir vertrauen und ihr Kind in meine Obhut gegeben haben?
C) Hätte ich nicht die Verantwortung, den Eltern ehrlich Auskunft über ihr Kind zu geben?
D) Wenn das Mädchen den Eltern davon erzählt, würden sie mich dann für eine Lügnerin halten?
E) Würde eine meiner Freundinnen den Eltern die Wahrheit sagen oder würden sie versuchen es zu verheimlichen?

77. **Ihre Eltern erlauben Emily in ihrem Haus Geburtstag zu feiern, jedoch unter der Bedingung, dass danach alles so aussieht, wie zuvor. Während der Feier verliert Emily aber den Überblick und am nächsten Tag sieht es im Haus furchtbar aus. Sie hat zwar genug Zeit, um alles zu putzen, leider sind aber ein paar - auf den ersten Blick nicht sichtbare - Kleinigkeiten kaputt geworden. Emily überlegt, ob sie vor ihren Eltern so tun soll, als wäre alles nach Plan gelaufen. Wie relevant sollten Ihrer Meinung nach die folgenden Überlegungen, die Emily bei dieser Entscheidung angestellt haben könnte, sein?**

A) Wenn meine Eltern bemerken, dass Gegenstände leicht beschädigt sind, wüssten sie dann, dass ich schuld bin und würden mich weniger achten?
B) Würden meine Eltern mich nochmals eine Party feiern lassen, wenn ich nichts sage?
C) Würden meine Eltern es mir sagen, wenn sie mein Eigentum beschädigen würden?
D) Entspricht es nicht dem Verhaltenskodex, dass ich die Wahrheit sage?
E) Würde ich davon erzählen müssen, da Vertrauen wichtig ist und man seiner Familie immer die Wahrheit sagen sollte?

78. **Leos Freundin Emma plant bei einer Talentshow mitzumachen, die auch im Fernsehen ausgestrahlt wird. Als sie Leo das Lied vorsingt, das sie dort gerne präsentieren würde, merkt Leo, dass Emma eigentlich überhaupt nicht singen kann. Er überlegt, ob er ihr sagen soll, dass sie lieber nicht auftreten soll. Wie relevant sollten Ihrer Meinung nach die folgenden Überlegungen, die Leo bei dieser Entscheidung angestellt haben könnte, sein?**

A) Würde Emma mir die Freundschaft kündigen, wenn ich ihr offen meine Meinung sage?
B) Wäre es nicht selbstverständlich in so einer Situation die Wahrheit zu sagen, damit sich meine Freundin nicht blamiert?
C) Gebietet mir unser Freundschaftsverhältnis nicht, meine ehrliche Meinung zu sagen?
D) Wenn ich derjenige wäre, der teilnehmen will, würde Emma mir klar sagen, was sie denkt?
E) Würde ich mir ein unangenehmes Gespräch ersparen, wenn ich es Emma nicht sagen würde?

79. Melinas Freund Marius liebt Computerspiele. Vor kurzem ist die neueste Version seines Lieblingsspiels rausgekommen, doch er kann es sich leider momentan nicht leisten. Melina möchte ihm gerne eine Freude machen. Nach langem Suchen stößt sie auf eine nicht ganz legale Kopie des Spiels, die sie im Internet gratis herunterladen könnte. Melina ist nicht sicher, ob es richtig wäre, das zu tun. Wie relevant sollten Ihrer Meinung nach die folgenden Überlegungen, die Melina bei dieser Entscheidung angestellt haben könnte, sein?

A) Würde sich Markus bei mir in Zukunft auch erkenntlich zeigen?
B) Wäre es nicht gegen das Gesetz, das Spiel einfach herunterzuladen?
C) Würde ich mich mit dem Download rechtswidrig verhalten und eine Strafe zahlen müssen, wenn es jemand merkt?
D) Wie würde es dem Unternehmen gehen, wenn alle Leute so handeln wie ich und das Spiel online herunterladen?
E) Wie würde Marius handeln, wenn er die Gelegenheit hätte, mir ein teures Geschenk gratis besorgen zu können?

80. Martina ist Oberärztin in einem Krankenhaus. Vor kurzem wurde ein sehr berühmter Schauspieler im Krankenhaus aufgenommen und Martina wurde ihm als behandelnde Ärztin zugeteilt. Ein Reporter steht eines Morgens vor ihr und fragt sie nach Details zum Aufenthaltsgrund des Schauspielers. Er bietet ihr eine unglaublich hohe Summe Geld an, damit sie ihm die Informationen gibt. Martina überlegt, wie sie die Situation am besten handhaben soll. Wie relevant sollten Ihrer Meinung nach die folgenden Überlegungen, die Martina bei dieser Entscheidung angestellt haben könnte, sein?

A) Würde mich der Patient verklagen, wenn er herausfindet, dass ich Informationen weitergegeben habe?
B) Würden andere Oberärzte das Geld im Austausch für Informationen annehmen?
C) Würde es nicht meinem Berufsethos entsprechen, mich an die Verschwiegenheitspflicht zu halten?
D) Wenn ich das Geld annehme, könnte ich mir dann demnächst einen schönen Urlaub finanzieren?
E) Wäre es nicht richtig, den Reporter wegzuschicken, weil mir das Wohlergehen und die Privatsphäre meines Patienten wichtiger sein sollten als Geld?

Testsimulation I

10 Aufgaben
15 Minuten Bearbeitungszeit

81. Ellen hat gerade Mathe-Unterricht. Während der Lehrer kurz das Klassenzimmer verlässt, wirft sie aus Spaß einen Stein durch die Klasse und zerstört das Aquarium, das im hinteren Bereich des Raumes steht. Als der Lehrer zurückkommt und den Schaden entdeckt, möchte er natürlich wissen, welcher seiner Schüler Schuld daran hat. Keiner sagt ein Wort und so droht der Lehrer, die ganze Klasse im Kollektiv zu bestrafen. Ellen ist unsicher, ob sie ihr Fehlverhalten dem Lehrer mitteilen soll. Wie relevant sollten Ihrer Meinung nach die folgenden Überlegungen, die Ellen bei dieser Entscheidung angestellt haben könnte, sein?

A) Würde ich, aus Solidarität zu meinen Klassenkameraden, die Wahrheit erzählen müssen, damit nicht alle bestraft werden?
B) Wenn ich meine Schuld zugebe, riskiere ich dann mein Ansehen beim Lehrer und den Mitschülern?
C) Würde die allgemeine Verhaltensnorm nicht von mir verlangen, die Verantwortung zu übernehmen?
D) Wie würden meine Klassenkameraden handeln, wenn sie an meiner Stelle stünden?
E) Würde ich mir Strafsanktionen ersparen, wenn ich es für mich behalte?

82. Luca nimmt am Aufnahmeverfahren für seinen gewünschten Studiengang teil. Am Testtag geht es ihm leider gar nicht gut. Deshalb hat er nach Testende ein sehr schlechtes Gefühl. Er berechnet seine ungefähre Punktanzahl und stellt fest, dass es für ihn unmöglich ist, einen Studienplatz zu bekommen. Bei Bekanntgabe der Ergebnisse wird ihm aber mitgeteilt, dass er einen Platz erhalten habe. Als Luca sich die Reihung der Teilnehmer genauer ansieht, bemerkt er, dass er offenbar mit einem Jungen verwechselt wurde, der denselben Namen trägt wie er. Luca überlegt, das Missverständnis aufzuklären, hätte aber selbst auch sehr gerne diesen Studienplatz. Wie relevant sollten Ihrer Meinung nach die folgenden Überlegungen, die Luca bei dieser Entscheidung angestellt haben könnte, sein?

A) Würden andere Testteilnehmer ihren Studienplatz aufgeben, nur um die Wahrheit aufzudecken?
B) Wenn der andere Luca merkt, dass ich seinen Studienplatz bekommen habe, würde er mich dann zur Rechenschaft ziehen?
C) Wäre es gegen meine Erziehung, das Missverständnis nicht aufzuklären?
D) Wie würde ich mich fühlen, wenn ich eigentlich ein gutes Testergebnis habe aber aufgrund eines Missverständnisses meinen Studienplatz verliere?
E) Wäre ich nicht ein Jahr früher mit dem Studium fertig, wenn ich sofort anfangen könnte zu studieren?

83. Hans ist Neurologe. Vor kurzem hat er einen Patienten aufgenommen, der sehr seltene Symptome hat. Hans kennt das Krankheitsbild und weiß, dass es dafür noch keine Therapie gibt. Derzeit gibt es eine Studie, für die der Patient zwar grundsätzlich geeignet wäre, aber ein wenig zu alt ist. Aus diesem Grund würde das Krankenhaus die Behandlung des Patienten nicht bezahlen. Hans müsste, sollte er dem Patienten die Teilnahme an der Studie ermöglichen, unentgeltlich arbeiten sowie die Medikamente selbst bezahlen. Er ist nicht sicher, ob er das tun soll. Wie relevant sollten Ihrer Meinung nach die folgenden Überlegungen, die Hans bei dieser Entscheidung angestellt haben könnte, sein?

A) Würde ich mich nicht mit einem schlechten Gewissen plagen müssen, wenn ich den Patienten nicht mit der bestmöglichen Therapie behandle?
B) Würden meine Kollegen den Patienten unentgeltlich behandeln?
C) Würde ich nicht in derselben Zeit einen anderen Patienten behandeln und damit mehr Geld verdienen können?
D) Könnte ich nicht durch die Studie beim Patienten das beste Ergebnis erzielen?
E) Würde es nicht dem ärztlichen Dogma entsprechen, jene Therapie zu wählen, die die besten Resultate bringt?

84. Marina spielt oft auf der Straße vor ihrem Haus mit dem Ball. Eines Tages trifft sie beim Spielen eine Topfpflanze der Nachbarin und zerstört den Topf. Marina weiß, dass die Nachbarin oft schlecht gelaunt und sehr leicht reizbar ist und möchte ihr eigentlich nichts von ihrem Missgeschick erzählen. Sie ist nicht sicher, was sie tun soll. Wie relevant sollten Ihrer Meinung nach die folgenden Überlegungen, die Martina bei dieser Entscheidung angestellt haben könnte, sein?

A) Würde die Nachbarin von mir Schadenersatz verlangen, wenn ich zugebe, was mir passiert ist?
B) Wenn ich nichts davon erzähle, würde ich dann nicht einer unangenehmen Situation aus dem Weg gehen können?
C) Wenn meine Schwester an meiner Stelle stünde, würde sie das Geschehene zugeben?
D) Würden es nicht die sozialen Richtlinien verlangen, meinen Fehler vor der Nachbarin zuzugeben?
E) Sollte ich nicht lieber ehrlich sein, da man seine Nachbarn respektvoll behandeln und sie nicht anlügen sollte?

85. Konrad hat sich vor längerer Zeit eine Karte für ein Festival gekauft. Aufgrund eines unerwarteten Ereignisses kann Konrad das Festival nicht besuchen. Er möchte seine Karte deshalb verkaufen. Konrad weiß, dass das Festival schon lange ausverkauft ist und die Preise für Karten aus zweiter Hand nun um einiges höher angeboten werden, als er für das Ticket ursprünglich bezahlt hat. Er hätte also die Gelegenheit, einen Gewinn mit dem Verkauf des Tickets zu machen. Konrad ist nicht sicher, wie er sich verhalten soll. Wie relevant sollten Ihrer Meinung nach die folgenden Überlegungen, die Konrad bei dieser Entscheidung angestellt haben könnte, sein?

A) Wenn die Behörden herausfinden, dass ich durch den Weiterverkauf des Tickets Gewinn gemacht habe, müsste ich dann mit einer Bußstrafe rechnen?
B) Würde ich mir nicht von dem Geld etwas Schönes kaufen können?
C) Wäre es nicht laut Strafgesetzbuch verboten, das Ticket mit Gewinn zu verkaufen?
D) Würde meine Freundin das Ticket mit Aufpreis verkaufen?
E) Wie würde ich es finden, wenn ich noch ein Ticket erwerben kann, aber merke, dass der Verkäufer damit nur Gewinn machen will?

86. Katharina hat ihren Eltern schon vor längerem zugesagt, mit ihnen auf Urlaub zu fahren. Kurz vor Reiseantritt erfährt sie jedoch, dass sie unmittelbar nach dem Urlaub eine wichtige Prüfung hat. Katharina weiß, dass sie die Prüfung nicht schaffen wird, wenn sie mit auf Urlaub fährt und dort wenig zum Lernen kommt. Sie überlegt ihren Eltern abzusagen, ist aber nicht sicher, ob das richtig ist. Wie relevant sollten Ihrer Meinung nach die folgenden Überlegungen, die Katharina bei dieser Entscheidung angestellt haben könnte, sein?

A) Wenn mein Bruder an meiner Stelle wäre, würde er trotzdem mitkommen?
B) Würden meine Eltern sich freuen und mich im Urlaub verwöhnen, wenn ich mitkomme?
C) Wären meine Eltern enttäuscht und es würde mein Verhältnis zu ihnen stören, wenn ich jetzt absage?
D) Wäre es nicht generell höflich, Abmachungen einzuhalten?
E) Wäre ich anstelle meiner Eltern nicht auch enttäuscht, wenn mir so kurzfristig abgesagt werden würde?

87. Marks Freundin Miriam möchte ein Restaurant eröffnen. Mark weiß, wie es um Miriams finanzielle Situation steht und, dass sie sich das eigentlich gar nicht leisten kann. Miriam fragt ihn nach seiner Meinung zu ihrem Vorhaben. Er ist nicht sicher, ob er Miriam seine Bedenken sagen und damit ihren Traum zerstören soll. Wie relevant sollten Ihrer Meinung nach die folgenden Überlegungen, die Mark bei dieser Entscheidung angestellt haben könnte, sein?

A) Wenn Miriam Zweifel an meinem Vorhaben haben würde, würde sie es mir sagen?
B) Wenn sie das Restaurant eröffnet, könnte ich dann nicht oft gratis zum Essen kommen?
C) Sollte ich Miriam nicht meine Bedenken äußern, weil ich mir von meinen Freunden das auch wünschen würde?
D) Wäre ich nicht verantwortlich als Freund, Miriam auf ihre finanzielle Situation hinzuweisen?
E) Sollte das Restaurant ein Misserfolg werden, wäre Miriam dann verärgert, dass ich sie nicht auf das Risiko hingewiesen habe?

88. Chrisis Unikollege kann heute nicht in eine Vorlesung kommen, die aber verpflichtend ist. Er bittet Chrisi, für ihn zu unterschreiben. In der letzten Pflichtvorlesung wurde jedoch nach dem Sammeln der Unterschriften noch zusätzlich die Anwesenheit persönlich kontrolliert. Chrisi weiß, dass er Schwierigkeiten bekommen würde, wenn sich herausstellt, dass er die Unterschrift gefälscht hat. Er ist nun unsicher, was er tun soll. Wie relevant sollten Ihrer Meinung nach die folgenden Überlegungen, die Chrisi bei dieser Entscheidung angestellt haben könnte, sein?

A) Sollte ich strafrechtlich gesehen lieber nicht unterschreiben?
B) Würde er mich als Freund mehr schätzen, wenn ich für ihn unterschreibe?
C) Wenn die Anwesenheit überprüft wird, würde ich dann Ärger bekommen?
D) Wenn ich eine Unterschrift bräuchte und mein Kommilitone statt mir in der Vorlesung wäre, würde er unterschreiben?
E) Wäre ich nicht auch dankbar, wenn ein Freund mir in so einer Situation aus der Patsche hilft?

89. Antonio ist mit seiner Freundin Rosa und weiteren Freunden feiern. Antonio hat sehr viel Spaß, während es Rosa scheinbar überhaupt nicht gefällt. Sie sieht immer wieder auf die Uhr, sagt aber nichts, da sie anscheinend möchte, dass Antonio seinen Abend genießt. Er fragt sich, ob es besser wäre, ihr zuliebe aufzubrechen. Wie relevant sollten Ihrer Meinung nach die folgenden Überlegungen, die Antonio bei dieser Entscheidung angestellt haben könnte, sein?

A) Wenn ich mit Rosa hierbleibe, obwohl sie keinen Gefallen daran findet, wäre die Stimmung zwischen uns in den nächsten Tagen etwas angespannt?
B) Würde meine Freundin aufbrechen, wenn ihre Freundinnen keinen Spaß hätten?
C) Ist es in so einer Situation nicht das Richtige, Rücksicht auf meine Freundin zu nehmen und sie nachhause zu begleiten?
D) Würde mir eine heitere Freundin nicht mehr Vorteile bringen?
E) Gilt es nicht als sozialer Standard, in einer Beziehung Kompromisse einzugehen?

90. Franz arbeitet in einem Elektronikgeschäft. Er macht gerade Inventur. Dabei fällt ihm auf, dass zwei Fernseher mehr im Laden stehen, als im System verbucht sind. Franz hätte nun die Gelegenheit, die beiden Fernseher mitzunehmen und sie selbst zu verkaufen, um damit einen kleinen Gewinn zu machen. Wie relevant sollten Ihrer Meinung nach die folgenden Überlegungen, die Franz bei dieser Entscheidung angestellt haben könnte, sein?

A) Würde ich es melden müssen, da die Fernseher der Firma und nicht mir gehören und man nicht über fremden Besitz verfügen sollte?
B) Wenn einer meiner Mitarbeiter diese Gelegenheit hätte, würde er die Fernseher mitnehmen?
C) Wenn mein Chef dahinterkommt, würde ich dann meinen Job verlieren?
D) Würde ich die nicht verbuchten Fernseher dem Filialleiter melden müssen, weil es im Dienstvertrag so geregelt ist?
E) Würde ich durch das zusätzliche Geld dieses Jahr vielleicht einige Urlaubstage mehr nehmen können?

Testsimulation J

10 Aufgaben
15 Minuten Bearbeitungszeit

91. Matthias ist von seiner Freundin Angelika auf eine Reise eingeladen worden. Schon seit längerer Zeit läuft es in ihrer Beziehung nicht mehr optimal. Im Urlaub verstärkt sich das Gefühl von Matthias, dass es zwischen ihnen einfach nicht mehr passt. Er weiß nicht, ob er Angelika sofort seine Bedenken äußern oder lieber warten soll, bis sie wieder zuhause sind. Wie relevant sollten Ihrer Meinung nach die folgenden Überlegungen, die Matthias bei dieser Entscheidung angestellt haben könnte, sein?

A) Wenn ich es Angelika sage, würde sie Geld für den Urlaub von mir verlangen?
B) Würde es nicht in meiner Verantwortung als Partner liegen, Angelika gegenüber ehrlich zu sein?
C) Sollte ich es Angelika nicht erst zuhause sagen, damit ich den Rest des Urlaubs noch in Ruhe genießen kann und mich nicht damit auseinandersetzen muss?
D) Würde Angelika mir, wenn sie an meiner Stelle wäre, sofort die Wahrheit sagen?
E) Würde ich meine Bedenken nicht ansprechen müssen, da es dem Partner gegenüber absolut fair wäre?

92. Kerstin ist mit Freundinnen und ihrem Freund auf Skiurlaub. Am zweiten Tag wird ihr Freund krank und muss, laut Arzt, die restliche Woche im Hotel verbringen. Er bittet Kerstin, ein wenig früher als ihre Freundinnen ins Quartier zurückzukommen, damit er nicht den ganzen Tag allein verbringt und er etwas betreut werden kann. Wie relevant sollten Ihrer Meinung nach die folgenden Überlegungen, die Kerstin bei dieser Entscheidung angestellt haben könnte, sein?

A) Wenn es umgekehrt wäre, würde mein Freund den Schitag kürzer halten und früher ins Hotel zurückkommen?
B) Wenn ich vom Schifahren nicht früher zurückkomme, wäre mein Freund dann enttäuscht von mir und würde schlecht über mich denken?
C) Läge es nicht in meiner Verantwortung, für meinen Freund da zu sein, wenn es ihm schlecht geht?
D) Hätte ich nicht mehr Spaß, wenn ich mit meinen Freundinnen den herrlichen Schitag einfach nütze?
E) Wie würde ich es finden, wenn mich mein Freund krank im Quartier zurücklässt, während er mit seinen Freunden Spaß hat?

93. **Manuel hat regelmäßig Klavierunterricht. Sein Klavierlehrer ist sehr streng. Eines Tages vergisst Manuel seine Tasche mit den Noten. Er hat nicht mehr genug Zeit, sie noch von zuhause zu holen. Er denkt darüber nach, einfach nicht zum Unterricht zu erscheinen, da sein Lehrer sicher wieder nur schimpfen würde. Wie relevant sollten Ihrer Meinung nach die folgenden Überlegungen, die Manuel bei dieser Entscheidung angestellt haben könnte, sein?**

A) Wenn ich nicht zum Unterricht erscheine, würde ich dann vielleicht einen neuen Lehrer bekommen, der weniger streng ist?
B) Würden mich meine Eltern nicht bestrafen, wenn sie dahinterkommen, dass ich die Stunde, ohne Entschuldigung, geschwänzt habe?
C) Wäre es nicht richtig in so einer Situation, den Termin wahrzunehmen und einfach zu erklären was passiert ist, da mein Lehrer sonst ja auch finanziellen Schaden nimmt?
D) Würden meine Eltern es verstehen, wenn ich nicht zum Unterricht erscheine?
E) Würde es nicht der allgemeinen Anstandsregel entsprechen, zu einer vereinbarten Stunde auch zu erscheinen?

94. **Andrea fährt mit dem Auto von der Schule nachhause. Sie ist schon beinahe angekommen, als ihr jüngerer Bruder anruft und sie bittet, ihn mit nachhause zu nehmen, da er nicht so lange auf den Bus warten möchte. Andrea, die einen anstrengenden Tag hinter sich hat, müsste allerdings noch einmal umdrehen und zurückfahren, um ihn abzuholen. Sie denkt darüber nach, ob sie ihrem Bruder zu- oder absagen soll. Wie relevant sollten Ihrer Meinung nach die folgenden Überlegungen, die Andrea bei dieser Entscheidung angestellt haben könnte, sein?**

A) Wenn meine Mutter herausfindet, dass ich meinen Bruder bei der Bushaltestelle habe warten lassen, wäre dann die Stimmung beim Abendessen getrübt?
B) Würde mein Bruder es verstehen, wenn er mit dem Bus fahren müsste?
C) Würde er sich freuen und mich deshalb auch unterstützen?
D) Sollte ich ihn nicht lieber abholen, weil das lange Warten für meinen Bruder weit unangenehmer ist als für mich die Autofahrt?
E) Wird es nicht allgemein von mir als große Schwester erwartet, ihn abzuholen?

95. **Michi hat mit seinem Freund Ted vor einiger Zeit eine Firma gegründet. Es läuft relativ gut und es besteht die Aussicht, bald expandieren zu können. Eines Tages bekommt Michi von einer größeren Konkurrenzfirma ein Jobangebot, bei dem er einiges mehr verdienen würde, als ihm bei seinem jetzigen Job in den nächsten Jahren in Aussicht stünde. Michi überlegt, ob es wirklich eine Option wäre, den Job anzunehmen. Wie relevant sollten Ihrer Meinung nach die folgenden Überlegungen, die Michi bei dieser Entscheidung angestellt haben könnte, sein?**

A) Wäre es nicht besser, die Firma weiterhin mit meinem Freund zu leiten, da er sich auf mich verlässt und Geld nicht alles ist?
B) Würde Ted mir vielleicht sogar die Freundschaft kündigen, wenn ich das Angebot annehme?
C) Haben wir nicht einen Vertrag abgeschlossen, laut dem ich bleiben sollte?
D) Könnte mir das zusätzliche Geld, das mir im neuen Job bezahlt wird, einen viel extravaganteren Lebensstil ermöglichen?
E) Wenn Ted dasselbe Angebot bekommen würde, würde er es annehmen?

96. Linda und Sebastian arbeiten zusammen. Sie sind beide geringfügig angestellt und können sich die Tage untereinander aufteilen. Linda bittet Sebastian kurzfristig, einen ihrer Tage zu übernehmen, da sie einen wichtigen Termin hat. Sebastian stimmt zu, doch als der Tag kommt, vergisst er darauf. Am nächsten Tag beschwert sich der Vorgesetzte, dass Jana nicht zur Arbeit erschienen ist. Sebastian weiß, dass es seine Schuld ist und ist nun unschlüssig, ob er es seinem Vorgesetzten beichten soll. Wie relevant sollten Ihrer Meinung nach die folgenden Überlegungen, die Sebastian bei dieser Entscheidung angestellt haben könnte, sein?

A) Würden meine moralischen Prinzipien nicht verlangen, so ein Missverständnis aufzuklären?
B) Wie würde ich mich an Lindas Stelle fühlen, wenn ich zu Unrecht beschuldigt werden würde?
C) Wenn ich dem Chef nichts sage, vermeide ich dann nicht eine sehr unangenehme Situation?
D) Würde Linda für mich in der Arbeit nicht mehr einspringen, wenn sie merkt, dass ich vergessen habe ihren Tag zu übernehmen?
E) Wenn es anders herum wäre, würde Linda unserem Chef dann erzählen, dass es ihr Verschulden war?

97. Annabelle hat sich vor längerer Zeit ein Kleidungsstück von ihrer Schwester Jana ausgeborgt. Jana kann es nun nicht mehr finden und fragt Annabelle, ob sie es sicher zurückgegeben habe. Die beiden beginnen zu diskutieren, denn Annabelle ist felsenfest davon überzeugt, das Kleidungsstück ihrer Schwester retourniert zu haben. Ein paar Tage später findet es Annabelle jedoch in ihrem eigenen Schrank. Ihr ist das sehr unangenehm und sie weiß nicht, ob sie den Irrtum ihrer Schwester beichten soll. Wie relevant sollten Ihrer Meinung nach die folgenden Überlegungen, die Annabelle bei dieser Entscheidung angestellt haben könnte, sein?

A) Wäre es nicht selbstverständlich, Jana von meinem Fehler zu erzählen, weil man seinen Geschwistern vertrauen können sollte?
B) Würde es nicht der Verhaltensnorm entsprechen, Geschwistern gegenüber ehrlich zu sein?
C) Wenn Jana merkt, dass ich das Kleidungsstück stillschweigend zurückgelegt habe, würde sie mir dann in Zukunft nichts mehr borgen?
D) Würde Jana es mir erzählen oder das Kleidungsstück einfach in meinen Schrank legen?
E) Würde Jana mir nächstes Mal wieder etwas borgen, wenn ich das Kleidungsstück einfach zurücklege und sie mich dadurch weiterhin für verlässlich hält?

98. Marc ist mit dem Auto auf dem Heimweg von der Arbeit. Kurz vor seinem Ziel spürt er beim Fahren plötzlich ein leichtes Ruckeln, das er sich nicht erklären kann. Er bleibt stehen und steigt aus, um zu sehen, was der Grund dafür sein könnte. Marc entdeckt am Straßenrand die Nachbarkatze Minki, die sichtlich verletzt ist. Scheinbar hat er die Katze übersehen und angefahren. Die Katze lebt zum Glück noch. Da es dunkel ist, hat ihn bestimmt keiner gesehen. Marc, der allein auf der Straße ist, könnte unbemerkt weiterfahren. Wie relevant sollten Ihrer Meinung nach die folgenden Überlegungen, die Marc bei dieser Entscheidung angestellt haben könnte, sein?

A) Würde es die Überlebenschancen der Katze nicht maßgeblich erhöhen, wenn ich der Besitzerin gleich erzähle, was passiert ist?
B) Würde es nicht der allgemeinen Etikette entsprechen, den Vorfall zu melden?
C) Müsste ich die Tierarztkosten bezahlen, wenn ich der Besitzerin berichte, was passiert ist?
D) Würde jemand anders in meiner Situation vielleicht einfach weiterfahren?
E) Wenn ich einfach weiterfahre, würde ich dann der unangenehmen Situation einfach entkommen und mir weitere Mühen ersparen?

99. Sophie hat gerade mit ihrem Studium begonnen. Ihr gefällt es gut. In den Vorlesungen gibt es einen Professor, der zwar sehr nett ist, dessen Vortrag aber sehr schwer zu verstehen ist. Auch vielen ihrer Kommilitonen geht es so. Am Ende des Semesters erhält jeder Student einen Feedbackbogen, mit dem er einen der Dozenten bewerten kann. Außer dem einen Dozenten, haben Sophie alle anderen gut gefallen. Sie weiß nicht, ob sie nicht lieber einem anderen Dozenten eine positive Bewertung schreiben soll. Wie relevant sollten Ihrer Meinung nach die folgenden Überlegungen, die Sophie bei dieser Entscheidung angestellt haben könnte, sein?

A) Würde ich Dankbarkeit erfahren, wenn ich den Professor negativ bewerte?
B) Sollte man nicht auch negative Bewertungen abgeben dürfen, da es den zukünftigen Studierenden auch weiterhelfen könnte?
C) Werden meine Kommilitonen die Gelegenheit nutzen, um den Dozenten schlecht zu bewerten?
D) Müsste ich mich nicht schlecht fühlen, weil der Dozent menschlich sehr nett ist?
E) Sollte man nicht aufgrund der Meinungsfreiheit immer sagen können, was man denkt?

100. Patrick ist zu Besuch bei den Eltern seiner Freundin Barbara. Aus Unachtsamkeit stößt er eine Vase um und sie zerbricht. Patrick weiß, dass die Vase sehr teuer war. Barbaras Eltern sind gerade nicht zuhause und Barbara hat nichts davon bemerkt. Er hätte die Gelegenheit, die Scherben einfach wegzubringen, bevor die Eltern nachhause kommen. Wie relevant sollten Ihrer Meinung nach die folgenden Überlegungen, die Patrick bei dieser Entscheidung angestellt haben könnte, sein?

A) Würde es nicht dem allgemeinen Anstand entsprechen, den Eltern von der kaputten Vase zu erzählen?

B) Sollten die Eltern den Verlust bemerken, würden sie mich dann für einen Lügner halten und ich dürfte nicht mehr zu Besuch kommen?

C) Würde Barbara es verstehen, wenn sie wüsste was passiert ist und ich nichts von dem Vorfall erzähle?

D) Wären Barbaras Eltern von meiner Ehrlichkeit beeindruckt und würden mich mehr schätzen, wenn ich von der kaputten Vase berichte?

E) Sollte ich davon erzählen, weil auch ich gerne wissen würde, wenn jemandem mit meinem Eigentum so ein Missgeschick passiert?

2. Emotionen erkennen

Der Untertest Emotionen erkennen (EE) soll deine Fähigkeit erfassen, auf Grundlage von kurzen Personen- und Situationsbeschreibungen zu erschließen, wie sich eine bestimmte Person in dieser beschriebenen Situation fühlt. Es geht darum, die Emotion dieser Person in Abhängigkeit ihrer Lage zu erkennen. Im Anschluss an die gegebenen Situationsbeschreibungen finden sich fünf Antwortoptionen, die der aktuellen Emotion dieser Person entsprechen können. Jede einzelne Option soll von dir bewertet werden, ob sie eher wahrscheinlich oder eher unwahrscheinlich ist. Achte darauf, dass es nicht um deine persönlichen Gefühle in dieser Situation geht. Du solltest dich viel eher an den Situationsbeschreibungen und den Informationen, die zur Person gegeben werden, orientieren. Anhand dieser gilt es sich in die Situation hineinzuversetzen und so zu entscheiden, wie sich diese Person gerade fühlt. Die Punktevergabe erfolgt für jede richtig gelöste Gesamtaufgabe. Das heißt, du musst alle fünf Optionen richtig bewerten, um einen Punkt für diese Aufgabe zu bekommen. Anders gesagt, wenn eine einzelne Emotion falsch zugeordnet wurde oder eine Option freigelassen wurde, gibt es für diese Aufgabe null Punkte. Die richtig abgeleiteten Antworten basieren auf theoretischen Modellen und empirischen Befunden.

Übungsbeispiel:

Max und Kevin, zwei sehr verlässliche und ehrgeizige Freunde, bereiten sich gemeinsam auf ein Referat vor. Das gewählte Thema ist sehr umfangreich, deshalb beschließen sie die Inhalte zu teilen und selbständig auszuarbeiten. Zwei Tage vor dem Referat teilt Max seinem Freund mit, dass er die Inhalte nicht fertig ausgearbeitet hat und es auch nicht mehr rechtzeitig schaffen wird. Kevin, den dieses Thema sehr interessiert, bietet sofort seine Hilfe an. Wie fühlt sich Kevin in dieser Situation?

	eher wahrscheinlich	eher unwahrscheinlich
Er ist bereut etwas.	☐	☐
Er hat Angst.	☐	☐
Er ist wütend.	☐	☐
Er ist herausgefordert.	☐	☐
Er empfindet Mitleid.	☐	☐

Die Lösung unseres Übungsbeispiels lautet: Er ist herausgefordert (Herausforderung).

Auf Basis der Erfahrungen der letzten Jahre haben sich hier ein paar kleine Insider-Tipps ergeben. Diese sehen wir uns gemeinsam mit dir in unserem aktuellen Leitfaden, dem Med-Breaker, an.

Beim MedAT hast du, in einer Zeit von 15 Minuten, einen Aufgabenpool von 10 Beispielen zu lösen. Auf der nächsten Seite beginnt die erste Testsimulation. Viel Erfolg! :)

Kurse

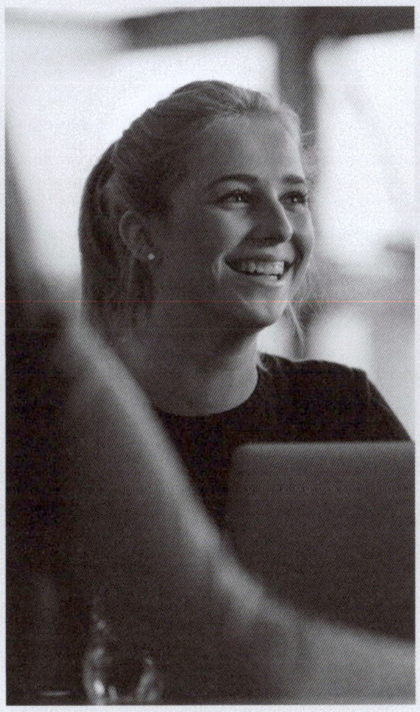

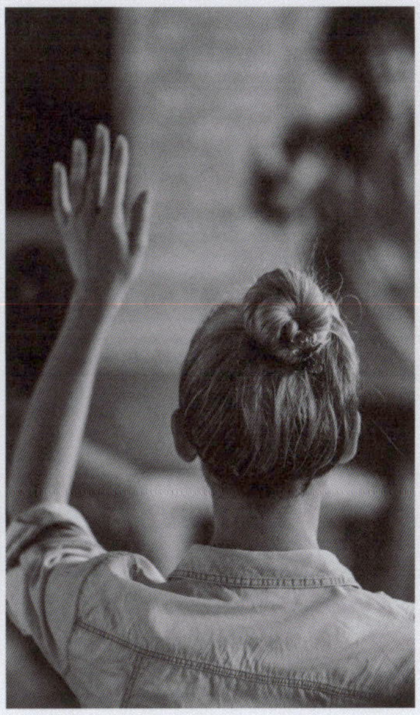

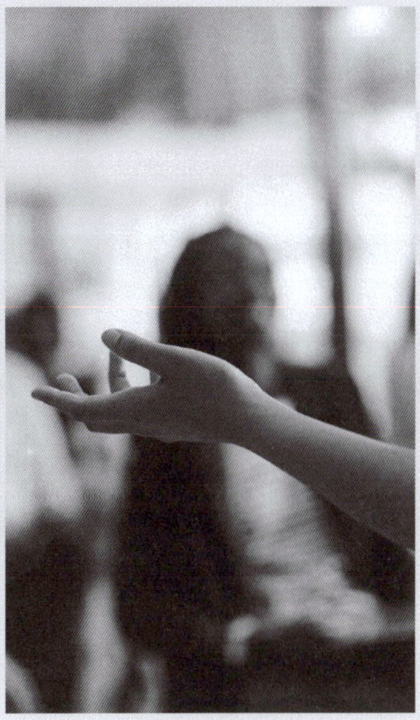

Breaking-MedAT Live

Mit Breaking-MedAT Live, den viertägigen Vorbereitungskursen für den MedAT, bieten wir seit 2015 eine sehr ausführliche und vor allem intensive Möglichkeit zur Vorbereitung auf den Aufnahmetest der öffentlichen medizinischen Universitäten in Österreich an. Dabei versuchen wir uns auf die wirklich wesentlichen Dinge in diesem Test zu konzentrieren und gehen besonders auf den Bereich der kognitiven Fähigkeiten und Fertigkeiten, das Textverständnis und die SE-Kompetenzen ein. Abgerundet wird das gesamte Kursangebot durch eine Testsimulation und ein Abendtutorium.

www.medat-vorbereitung.at/kurse/

Testsimulation A

10 Aufgaben
15 Minuten Bearbeitungszeit

1. Markus hat heute Vormittag ein wichtiges Meeting. Normalerweise fährt er immer mit dem Fahrrad in die Arbeit, beschließt aber heute, obwohl er gut in der Zeit liegt, den Bus zu nehmen. Leider hat der Bus 25 Minuten Verspätung und Markus kommt daher nicht pünktlich zum Meeting. Aus seinen Gedanken geht hervor, dass er das Fahrrad hätte nehmen sollen. Wie fühlt sich Markus?

	eher wahrscheinlich	eher unwahrscheinlich
Er ist erleichtert.	☐	☐
Er ist erschrocken.	☐	☐
Er ist verärgert.	☐	☐
Er bedauert etwas.	☐	☐
Er bereut etwas.	☐	☐

2. Susi und Lena sind schon von klein auf beste Freundinnen und haben auch gemeinsam studiert. Doch seit dem letzten Jahr wird ihre Freundschaft immer angespannter. Susi hat den heißbegehrten Job in einem namhaften Unternehmen bekommen. Auch privat läuft alles sehr gut. Susis Verlobter ist ein charmanter junger Mann, von dem Lena nur träumen kann. Wie fühlt sich Lena?

	eher wahrscheinlich	eher unwahrscheinlich
Sie ist neidisch.	☐	☐
Sie ist erschrocken.	☐	☐
Sie ist stolz.	☐	☐
Sie ist eifersüchtig.	☐	☐
Sie ist enttäuscht.	☐	☐

3. Peter ist ein aufgedrehter und frecher Junge. Er spielt gerne Streiche, obwohl er weiß, diese sollte man nicht machen. Eines Tages legt er seiner Lehrerin einen Nagel auf den Stuhl. Die aufgebrachte Lehrerin beschuldigt allerdings Robert, Peters Schulkollegen und guten Freund, dieses Streiches. Robert bekommt daraufhin, auch für Peter unerwartet, 30 Seiten Strafarbeit. Wie fühlt sich Peter?

	eher wahrscheinlich	eher unwahrscheinlich
Er ist dankbar.	☐	☐
Er freut sich.	☐	☐
Er fühlt sich schuldig.	☐	☐
Er bereut etwas.	☐	☐
Er schämt sich.	☐	☐

4. Lisa ist alleinerziehende Mutter von drei Kindern und arbeitet in einer Kanzlei. Die letzten Monate ist sie aufgrund eines Liebesdramas sehr unkonzentriert und macht in ihrer Arbeit immer wieder Fehler. Dies führt dazu, dass sie entlassen wird. Lisa ist unsicher, wie sie nun die vielen laufenden Kosten ihrer Familie bezahlen soll. Wie fühlt sich Lisa?

	eher wahrscheinlich	eher unwahrscheinlich
Sie liebt ihre Kinder.	☐	☐
Sie ist ausgeglichen.	☐	☐
Sie fühlt sich schuldig.	☐	☐
Sie hat Angst.	☐	☐
Sie ist enttäuscht.	☐	☐

5. Annas Freund hat sich nach vierjähriger Beziehung unerwartet von ihr getrennt. Sie waren gerade dabei, eine eigene Wohnung zu suchen und zusammenzuziehen. Annas kleiner Bruder Max bekommt mit, wie sich Anna nun immer mehr zurückzieht und zu keinen Unternehmungen mit ihm mehr Lust hat. Er weiß nicht, wie er ihr helfen kann. Wie fühlt sich Max?

	eher wahrscheinlich	eher unwahrscheinlich
Er ist besorgt.	☐	☐
Er empfindet Mitleid.	☐	☐
Er ist enttäuscht.	☐	☐
Er ist überrascht.	☐	☐
Er hat Angst.	☐	☐

6. Annas Freund hat sich nach vierjähriger Beziehung unerwartet von ihr getrennt. Sie waren gerade dabei, eine eigene Wohnung zu suchen und zusammenzuziehen. Annas kleiner Bruder Max bekommt mit, wie sich Anna nun immer mehr zurückzieht und zu keinen Unternehmungen mit ihm mehr Lust hat. Er weiß nicht, wie er ihr helfen kann. Wie fühlt sich Anna?

	eher wahrscheinlich	eher unwahrscheinlich
Sie ist glücklich.	☐	☐
Sie empfindet Mitleid.	☐	☐
Sie ist enttäuscht.	☐	☐
Sie ist überrascht.	☐	☐
Sie hat Angst.	☐	☐

7. Eva bereitet sich bereits monatelang und eifrig auf ihren ersten Marathon vor. Zwei Tage vor dem Wettlauf findet die Geburtstagsfeier ihrer besten Freundin Maria statt. Eva ist unsicher, ob sie hingehen soll. Nach langem Überreden ihrer Freundin schaut sie dann doch auf ein Getränk vorbei. Auf dem Heimweg stolpert Eva und verstaucht sich dabei ihren Knöchel. Wie fühlt sich Eva?

	eher wahrscheinlich	eher unwahrscheinlich
Sie bereut etwas.	☐	☐
Sie hat Angst.	☐	☐
Sie ist enttäuscht.	☐	☐
Sie ärgert sich.	☐	☐
Sie schämt .	☐	☐

8. Lukas und sein kleiner, schüchterner Bruder Josef, haben für das Geburtstagsfest ihrer geliebten Mutter ein Lied vorbereitet. Für Josef ist das öffentliche Singen eine große Überwindung. Lukas übernimmt das Gitarrenspiel. Bevor die Brüder mit ihrem Lied starten, genehmigt sich Lukas ein paar Drinks. Beim Liedvortrag vergisst er dann einige Textpassagen und verspielt sich mehrmals auf der Gitarre. Wie fühlt sich Josef?

	eher wahrscheinlich	eher unwahrscheinlich
Er fühlt sich ausgeglichen.	☐	☐
Er ist erleichtert.	☐	☐
Er schämt sich.	☐	☐
Er hat Angst.	☐	☐
Er ist enttäuscht.	☐	☐

9. Julias Mutter ist schwer krank und liegt im Krankenhaus. Julia bekommt vom Ärzteteam die traurige Mitteilung, dass ihre Mutter wohl nicht mehr lange leben wird. Julia steckt gerade in einem großen Projekt, das sie nach langem Überlegen noch schnell fertig schreibt, um dann sofort ins Krankenhaus fahren zu können. Dort angekommen, erfährt sie vom Tod der Mutter. Wie fühlt sich Julia?

	eher wahrscheinlich	eher unwahrscheinlich
Sie ist traurig.	☐	☐
Sie schämt sich.	☐	☐
Sie fühlt sich schuldig.	☐	☐
Sie bereut etwas.	☐	☐
Sie ist enttäuscht.	☐	☐

10. Nina und Andrea sind schon lange gute Freundinnen. Sie erzählen sich immer alles. Gerne unternehmen die Mädchen auch mit Ninas Freund Marko etwas, da sich alle drei gut verstehen. Eines Tages erwischt Nina ihre Freundin Andrea mit Marko in dessen Bett. Wie fühlt sich Nina?

	eher wahrscheinlich	eher unwahrscheinlich
Sie hat Angst.	☐	☐
Sie ist enttäuscht.	☐	☐
Sie ist wütend.	☐	☐
Sie ist neidisch.	☐	☐
Sie ist traurig.	☐	☐

Testsimulation B

10 Aufgaben
15 Minuten Bearbeitungszeit

11. Yvonne spielt schon von klein auf Tennis. Bei Meisterschaften ist sie erfolgreich. Die Vorsaison verlief allerdings nicht so gut, obwohl sich Yvonne in gleicher Weise darauf vorbereitete und wie immer sehr bemühte. Heuer startet sie deshalb ohne hohe Erwartungen in die erste Meisterschaft und gewinnt diese mit hoher Punktezahl. Wie fühlt sich Yvonne?

	eher wahrscheinlich	eher unwahrscheinlich
Sie ist dankbar.	☐	☐
Sie ist ausgeglichen.	☐	☐
Sie ist überrascht.	☐	☐
Sie freut sich.	☐	☐
Sie ist stolz.	☐	☐

12. Petra ist schon lange mit ihrem Mann Florian verheiratet. Sie sind ein eingespieltes Team. Seit einigen Monaten hat Petra allerdings das Gefühl, ihr Mann vernachlässige sie immer mehr und habe weniger Zeit. Sie möchte mit ihm darüber sprechen, doch er kommt ihr mit einem Blumenstrauß und einem Überraschungsurlaub, den er mühevoll plante, zuvor. Wie fühlt sich Petra?

	eher wahrscheinlich	eher unwahrscheinlich
Sie freut sich.	☐	☐
Sie ist überrascht.	☐	☐
Sie ist dankbar.	☐	☐
Sie ist ausgeglichen.	☐	☐
Sie ist erleichtert.	☐	☐

13. Luise ist eine gefragte Eventmanagerin, die ihrem Beruf mit Leidenschaft nachgeht. Eines ihrer größten Events in diesem Jahr steht nun an. Bei der Planung gab es anfänglich einige Schwierigkeiten, die die Organisation nicht einfach machten. Dennoch wird ihre Veranstaltung ein großer Erfolg, für die sie viel Lob kassiert. Wie fühlt sich Luise?

	eher wahrscheinlich	eher unwahrscheinlich
Sie ist überrascht.	☐	☐
Sie ist erleichtert.	☐	☐
Sie ist stolz.	☐	☐
Sie ist dankbar.	☐	☐
Sie ist herausgefordert und motiviert.	☐	☐

14. Marie und Markus heiraten heute. Ihre besten Freunde überraschen das Pärchen während der Feier mit einer persönlich gestalteten Fotoshow und einem rührenden Gedicht. Das Pärchen hätte sich den Tag nicht schöner vorstellen können. Nun freuen sie sich auf die gemeinsame Zukunft. Wie fühlen sich Marie und Markus?

	eher wahrscheinlich	eher unwahrscheinlich
Sie freuen sich.	☐	☐
Sie sind glücklich.	☐	☐
Sie sind zuversichtlich.	☐	☐
Sie sind erleichtert.	☐	☐
Sie sind stolz.	☐	☐

15. Lena schreibt morgen ihre Bachelorprüfung. Sie ist eine sehr ehrgeizige und fleißige Person, die ihre Ziele bis jetzt immer erfolgreich gemeistert hat, was sie selbst jedes Mal wieder freut und motiviert. Auch für diese Prüfung hat sie sich gut vorbereitet. Wie fühlt sich Lena?

	eher wahrscheinlich	eher unwahrscheinlich
Sie ist dankbar.	☐	☐
Sie ist erleichtert.	☐	☐
Sie ist zuversichtlich.	☐	☐
Sie ist stolz.	☐	☐
Sie ist ausgeglichen.	☐	☐

16. Aufgrund einer Lernschwäche war Franz immer schon ein eher schlechter Schüler. Glücklicherweise hilft ihm seine Schwester immer wieder gerne beim Lernen. Ohne ihre besondere Unterstützung wäre die bisherige Schullaufbahn von Franz sicherlich um einiges schwieriger verlaufen. Mittlerweile findet er auch Freude am Lernen und sieht jede Prüfung als kleine Herausforderung. Wie fühlt sich Franz?

	eher wahrscheinlich	eher unwahrscheinlich
Er freut sich.	☐	☐
Er ist dankbar.	☐	☐
Er ist zuversichtlich.	☐	☐
Er ist zufrieden mit seinem Leben.	☐	☐
Er ist motiviert.	☐	☐

17. Franziska ist Volksschullehrerin und von ihrer derzeitigen Klasse begeistert. Auch privat läuft alles prima und sie ist seit kurzem verlobt. Ihre Schulkinder schenken Franziska an ihrem Geburtstag einen selbst gepflückten Blumenstrauß und eine Karte mit der Aufschrift "Beste Lehrerin der Welt". Wie fühlt sich Franziska?

	eher wahrscheinlich	eher unwahrscheinlich
Sie freut sich.	☐	☐
Sie ist stolz.	☐	☐
Sie ist motiviert.	☐	☐
Sie ist zufrieden mit ihrem Leben.	☐	☐
Sie ist glücklich.	☐	☐

18. Valerie reist durch Amerika und kommt gerade in Hollywood an, was immer schon ihr großer Traum war. An ihrem ersten Tag erblickt sie durch Zufall ihren Lieblingsschauspieler auf der Straße. Sofort holt sie sich ein Autogramm und freut sich schon auf die weiteren Stars, denen sie begegnen wird. Wie fühlt sich Valerie?

	eher wahrscheinlich	eher unwahrscheinlich
Sie ist ausgeglichen.	☐	☐
Sie ist hoffnungsvoll.	☐	☐
Sie freut sich.	☐	☐
Sie ist überrascht.	☐	☐
Sie ist dankbar.	☐	☐

19. Tobias spart schon lange auf ein eigenes Auto. Da er allerdings ein niedriges Einkommen hat, dauert es noch ein paar Jahre bis er die gewünschte Summe beisammen hat. Eines Tages bekommt er unerwarteten Besuch von seinem Großvater, den er schon sehr lange nicht mehr gesehen hat. Der Großvater möchte ihm nachträglich zu seinem Geburtstag eine große Geldsumme schenken. Er habe für seinen einzigen Enkelsohn schon lange mitgespart und möchte ihm nun diese Freude machen, begründet der Großvater sein Handeln. Wie fühlt sich Tobias?

	eher wahrscheinlich	eher unwahrscheinlich
Er ist erleichtert.	☐	☐
Er ist stolz.	☐	☐
Er ist dankbar.	☐	☐
Er freut sich.	☐	☐
Er ist überrascht.	☐	☐

20. Melissa hat zwei Kinder, die derzeit dieselbe Schule besuchen. Am Elternsprechtag wird ihr von beiden Klassenlehrern berichtet, wie fleißig, aufmerksam und nett ihre Kinder sind. Außerdem erwähnen sie, dass die Kinder oft von ihrer Mutter schwärmen. Wie fühlt sich Melissa?

	eher wahrscheinlich	eher unwahrscheinlich
Sie ist gerührt.	☐	☐
Sie ist erleichtert.	☐	☐
Sie ist ausgeglichen.	☐	☐
Sie ist dankbar.	☐	☐
Sie ist stolz.	☐	☐

Testsimulation C

10 Aufgaben
15 Minuten Bearbeitungszeit

21. Maja und Romana waren früher beste Freundinnen. In den letzten Jahren haben sie jedoch den Kontakt zueinander verloren. Eines Tages meldet sich Romana bei Maja und fragt, ob sie sich wieder einmal treffen könnten, da sie die früheren Zeiten sehr vermisst. Maja stimmt natürlich sofort zu. Wie fühlt sich Maja?

	eher wahrscheinlich	eher unwahrscheinlich
Sie ist ausgeglichen.	☐	☐
Sie freut sich.	☐	☐
Sie ist überrascht.	☐	☐
Sie ist dankbar.	☐	☐
Sie ist glücklich.	☐	☐

22. Vinzenz hat im Studium viel zu tun, lernt aber dennoch eifrig für seine erste mündliche Prüfung. Leider verlief sie dennoch nicht ganz nach Plan, denn er fällt durch und muss sie noch einmal machen. Eine Woche später bekommt er allerdings die Nachricht, er habe doch bestanden, da ein Fehler beim Auswerten unterlaufen sei. Wie fühlt sich Vinzenz?

	eher wahrscheinlich	eher unwahrscheinlich
Er ist motiviert.	☐	☐
Er ist dankbar.	☐	☐
Er ist überrascht.	☐	☐
Er ist stolz.	☐	☐
Er ist erleichtert.	☐	☐

23. Bei Hannahs Mutter wurde Brustkrebs diagnostiziert. Das ist für die Familie ein großer Schock. Nach mehreren Tests bestätigt ein vertrauenswürdiger Arzt Hannah nun, dass es aber sehr gute Heilungschancen für ihre Mutter gibt. Hannah und ihre Familie stehen der Mutter bei jeder Behandlung bei und unterstützen sie bestmöglich. Wie fühlt sich Hannah?

	eher wahrscheinlich	eher unwahrscheinlich
Sie ist stolz.	☐	☐
Sie ist zuversichtlich.	☐	☐
Sie ist erleichtert.	☐	☐
Sie liebt ihre Mutter.	☐	☐
Sie ist verärgert.	☐	☐

24. Gemeinsam lernen Christina und ihre Freundin Klara jeden Tag für einen großen Aufnahmetest. Beide wollen die Aufnahme unbedingt schaffen und unterstützen sich deshalb gegenseitig so gut wie möglich. Nach der Prüfung haben beide ein sehr gutes Gefühl und erwarten eine Zusage. Wie fühlen sich Christina und Klara?

	eher wahrscheinlich	eher unwahrscheinlich
Sie sind stolz.	☐	☐
Sie sind hoffnungsvoll.	☐	☐
Sie sind interessiert.	☐	☐
Sie sind zuversichtlich.	☐	☐
Sie sind ausgeglichen.	☐	☐

25. Karl spielt in seinem Heimatort regelmäßig in der Fußballmannschaft. Er gehört zu den besten Spielern im Verein. Für sein Können wird er oft gelobt, was er sehr schätzt. Beim nächsten Match aber vermasselt Karl gute Chancen und macht einige Fehler, wodurch sein Team verliert. Er kann sich nicht erklären, warum ihn sein Talent bei diesem Spiel verlassen hat und ist darüber peinlich berührt. Wie fühlt sich Karl?

	eher wahrscheinlich	eher unwahrscheinlich
Er ist erleichtert.	☐	☐
Er bereut etwas.	☐	☐
Er ist enttäuscht.	☐	☐
Er schämt sich.	☐	☐
Er ist traurig.	☐	☐

26. Johannes arbeitet schon lange in einem IT-Unternehmen. Auch sein jüngerer Arbeitskollege Roland, der mitunter sehr anstrengend sein kann, ist ein eifriger Mitarbeiter. Nun wird die Stelle als Abteilungschef frei, die natürlich beide gerne bekommen wollen. Letztendlich wird Roland ausgewählt. Wie fühlt sich Johannes?

	eher wahrscheinlich	eher unwahrscheinlich
Er ist enttäuscht.	☐	☐
Er ist neidisch.	☐	☐
Er ist eifersüchtig.	☐	☐
Er ist wütend.	☐	☐
Er ist überrascht.	☐	☐

27. Jakobs größtes Hobby ist das Klettern. Deshalb besucht er 5 Mal in der Woche eine Kletterhalle. Er wagt sich mittlerweile auch an sehr schwierige Routen heran. Durch ein kleines Missgeschick fällt er und bricht sich sein Handgelenk. Laut seinem Arzt wird er die nächsten Monate nicht klettern können. Wie fühlt sich Jakob?

	eher wahrscheinlich	eher unwahrscheinlich
Er ist traurig.	☐	☐
Er bereut etwas.	☐	☐
Er ärgert sich.	☐	☐
Er ist überrascht.	☐	☐
Er schämt sich.	☐	☐

28. Klaudia liebt ihren Freund über alles und beschließt, ihm einen Heiratsantrag zu machen. Sie plant alles bis ins kleinste Detail und möchte, dass alles perfekt ist und er sich freut. Nach ihrem Antrag bekommt Klaudia allerdings eine Absage und ihr Freund trennt sich von ihr, da er sie nicht mehr so liebt wie früher. Wie fühlt sich Klaudia?

	eher wahrscheinlich	eher unwahrscheinlich
Sie bereut etwas.	☐	☐
Sie ist enttäuscht.	☐	☐
Sie schämt sich.	☐	☐
Sie ist traurig.	☐	☐
Sie ist frustriert.	☐	☐

29. Anita wurde vor kurzem gekündigt, da ihre Firma leider Arbeiten kürzen musste. Sie hat noch einige offene Rechnungen und Schulden, die sie dringend begleichen muss. Wenn Anita die Schulden nicht abzahlen kann, landet sie womöglich auf der Straße. Zudem versucht sie schon lange mit dem Rauchen aufzuhören, scheitert aber immer wieder dabei. Wie fühlt sich Anita?

	eher wahrscheinlich	eher unwahrscheinlich
Sie bereut etwas.	☐	☐
Sie schämt sich.	☐	☐
Sie hat Angst.	☐	☐
Sie ist verwirrt.	☐	☐
Sie ist frustriert.	☐	☐

30. Lucia freut sich auf den Besuch ihrer Lieblingstante aus den Niederlanden. Einmal im Jahr bemühen sich die beiden, ein Treffen zu organisieren. Lucia hat bereits alles perfekt vorbereitet und sogar Essen vorgekocht. Kurz vor dem Eintreffen ihrer Tante bekommt Lucia allerdings die Nachricht, dass diese die Zeit übersehen und deshalb den Flieger verpasst hat. Wie fühlt sich Lucia?

	eher wahrscheinlich	eher unwahrscheinlich
Sie bereut etwas.	☐	☐
Sie hat Angst.	☐	☐
Sie ärgert sich.	☐	☐
Sie ist enttäuscht.	☐	☐
Sie ist verwirrt.	☐	☐

Testsimulation D

10 Aufgaben
15 Minuten Bearbeitungszeit

31. Romans Frau ist oft auf Geschäftsreisen und fliegt deshalb auch viel herum. Es ist Tradition, dass sie ihrem Mann nach jeder Landung eine Nachricht hinterlässt. Roman erhielt heute allerdings noch keine Nachricht, obwohl seine Frau schon vor Stunden in London hätte landen müssen. Wie fühlt sich Roman?

	eher wahrscheinlich	eher unwahrscheinlich
Er liebt seine Frau.	☐	☐
Er ist verzweifelt.	☐	☐
Er schämt sich.	☐	☐
Er ist besorgt.	☐	☐
Er ist verärgert.	☐	☐

32. Michaela hat vor, im kommenden Jahr nach Amerika auszuwandern. Zurzeit ist sie immer noch auf Jobsuche, um sich den Lebensunterhalt dort leisten zu können. Sie hatte bereits zahlreiche Online-Vorstellungsgespräche via Skype, aber großteils mit Absagen. Nun bekommt sie endlich eine Zusage, sogar von einem ihrer bevorzugten Unternehmen. Wie fühlt sich Michaela?

	eher wahrscheinlich	eher unwahrscheinlich
Sie ist ausgeglichen.	☐	☐
Sie freut sich.	☐	☐
Sie ist dankbar.	☐	☐
Sie ist erleichtert.	☐	☐
Sie ist stolz.	☐	☐

33. Magdalena ist Nageldesignerin und wagt nach jahrelanger Anstellung den Schritt, sich selbstständig zu machen. Ihre Brüder helfen tatkräftig beim Aufbau des eigenen Studios mit, was sie allein niemals geschafft hätte. Nach ihrer Eröffnungsfeier erhält sie zudem großes Lob und findet bereits viele neue Kunden. Wie fühlt sich Magdalena?

	eher wahrscheinlich	eher unwahrscheinlich
Sie ist zufrieden mit ihrem Leben.	☐	☐
Sie ist dankbar.	☐	☐
Sie ist stolz.	☐	☐
Sie ist überrascht.	☐	☐
Sie freut sich.	☐	☐

34. Karina hat gerade ihr Wirtschaftsstudium abgeschlossen. Bereits während ihrer Abschlussprüfungen hat sie sich einen Job in einem namhaften Unternehmen gesichert, bei dem sie den ersten Arbeitstag kaum erwarten kann. Zudem zieht Karina gerade mit ihrem geliebten Freund in ihre Traumwohnung, die direkt an der Donau liegt. Wie fühlt sich Karina?

	eher wahrscheinlich	eher unwahrscheinlich
Sie ist dankbar.	☐	☐
Sie ist überrascht.	☐	☐
Sie ist zuversichtlich.	☐	☐
Sie ist glücklich.	☐	☐
Sie ist erleichtert.	☐	☐

35. Simon ist Hobby-DJ und legt gerne bei privaten Partys unter Freunden auf. Für die bevorstehende Geburtstagsfeier seines besten Freundes hat er sich besonders bemüht, ein gutes Set zu kreieren. Nach seinem letzten Probedurchgang gibt es nichts mehr zu verbessern. Jetzt kann Simon die Feier kaum mehr erwarten. Wie fühlt sich Simon?

	eher wahrscheinlich	eher unwahrscheinlich
Er ist zuversichtlich.	☐	☐
Er ist ausgeglichen.	☐	☐
Er ist mit dem Leben zufrieden.	☐	☐
Er ist motiviert.	☐	☐
Er ist überrascht.	☐	☐

36. Florian arbeitet in einer Kanzlei und hat in den letzten Jahren aufgrund des enormen Arbeitsstresses zugenommen. Vor 2 Wochen begann er eine neue Diät, obwohl er Diäten immer sehr skeptisch gegenüberstand. Zum ersten Mal wieder auf der Waage zeigt sich, dass er bereits 3 Kilogramm abgenommen hat. Wie fühlt sich Florian?

	eher wahrscheinlich	eher unwahrscheinlich
Er ist glücklich.	☐	☐
Er ist überrascht.	☐	☐
Er ist zufrieden mit seinem Leben.	☐	☐
Er ist zuversichtlich.	☐	☐
Er ist dankbar.	☐	☐

37. Momentan hat Florentina mit ihrem Teilzeitjob viel zu tun und findet leider immer weniger Zeit zum Lernen, obwohl die nächste große Prüfung ansteht. Sie schreibt die Prüfung dennoch, rechnet aber mit einem Wiederholungstermin. Nach einer Woche erfährt Florentina, dass sie die Prüfung mit einem Gut abgeschlossen hat. Wie fühlt sich Florentina?

	eher wahrscheinlich	eher unwahrscheinlich
Sie ist dankbar.	☐	☐
Sie ist ausgeglichen.	☐	☐
Sie ist zuversichtlich.	☐	☐
Sie ist überrascht.	☐	☐
Sie freut sich.	☐	☐

38. Jana ist schon lange Single und hat die Hoffnung auf den perfekten Mann bereits aufgegeben, da sie in den letzten Beziehungen immer wieder viele Probleme hatte. Auf einem Konzert lernt sie einen sehr sympathischen und Mann kennen, der sie unerwartet nach dem Konzert auf ein Date einlädt. Wie fühlt sich Jana?

	eher wahrscheinlich	eher unwahrscheinlich
Sie freut sich.	☐	☐
Sie ist überrascht.	☐	☐
Sie ist zuversichtlich.	☐	☐
Sie ist stolz.	☐	☐
Sie ist dankbar.	☐	☐

39. Rosalie macht mit großer Überzeugung und leidenschaftlich gern Yoga, um ein ausgeglichenes Leben zu führen. Nun möchte sie ihren gesunden Lebensstil gerne an andere weitergeben und private Yogastunden anbieten. Ihr Verlobter unterstützt sie dabei tatkräftig und erstellt eine Homepage. Sofort finden sich zahlreiche Interessierte, die gerne Stunden nehmen würden. Wie fühlt sich Rosalie?

	eher wahrscheinlich	eher unwahrscheinlich
Sie ist überrascht.	☐	☐
Sie ist motiviert.	☐	☐
Sie freut sich.	☐	☐
Sie ist erleichtert.	☐	☐
Sie ist ausgeglichen.	☐	☐

40. Mario gibt seit kurzer Zeit Nachhilfe in Englisch und Spanisch. Sprachen waren immer schon seine große Leidenschaft. Nach anfänglicher Unsicherheit, ob er auch gut unterrichten könne, zeigen sich schon nach den ersten Stunden bei seinen Schülern deutliche Verbesserungen. Daher ist seine Freude beim Arbeiten mit den Schülern groß und er plant bereits mit Begeisterung die nächsten Stunden. Wie fühlt sich Mario?

	eher wahrscheinlich	eher unwahrscheinlich
Er ist erleichtert.	☐	☐
Er ist enttäuscht.	☐	☐
Er ist ausgeglichen.	☐	☐
Er ist motiviert.	☐	☐
Er ist interessiert.	☐	☐

Testsimulation E

10 Aufgaben
15 Minuten Bearbeitungszeit

41. Stefanie spielt schon seit einigen Jahren Klavier und verbessert sich von Jahr zu Jahr. Nun steht der nächste Vorspielabend an, bei dem sie wieder ihr Können zeigen möchte. Erstaunlicherweise ist sie an diesem Abend nervöser als gedacht und verpatzt leider den Hauptteil ihres Klavierstücks. Sie bricht das Stück vorzeitig ab und verschwindet in den Proberaum. Wie fühlt sich Stefanie?

	eher wahrscheinlich	eher unwahrscheinlich
Sie ist ausgeglichen.	☐	☐
Sie schämt sich.	☐	☐
Sie ist enttäuscht.	☐	☐
Sie ist erleichtert.	☐	☐
Sie hat Angst.	☐	☐

42. Die ehrgeizigen Schulkolleginnen Rosa und Franzi möchten gemeinsam ein Referat vorbereiten, um ihre Geschichtsnote zu verbessern. Sie haben das Referat gerecht aufgeteilt, sodass jede ihren Teil zu Hause vorbereiten kann. Einen Tag vor dem Referat erfährt Rosa, dass Franzi nichts gemacht hat und ihr die schlechtere Note egal wäre. Wie fühlt sich Rosa?

	eher wahrscheinlich	eher unwahrscheinlich
Sie ist enttäuscht.	☐	☐
Sie hat Angst.	☐	☐
Sie schämt sich.	☐	☐
Sie ärgert sich.	☐	☐
Sie ist überrascht.	☐	☐

43. Caroline fährt gerne mit dem Fahrrad in die Schule. Trotz regnerischem Wetter fährt sie auch heute mit dem Fahrrad. Bei ihrer gewöhnlichen Abkürzung durch den Park rutscht sie aufgrund der vielen nassen Laubblätter aus und stürzt vom Rad. Sie spürt ihren rechten Fuß nicht mehr und sieht weit und breit keinen Menschen. Wie fühlt sie sich?

	eher wahrscheinlich	eher unwahrscheinlich
Sie schämt sich.	☐	☐
Sie ist überrascht.	☐	☐
Sie hat Angst.	☐	☐
Sie ist wütend.	☐	☐
Sie ist geschockt.	☐	☐

44. Sebastian und Miriam sind schon seit dem Kindergarten beste Freunde und immer füreinander da, was beide sehr schätzen. Miriam macht im Moment eine sehr schwere Zeit durch, da ihr Mann bei einem Unfall verstorben ist. Außerdem kann sie das Haus allein nicht erhalten. Sebastian weiß nicht, wie er Miriam helfen kann. Wie fühlt sich Sebastian?

	eher wahrscheinlich	eher unwahrscheinlich
Er ist wütend.	☐	☐
Er empfindet Mitleid.	☐	☐
Er ist traurig.	☐	☐
Er ist schockiert.	☐	☐
Er bereut etwas.	☐	☐

45. Klaus, ein aktiver und sportlicher Bursche, ist mit seiner Familie gerade auf Skiurlaub. Gerne fährt er durch den Freestyle-Park, um viele Tricks trainieren zu können. Nach langem Zureden kommt auch sein jüngerer Bruder mit und macht Klaus Tricks nach. Jedoch stürzt er bereits beim ersten Sprung und bewegt sich kurz nicht mehr. Wie fühlt sich Klaus?

	eher wahrscheinlich	eher unwahrscheinlich
Er hat Angst.	☐	☐
Er fühlt sich schuldig.	☐	☐
Er ist wütend.	☐	☐
Er ist enttäuscht.	☐	☐
Er ist verärgert.	☐	☐

46. Die Brüder Lukas und Marko haben sich beide für einen Studienplatz in Deutschland beworben. Da ihr Notendurchschnitt ziemlich ähnlich ist, hoffen sie beide auf eine Zusage. Letztendlich bekommt nur Lukas die Zusage, Marko erhält eine Absage. Wie fühlt sich Marko?

	eher wahrscheinlich	eher unwahrscheinlich
Er ist verwirrt.	☐	☐
Er ist wütend.	☐	☐
Er ist besorgt.	☐	☐
Er ist überrascht.	☐	☐
Er ist enttäuscht.	☐	☐

47. Ingrid wurde vor kurzem unerwartet gekündigt. Sie erzählt dies aber nur ihrer besten Freundin, da ihr die Situation sehr unangenehm ist und sie nicht zum Gesprächsthema werden möchte. Am nächsten Tag bekommt sie allerdings mit, dass ihre beste Freundin es dennoch zwei weiteren Freunden erzählt hat, die Ingrid sofort auf die Kündigung ansprechen. Wie fühlt sich Ingrid?

	eher wahrscheinlich	eher unwahrscheinlich
Sie ist neidisch.	☐	☐
Sie ist enttäuscht.	☐	☐
Sie schämt sich.	☐	☐
Sie ist verwirrt.	☐	☐
Sie ist eifersüchtig.	☐	☐

48. Karin möchte für ihre Familie groß aufkochen. Im Supermarkt kauft sie nach langem Überlegen das preisreduzierte Fleisch, dessen Mindesthaltbarkeit bereits am nächsten Tag abläuft. Nach dem Essen bekommt der Großteil der Familienmitglieder starke Bauchschmerzen, was womöglich auf das Fleisch zurückzuführen ist. Wie fühlt sich Karin?

	eher wahrscheinlich	eher unwahrscheinlich
Sie ist enttäuscht.	☐	☐
Sie bereut etwas .	☐	☐
Sie fühlt sich schuldig.	☐	☐
Sie ist traurig.	☐	☐
Sie schämt sich.	☐	☐

49. Laura muss für ihre Arbeit einen Projektplan erstellen, der ihr viel Arbeit abverlangt. Sie investiert dafür sehr viel Zeit, da sie ihren oft launischen Chef absolut zufriedenstellen möchte. Bei ihrer Abgabe kritisiert dieser jedoch ihren Plan und meint, sie müsse noch einiges ausbessern. Wie fühlt sich Laura?

	eher wahrscheinlich	eher unwahrscheinlich
Sie bereut etwas.	☐	☐
Sie ist überrascht.	☐	☐
Sie ist verärgert.	☐	☐
Sie ist enttäuscht.	☐	☐
Sie schämt sich.	☐	☐

50. Susanne schreibt bereits stundenlang an ihrer Bachelorarbeit. Ihr kleiner Bruder Stefan besucht sie mehrmals in ihrem Zimmer. Nun passiert es, dass Stefan seine Tasse heiße Schokolade über den Laptop schüttet und dieser abstürzt. Die Arbeit der letzten 4 Stunden war nicht zwischengespeichert und ist nun verloren. Wie fühlt sich Susanne?

	eher wahrscheinlich	eher unwahrscheinlich
Sie ist wütend.	☐	☐
Sie ist zuversichtlich.	☐	☐
Sie hat Angst.	☐	☐
Sie ist verärgert.	☐	☐
Sie fühlt sich schuldig.	☐	☐

Testsimulation F

- 10 Aufgaben
- 15 Minuten Bearbeitungszeit

51. Magdi arbeitet in einem Supermarkt. In den letzten Jahren hatte sie immer wieder Probleme mit ihrer Schulter. Dadurch war sie oft eingeschränkt und empfand diese Zeit sehr belastend. Vor einigen Monaten hat Magdi endlich eine erfolgreiche Therapie gefunden und ist seitdem beschwerdefrei. Wie fühlt sie sich?

	eher wahrscheinlich	eher unwahrscheinlich
Sie ist glücklich.	☐	☐
Sie ist erleichtert.	☐	☐
Sie ist motiviert.	☐	☐
Sie ist frustriert.	☐	☐
Sie ist zuversichtlich.	☐	☐

52. Rainer schummelt sich gern durch seine Prüfungen, da er meint, das Lernen hätte bei ihm keinen Sinn. Sein Freund und Schulkollege Simon sieht das anders. Rainer hat eine Idee, wie sich beide durch Teamwork eine bessere Note herausschlagen könnten. Simon zögert lange, bis er sich dann doch zu dieser Strategie überreden lässt. Bei der besagten Prüfung erwischt der Professor Simon beim Schummeln, lässt ihn durchfallen und stellt ihn vor seinen Mitschülern bloß. Rainer aber besteht die Prüfung. Wie fühlt sich Simon?

	eher wahrscheinlich	eher unwahrscheinlich
Er bereut etwas.	☐	☐
Er hat Angst.	☐	☐
Er ist verärgert.	☐	☐
Er schämt sich.	☐	☐
Er empfindet Mitleid.	☐	☐

53. Marlene arbeitet in einer Drogerie. Sie hatte die letzten Jahre immer wieder Probleme mit ihrer Schulter, wodurch sie oft eingeschränkt war. Das war für Marlene eine sehr belastende Zeit. Ihr Arzt meinte, sie probieren nun eine neue Therapie aus, welche sehr vielversprechend ist. Doch auch nach 2 Monaten gibt es keine Besserung. Wie fühlt sich Marlene?

	eher wahrscheinlich	eher unwahrscheinlich
Sie ist frustriert.	☐	☐
Sie hat Angst.	☐	☐
Sie bereut etwas.	☐	☐
Sie ist enttäuscht.	☐	☐
Sie schämt sich.	☐	☐

54. Tom sammelt seit Jahren leidenschaftlich Comics. Ihm fehlt aus einer bestimmten Comicreihe nur noch ein Exemplar, das derzeit überall ausverkauft ist. Dennoch sucht er intensiv weiter, bis er auf einen Shop in seiner Nähe stößt, der noch ein Exemplar hat. Tom bittet telefonisch um Hinterlegung und die Verkäuferin stimmt dieser zu. Als Tom das Exemplar abholen kommt, hat der Kollege es gerade jemand anderem verkauft. Wie fühlt sich Tom?

	eher wahrscheinlich	eher unwahrscheinlich
Er ist besorgt.	☐	☐
Er hat Angst.	☐	☐
Er bereut etwas.	☐	☐
Er ist enttäuscht.	☐	☐
Er ärgert sich.	☐	☐

55. Rainer schummelt sich gern durch seine Prüfungen, da er meint, das Lernen hätte bei ihm keinen Sinn. Sein Freund und Schulkollege Simon sieht das anders. Rainer hat eine Idee, wie sich beide durch Teamwork eine bessere Note herausschlagen könnten. Simon zögert lange, bis er sich dann doch zu dieser Strategie überreden lässt. Bei der besagten Prüfung erwischt der Professor Simon beim Schummeln und lässt ihn durchfallen, Rainer aber besteht. Wie fühlt sich Rainer?

	eher wahrscheinlich	eher unwahrscheinlich
Er bereut etwas.	☐	☐
Er fühlt sich schuldig.	☐	☐
Er hat Angst.	☐	☐
Er ist enttäuscht.	☐	☐
Er empfindet Mitleid.	☐	☐

56. Lisa und Marie sind seit ihrer Schulzeit beste Freundinnen und gehen gemeinsam durch dick und dünn. Marie hat seit 5 Jahren einen festen Freund. Für Lisa sind Marie und ihr Freund das absolute Traumpaar. Bei ihrem nächsten Treffen erzählt Marie, ihr Freund habe sich von ihr getrennt, da er sie nicht mehr liebt. Lisa merkt, wie schlecht es Marie geht. Doch sie weiß spontan nicht, wie sie ihr helfen kann. Wie fühlt sich Lisa?

	eher wahrscheinlich	eher unwahrscheinlich
Sie ist überrascht.	☐	☐
Sie ist enttäuscht.	☐	☐
Sie empfindet Mitleid.	☐	☐
Sie hat Angst.	☐	☐
Sie ist besorgt.	☐	☐

57. David hat noch 5 Stunden Zeit, um seine Bachelorarbeit abzugeben. Er weiß, er hätte damit früher beginnen können, allerdings verbrachte er lieber mehr Zeit mit seiner Freundin. David ist unsicher, ob er in den 5 Stunden noch fertig werden kann. Wie fühlt sich David?

	eher wahrscheinlich	eher unwahrscheinlich
Er bereut etwas.	☐	☐
Er ist enttäuscht.	☐	☐
Er hat Angst.	☐	☐
Er schämt sich.	☐	☐
Er ist traurig.	☐	☐

58. Trudis Tochter wird heute an der Bauchspeicheldrüse operiert. Die Ärzte versichern ihr, es handle sich um einen Routineeingriff und ihre Tochter sei bald wieder wohlauf. Für den Eingriff waren 2 Stunden geplant. Nach über 3 Stunden ist die Tochter immer noch nicht aus dem OP. Trudi findet niemanden, der ihr Auskunft geben kann. Wie fühlt sich Trudi?

	eher wahrscheinlich	eher unwahrscheinlich
Sie ist enttäuscht.	☐	☐
Sie ist besorgt.	☐	☐
Sie liebt ihre Tochter.	☐	☐
Sie ist traurig.	☐	☐
Sie hat Angst.	☐	☐

59. Carmens Wunsch war es immer schon, Richterin zu werden. Sie wusste, der Weg dorthin ist nicht leicht. Dennoch blieb sie zuversichtlich. Letztendlich schaffte sie ihre letzte Prüfung knapp nicht. Jahre später trifft sie bei einem Klassentreffen ihre Schulkollegen wieder und erfährt, dass ein Mitschüler, der sie früher oft mobbte, Richter geworden ist. Wie fühlt sich Carmen?

	eher wahrscheinlich	eher unwahrscheinlich
Sie ärgert sich.	☐	☐
Sie schämt sich.	☐	☐
Sie ist enttäuscht.	☐	☐
Sie ist neidisch.	☐	☐
Sie ist eifersüchtig.	☐	☐

60. Magdi arbeitet in einem Supermarkt. In den letzten Jahren hatte sie immer wieder Probleme mit ihrer Schulter, wodurch sie oft eingeschränkt war. Das war für Magdi eine sehr belastende Zeit. Durch eine erfolgreiche Therapie ist sie mittlerweile über ein halbes Jahr beschwerdefrei. Als sie in ihrer Arbeit eine schwere Kiste hebt, spürt sie ein Stechen in der Schulter. Wie fühlt sich Magdi?

	eher wahrscheinlich	eher unwahrscheinlich
Sie bereut etwas.	☐	☐
Sie fühlt sich schuldig.	☐	☐
Sie ist traurig.	☐	☐
Sie hat Angst.	☐	☐
Sie ist frustriert.	☐	☐

Testsimulation G

10 Aufgaben
15 Minuten Bearbeitungszeit

61. Maria arbeitet neben ihrem Jusstudium in einer Kanzlei. Sie ist eine sehr eifrige Person und freut sich auf jeden neuen, schwierigen Arbeitsauftrag. Bei der Weihnachtsfeier lobt sie ihr Chef mehrmals für ihre tolle Mitarbeit und bietet ihr eine Fixanstellung nach dem Studium an. Wie fühlt sich Maria?

	eher wahrscheinlich	eher unwahrscheinlich
Sie ist zufrieden mit dem Leben.	☐	☐
Sie ist motiviert und herausgefordert.	☐	☐
Sie freut sich.	☐	☐
Sie ist stolz.	☐	☐
Sie ist ausgeglichen.	☐	☐

62. Karl hat bereits mehrmals versucht, seinen geliebten Oldtimer zu reparieren, doch jedes Mal ohne Erfolg. Bei offenem Garagentor startet Karl heute seinen letzten Versuch. Sein Nachbar, mit dem er nicht viel zu tun hat, spaziert gerade an der Garage vorbei. Da er ein begeisterter Hobbymechaniker ist, bietet er Karl spontan seine Hilfe an. Wie fühlt sich Karl?

	eher wahrscheinlich	eher unwahrscheinlich
Er freut sich.	☐	☐
Er ist dankbar.	☐	☐
Er ist stolz.	☐	☐
Er ist zufrieden.	☐	☐
Er ist überrascht.	☐	☐

63. Lucia hat sich im Skiurlaub mit ihrer Familie das Bein gebrochen. Für die vollständige Genesung ist ein Liegegips für 6 Wochen und ein anschließender Gehgips für weitere 3 Wochen vorgesehen. Bei ihrer letzten Kontrolle erfährt Lucia, sie könne den Gehgips bereits früher und eventuell kürzer tragen. Wie fühlt sich Lucia?

	eher wahrscheinlich	eher unwahrscheinlich
Sie ist ausgeglichen.	☐	☐
Sie ist zuversichtlich.	☐	☐
Sie freut sich.	☐	☐
Sie ist dankbar.	☐	☐
Sie ist enttäuscht.	☐	☐

64. Laura und ihr Mann haben eine Tochter, die mit Begeisterung in die Schule startet. Den Alltag und das Familienleben teilt sich das Ehepaar geschickt auf. Laura arbeitet seit zwei Jahren wieder in ihrem alten Beruf. Die Arbeit macht ihr großen Spaß. Zum Muttertag schenkt das Mädchen ihrer Mutter ein selbstgemaltes Bild von der glücklichen Familie. Wie fühlt sich Laura?

	eher wahrscheinlich	eher unwahrscheinlich
Sie ist überrascht.	☐	☐
Sie ist gerührt.	☐	☐
Sie liebt ihr Kind.	☐	☐
Sie ist ausgeglichen.	☐	☐
Sie ist motiviert.	☐	☐

65. Claudia arbeitet neben ihrem erfolgreichen Studium in einem kleinen Café in ihrer Heimatstadt. Sie kann sich derzeit keinen besseren Nebenjob vorstellen. Am Ende eines Arbeitstages holt sie ihr Freund unerwartet ab und macht ihr einen Heiratsantrag. Sie stimmt natürlich sofort zu. Wie fühlt sich Claudia?

	eher wahrscheinlich	eher unwahrscheinlich
Sie freut sich.	☐	☐
Sie ist mit ihrem Leben zufrieden.	☐	☐
Sie ist herausgefordert und motiviert.	☐	☐
Sie ist dankbar.	☐	☐
Sie ist ausgeglichen.	☐	☐

66. Bei Kristina wurde vor einem halben Jahr Leukämie diagnostiziert. Sie war immer schon eine Kämpfernatur und ließ sich auch nach dem ersten gewaltigen Schock nicht unterkriegen. Bei ihrem letzten Arzttermin wurde ihr mitgeteilt, dass die Chemotherapie besser anschlägt als erwartet. Wie fühlt sich Kristina?

	eher wahrscheinlich	eher unwahrscheinlich
Sie freut sich.	☐	☐
Sie ist zuversichtlich.	☐	☐
Sie ist ausgeglichen.	☐	☐
Sie ist stolz.	☐	☐
Sie ist dankbar.	☐	☐

67. Patricias Mutter leidet seit einem Jahr an einer aggressiven Form von Brustkrebs. Sie musste bereits verschiedene Chemotherapien und auch Operationen durchmachen. Das war eine belastende Zeit. Beim letzten Kontrolltermin versichert der Arzt, dass die größte Hürde bereits überstanden sei, da die jetzige Therapie besser anspricht als erwartet. Wie fühlt sich Patricia?

	eher wahrscheinlich	eher unwahrscheinlich
Sie ist glücklich.	☐	☐
Sie ist stolz.	☐	☐
Sie ist dankbar.	☐	☐
Sie ist erleichtert.	☐	☐
Sie ist mit ihrem Leben zufrieden.	☐	☐

68. Philipp hat heute seinen 30. Geburtstag. Da er beruflich sehr viel zu tun hat, blieb ihm leider keine Zeit, eine Feier zu organisieren. Als er von der Arbeit nach Hause kommt, warten bereits seine Freunde und seine Familie auf ihn. Gemeinsam haben sie sich für Philipp sehr persönliche und wertschätzende Geschenke überlegt und genießen mit dem Geburtstagskind den perfekt organisierten Abend. Wie fühlt sich Philipp?

	eher wahrscheinlich	eher unwahrscheinlich
Er ist überrascht.	☐	☐
Er freut sich.	☐	☐
Er ist stolz.	☐	☐
Er ist erleichtert.	☐	☐
Er ist gerührt.	☐	☐

69. Sonja spielt schon mehrere Jahre im Lotto. Obwohl sie die letzten Male leer ausging, glaubt sie fest daran, eines Tages mehr zu gewinnen. Heute versucht sie ihr Glück von Neuem. Wie fühlt sich Sonja?

	eher wahrscheinlich	eher unwahrscheinlich
Sie ist ausgeglichen.	☐	☐
Sie ist hoffnungsvoll.	☐	☐
Sie ist zuversichtlich.	☐	☐
Sie ist mit ihrem Leben zufrieden.	☐	☐
Sie ist glücklich.	☐	☐

70. Pia spielt schon lange in einem Volleyballverein. Sie gehört zu den besten Spielerinnen im Team. Dennoch ist sie vor jedem Match sehr aufgeregt. Beim heutigen Spiel sieht zudem ihr neuer Freund Markus zum ersten Mal zu. Glücklicherweise gewinnt ihr Team unter anderem durch Pias Einsatz und Können. Wie fühlt sich Pia?

	eher wahrscheinlich	eher unwahrscheinlich
Sie freut sich.	☐	☐
Sie ist erleichtert.	☐	☐
Sie ist überrascht.	☐	☐
Sie ist ausgeglichen.	☐	☐
Sie ist hoffnungsvoll.	☐	☐

Testsimulation H

- 10 Aufgaben
- 15 Minuten Bearbeitungszeit

71. Franzi ist sehr sportlich und leidenschaftliche Fußballerin. Bei ihrem letzten Spiel stürzte sie und erlitt einen Bänderriss. Nach ihrer OP meinte der Arzt, sie solle in Zukunft kein Fußball mehr spielen. Wie fühlt sich Franzi?

	eher wahrscheinlich	eher unwahrscheinlich
Sie ist traurig.	☐	☐
Sie ist enttäuscht.	☐	☐
Sie ist neidisch.	☐	☐
Sie schämt sich.	☐	☐
Sie bereut etwas.	☐	☐

72. Hubert schreibt zum dritten Mal den Aufnahmetest für das Medizinstudium. Die beiden ersten Male versäumte er nur knapp einen Studienplatz, obwohl er sich gut darauf vorbereitete. Auch dieses Mal fängt er früh genug mit der Vorbereitung und dem intensiven Lernen an, zweifelt allerdings immer mehr daran, ob er es überhaupt jemals schaffen kann. Wie fühlt sich Hubert?

	eher wahrscheinlich	eher unwahrscheinlich
Er hat Angst.	☐	☐
Er ist enttäuscht.	☐	☐
Er ist traurig.	☐	☐
Er ist frustriert.	☐	☐
Er ist neidisch.	☐	☐

73. Die Freunde Julian und Fred möchten schon seit ihrer Kindheit Piloten werden. Sie wissen, dass die Aufnahmeprüfung für diese Ausbildung schwer ist. Für Julian kommt eine private Schule als Alternative aufgrund der finanziellen Verhältnisse seiner alleinerziehenden Mutter nicht in Frage. Auch schon seine bisherige Ausbildung musste er sich mit Aushilfsjobs finanzieren und fühlt sich seinem Freund gegenüber benachteiligt. Für Fred allerdings gibt es diese gute Alternative. Nach dem Aufnahmetest haben beide, trotz intensiver Vorbereitung, ein mulmiges Gefühl. Wie fühlt sich Julian?

	eher wahrscheinlich	eher unwahrscheinlich
Er ist zuversichtlich.	☐	☐
Er ist neidisch.	☐	☐
Er bereut etwas.	☐	☐
Er schämt sich.	☐	☐
Er ist eifersüchtig.	☐	☐

74. Karli möchte unbedingt ein Auslandssemester in Australien machen. Er weiß, dass dieser Studienplatz sehr begehrt ist, man sich aber gut auf die dafür erforderliche Prüfung vorbereiten kann. Dennoch schiebt er seine Vorbereitung etwas auf und verbringt viel Zeit mit seinen Freunden. Letztendlich scheitert sein Plan wegen eines Punktes. Wie fühlt sich Karli?

	eher wahrscheinlich	eher unwahrscheinlich
Er schämt sich.	☐	☐
Er ist traurig.	☐	☐
Er ist neidisch.	☐	☐
Er bereut etwas.	☐	☐
Er hat Angst.	☐	☐

75. Die beiden Singles Anna und Hanna sind schon lange sehr gute Freundinnen. Gerne gehen sie abends gemeinsam aus und unterstützen sich bei der Partnersuche. Hanna weiß, dass Anna einen jungen Mann aus ihrem Wohnheim schon seit länger Zeit interessant findet. Als Anna eines Tages früher von ihrem Sportkurs nach Hause kommt, sieht sie Hanna mit diesem in einem Café flirten. Wie fühlt sich Anna?

	eher wahrscheinlich	eher unwahrscheinlich
Sie ist entmutigt.	☐	☐
Sie fühlt sich schuldig.	☐	☐
Sie ist enttäuscht.	☐	☐
Sie ist verärgert.	☐	☐
Sie ist frustriert.	☐	☐

76. Sophie hat seit ein paar Wochen ein Verhältnis mit dem Freund ihrer besten Freundin Karla und sich in diesen verliebt. Sophie versucht, diese Gefühle zu unterdrücken, was ihr allerdings nicht gelingt. Also beschließt sie, Karla davon zu erzählen, die die Freundschaft sofort kündigt. Wie fühlt sich Karla?

	eher wahrscheinlich	eher unwahrscheinlich
Sie ist schockiert.	☐	☐
Sie ist traurig.	☐	☐
Sie ist enttäuscht.	☐	☐
Sie ist frustriert.	☐	☐
Sie ist neidisch.	☐	☐

77. Sophie hat seit ein paar Wochen ein Verhältnis mit dem Freund ihrer besten Freundin Karla und sich in diesen verliebt. Sie versucht, diese Gefühle zu unterdrücken, da ihr die Freundschaft mit Karla sehr am Herzen liegt. Es gelingt Sophie aber nicht. Also beschließt sie, Karla davon zu erzählen. Karla ist sehr verletzt und kündigt die Freundschaft sofort. Wie fühlt sich Sophie?

	eher wahrscheinlich	eher unwahrscheinlich
Sie bereut etwas.	☐	☐
Sie ist enttäuscht.	☐	☐
Sie fühlt sich schuldig.	☐	☐
Sie schämt sich.	☐	☐
Sie ist neidisch.	☐	☐

78. Markus arbeitet in den Ferien an einem Erdbeerstand. Da er immer schon sehr gut in Mathematik war, versichert er seiner Chefin, dass er keinen Taschenrechner zum Rechnen brauche. Nach Abrechnung seiner ersten Woche fehlen allerdings 280 Euro in der Kassa, was sich Markus nicht erklären kann. Er denkt, dass seine Entscheidung falsch war. Wie fühlt sich Markus?

	eher wahrscheinlich	eher unwahrscheinlich
Er ist frustriert.	☐	☐
Er ist verletzt.	☐	☐
Er ist überrascht.	☐	☐
Er bereut etwas.	☐	☐
Er ist enttäuscht.	☐	☐

79. Karin liebt das Schifahren. Deshalb fährt sie jedes Jahr mit ihrem Freund Florian auf Skiurlaub. Auch dieses Jahr begeben sie sich in die Berge. Am ersten Schitag wird Karin auf der Piste von einem Raser derart geschnitten, dass sie zu Boden stürzt und ihren Fuß nicht mehr spürt. Wie fühlt sich Karin?

	eher wahrscheinlich	eher unwahrscheinlich
Sie hat Angst.	☐	☐
Sie ist enttäuscht.	☐	☐
Sie schämt sich.	☐	☐
Sie bereut etwas.	☐	☐
Sie ist geschockt.	☐	☐

80. Christian und sein Bruder Carlos haben in ihrer Kindheit viel Zeit miteinander verbracht. Seit Carlos aber die Schule gewechselt hat, ist er immer weniger zu Hause, da er abends mit seinen neuen Freunden gerne noch zockt. Christian vermisst die Stunden mit seinem Bruder. Es fällt ihm außerdem sehr schwer, in seiner Schule und im Heimatort, Freunde zu finden, da er nicht so offen wie sein Bruder ist. Wie fühlt sich Christian?

	eher wahrscheinlich	eher unwahrscheinlich
Er ist enttäuscht.	☐	☐
Er fühlt sich einsam.	☐	☐
Er ist eifersüchtig.	☐	☐
Er ist neidisch.	☐	☐
Er ist traurig.	☐	☐

Testsimulation I

10 Aufgaben
15 Minuten Bearbeitungszeit

81. Nico arbeitet am Wochenende als Kellner, um sich sein Studium finanzieren zu können, da jeder Cent zählt. Sein Job ist allerdings auf Trinkgeld ausgelegt, da der Stundenlohn eher niedrig ist. Ein älterer Stammgast, der sich von Nico gut betreut fühlt, weiß davon Bescheid und gibt ihm jedes Mal 10 Euro Trinkgeld. Wie fühlt sich Nico?

	eher wahrscheinlich	eher unwahrscheinlich
Er freut sich.	☐	☐
Er ist stolz.	☐	☐
Er ist dankbar.	☐	☐
Er ist motiviert.	☐	☐
Er ist glücklich.	☐	☐

82. Leni ist Studentin und startet ihr erstes Semester. Sie ist eine sehr schüchterne und zurückhaltende Person und weiß, dass es eine Herausforderung wird, neue Leute kennenzulernen. Das belastet sie sehr. Gleich in der ersten Woche kommen einige Studenten auf sie zu und wollen sie näher kennenlernen. Wie fühlt sich Leni?

	eher wahrscheinlich	eher unwahrscheinlich
Sie freut sich.	☐	☐
Sie ist erleichtert.	☐	☐
Sie ist mit ihrem Leben zufrieden.	☐	☐
Sie ist stolz.	☐	☐
Sie ist dankbar.	☐	☐

83. Markus plant für seinen besten Freund eine große Überraschungsparty in seinem Garten. Er gibt sich viel Mühe und organisiert ein Catering. Es scheint alles perfekt zu werden. Obwohl der Wetterbericht Schönwetter ankündigte, schwingt das Wetter unerwartet um und Regen ist nicht mehr auszuschließen. Für Schlechtwetter hat Markus nichts geplant, die Party muss also abgesagt werden. Wie fühlt sich Markus?

	eher wahrscheinlich	eher unwahrscheinlich
Er fühlt sich schuldig.	☐	☐
Er ist traurig.	☐	☐
Er ist verärgert.	☐	☐
Er ist schockiert.	☐	☐
Er ist enttäuscht.	☐	☐

84. Karl bittet seinen Sohn Alfred am Abend beim Ausmalen der Garage zu helfen, da dies dringend notwendig ist. Alfred erklärt sich sofort bereit und versichert seinem Vater um 16:00 Uhr zu Hause zu sein. Um 16:30 Uhr ist Alfred noch immer nicht da und auch nicht erreichbar. Letztendlich kommt er nach 20:00 Uhr leicht betrunken nach Hause. In der Zwischenzeit hat Karl die Garage allein ausgemalt. Wie fühlt sich Karl?

	eher wahrscheinlich	eher unwahrscheinlich
Er ist wütend.	☐	☐
Er ist überrascht.	☐	☐
Er ist enttäuscht.	☐	☐
Er ist traurig.	☐	☐
Er ist besorgt.	☐	☐

85. Franzi geht regelmäßig mit ihren Kindern Xaver und Leni wandern, um viel Zeit in der Natur zu verbringen. Die Kinder genießen diese Wanderungen genauso wie sie. Bei der heutigen Wanderung rutscht Leni einen Steilhang hinunter, schürft sich ihre Beine auf und kann nicht gleich aufstehen. Sofort laufen Franzi und Xaver zu ihr. Wie fühlt sich Franzi?

	eher wahrscheinlich	eher unwahrscheinlich
Sie liebt ihre Kinder.	☐	☐
Sie ist überrascht.	☐	☐
Sie ist besorgt.	☐	☐
Sie ist traurig.	☐	☐
Sie hat Angst.	☐	☐

86. Nico arbeitet in einer Pizzeria und übernimmt auch öfters den Lieferdienst mit dem Auto. Er weiß, dass er nicht der beste Autofahrer ist, steigt aber dennoch gern einmal aufs Gas. Bei seiner letzten Auslieferung fährt er etwas zu schnell in die Kurve und kracht gegen ein Straßenverkehrsschild. Ihm ist nichts passiert, nur das Auto hat einige Dellen. Wie fühlt sich Nico?

	eher wahrscheinlich	eher unwahrscheinlich
Er bereut etwas.	☐	☐
Er ist überrascht.	☐	☐
Er ärgert sich.	☐	☐
Er ist geschockt.	☐	☐
Er ist besorgt.	☐	☐

87. Luzia geht regelmäßig mit ihrer besten Freundin Carina spazieren. Carina nimmt hin und wieder ihren Hund mit, obwohl Luzia fürchterliche Angst vor Hunden hat. Carina versichert ihr immer wieder, ihr Hund würde keiner Seele etwas tun. Beim letzten Spaziergang schnappt der Hund allerdings so fest nach Luzia, dass sie blutet. Wie fühlt sich Carina?

	eher wahrscheinlich	eher unwahrscheinlich
Sie ist schockiert.	☐	☐
Sie ist enttäuscht.	☐	☐
Sie ist wütend.	☐	☐
Sie ist überrascht.	☐	☐
Sie bereut etwas.	☐	☐

88. Luzia geht regelmäßig mit ihrer besten Freundin Carina spazieren. Carina nimmt hin und wieder ihren Hund mit, obwohl Luzia fürchterliche Angst vor Hunden hat. Carina versichert ihr immer wieder, ihr Hund würde keiner Seele etwas tun. Beim letzten Spaziergang schnappt der Hund allerdings so fest nach Luzia, dass sie blutet. Wie fühlt sich Luzia?

	eher wahrscheinlich	eher unwahrscheinlich
Sie ist schockiert.	☐	☐
Sie ist enttäuscht.	☐	☐
Sie ist wütend.	☐	☐
Sie ist überrascht.	☐	☐
Sie bereut etwas.	☐	☐

89. Melissa hat sich in der Bibliothek vier Bücher für die Ferien ausgeborgt. Bei der Rückgabe erfährt sie, dass die Entlehnungsdauer in den Ferien gekürzt ist und sie nun eine Gebühr von 10 Euro nachzahlen muss, da sie die Bücher zu lange hatte. Diese Information wurde ihr aber beim Ausborgen nicht mitgeteilt. Wie fühlt sich Melissa?

	eher wahrscheinlich	eher unwahrscheinlich
Sie ist traurig.	☐	☐
Sie ist enttäuscht.	☐	☐
Sie ist überrascht.	☐	☐
Sie ist verärgert.	☐	☐
Sie fühlt sich schuldig.	☐	☐

90. Andreas beste Freundin Silke ist vor 5 Jahren vom Heimatort weggezogen. Deshalb haben die beiden den Kontakt verloren. Als Silke ihrem Freund eines Tages telefonisch mitteilt, dass sie für ein paar Tage ganz in der Nähe ist, freut sich Andreas auf ein Wiedersehen. Kurz vor dem geplanten Treffen sagt Silke allerdings ab, da sie es zeitlich doch nicht einrichten kann. Wie fühlt sich Andreas?

	eher wahrscheinlich	eher unwahrscheinlich
Er ist frustriert.	☐	☐
Er ist enttäuscht.	☐	☐
Er ist überrascht.	☐	☐
Er ist einsam.	☐	☐
Er ist eifersüchtig.	☐	☐

Testsimulation J

- 10 Aufgaben
- 15 Minuten Bearbeitungszeit

91. Flora kommt nach ihrer 6-monatigen Asienreise endlich wieder nach Hause. Nach einem anstrengenden Langstreckenflug steht Flora noch eine 4-stündige Zugfahrt bevor, da sie niemand abholen kann. Beim Flughafenausgang erblickt sie völlig erschöpft ihre wartende Familie mit einem selbstgebastelten „Willkommen zu Hause"-Schild und Blumen. Wie fühlt sich Flora?

	eher wahrscheinlich	eher unwahrscheinlich
Sie ist enttäuscht.	☐	☐
Sie freut sich.	☐	☐
Sie ist überrascht.	☐	☐
Sie ist gerührt.	☐	☐
Sie ist ausgeglichen.	☐	☐

92. Marie bietet seit neuestem Turnstunden an, weil ihr Bewegung großen Spaß macht. Da für ihre erste Einheit im neuen Jahr erst 9 Anmeldungen vorliegen, ist noch nicht sicher, ob die Turnstunden stattfinden können. Kurz vor Ablauf der Anmeldefrist kommen allerdings 6 weitere Teilnehmer dazu, wodurch der Kurs nun voll belegt ist. Wie fühlt sich Marie?

	eher wahrscheinlich	eher unwahrscheinlich
Sie freut sich.	☐	☐
Sie ist besorgt.	☐	☐
Sie ist glücklich.	☐	☐
Sie ist überrascht.	☐	☐
Sie ist hoffnungsvoll.	☐	☐

93. Yannick fährt oft mit dem Fahrrad zur Arbeit. Auf dem Nachhauseweg bleibt er kurz beim Bäcker stehen, um Brot zu holen. Sein Fahrrad sperrt er nicht ab, da diese Gegend ruhig und sicher ist und er nicht lange wegbleibt. Als er zurückkommt, stellt er fest, dass sein Fahrrad gestohlen wurde. Wie fühlt sich Yannick?

	eher wahrscheinlich	eher unwahrscheinlich
Er ist schockiert.	☐	☐
Er ist wütend.	☐	☐
Er ist verärgert.	☐	☐
Er ist unzufrieden.	☐	☐
Er ist überrascht.	☐	☐

94. Lukas muss am Morgen immer früh aus dem Haus. Das Mittagessen nimmt er aber gern zu Hause zu sich. Deshalb kocht sich Lukas seine Mahlzeiten oft vor. Diese stellt er dann über Nacht in den Kühlschrank. Am nächsten Tag stellt er fest, dass sein Mitbewohner sein vorbereitetes Essen aufgegessen hat. Wie fühlt sich Lukas?

	eher wahrscheinlich	eher unwahrscheinlich
Er bereut etwas.	☐	☐
Er ist verärgert.	☐	☐
Er ist traurig.	☐	☐
Er ist überrascht.	☐	☐
Er fühlt sich schuldig.	☐	☐

95. Karin wünscht sich von ihrer Mutter schon lange eine bestimmte Goldkette. An ihrem Geburtstag erblickt sie ein kleines Schmuckkästchen auf ihrem Geschenketisch. Sofort öffnet Karin das Schmuckkästchen und findet Perlenohrringe vor. Wie fühlt sich Karin?

	eher wahrscheinlich	eher unwahrscheinlich
Sie ist unglücklich.	☐	☐
Sie ist unzufrieden.	☐	☐
Sie ist überrascht.	☐	☐
Sie ist enttäuscht.	☐	☐
Sie ist frustriert.	☐	☐

96. Valerie und Lisa haben sich bei einer Wanderung, die durch ein Waldstück führt, verlaufen. Sie finden seit einer Stunde den Weg nicht mehr zurück und es beginnt bereits zu dämmern. Völlig aufgelöst und verzweifelt entdecken sie endlich eine Straße, wo sie ein Autofahrer mitnimmt und zurückbringt. Wie fühlen sich Valerie und Lisa?

	eher wahrscheinlich	eher unwahrscheinlich
Sie sind erleichtert.	☐	☐
Sie sind dankbar.	☐	☐
Sie sind überrascht.	☐	☐
Sie sind zufrieden mit dem Leben.	☐	☐
Sie sind ausgeglichen.	☐	☐

97. Chris arbeitet seit Wochen an seiner Diplomarbeit, die für seinen Abschluss sehr wichtig ist. Er gibt sich viel Mühe, um eine gute Note zu erhalten. Kurz vor Abgabetermin stürzt sein Computer, samt seiner Diplomarbeit, ab. Es ist unklar, ob er diese in so kurzer Zeit nachschreiben kann. Wie fühlt sich Chris?

	eher wahrscheinlich	eher unwahrscheinlich
Er bereut etwas.	☐	☐
Er ist verärgert.	☐	☐
Er hat Angst.	☐	☐
Er ist frustriert.	☐	☐
Er schämt sich.	☐	☐

98. Miriam hat sich gut für den anstehenden, schwierigen Aufnahmetest vorbereitet. Die schriftliche Phase lief sehr gut, die mündliche Phase eher schlechter. Nach dem Test ist Miriam sehr unsicher, erhält letztendlich aber eine Zusage. Wie fühlt sich Miriam?

	eher wahrscheinlich	eher unwahrscheinlich
Sie ist dankbar.	☐	☐
Sie freut sich.	☐	☐
Sie ist herausgefordert und motiviert.	☐	☐
Sie ist erleichtert.	☐	☐
Sie ist stolz.	☐	☐

99. Einer älteren Dame fällt ein 50 Euro-Schein auf den Boden, ohne es zu bemerken. Lisa beobachtet dies zufällig, hebt den Geldschein auf und gibt ihn der Dame sofort zurück. Wie fühlt sich die ältere Dame?

	eher wahrscheinlich	eher unwahrscheinlich
Sie freut sich.	☐	☐
Sie ist stolz.	☐	☐
Sie ist erleichtert.	☐	☐
Sie ist zufrieden mit ihrem Leben.	☐	☐
Sie ist dankbar.	☐	☐

100. Patrick ist sehr ehrgeizig und strebt schon lange eine Beförderung an. Sein Kollege wurde vor einigen Monaten befördert, was Patricks Meinung nach reines Glück war. Nun steht die nächste Chance auf eine Beförderung an. Wie fühlt sich Patrick?

	eher wahrscheinlich	eher unwahrscheinlich
Er ist ausgeglichen.	☐	☐
Er ist neidisch.	☐	☐
Er ist herausgefordert und motiviert.	☐	☐
Er ist erleichtert.	☐	☐
Er freut sich.	☐	☐

3. Textverständnis

Textverständnis wird bereits seit vielen Jahren für diverse Aufnahmetests verwendet und soll dein Verständnis für komplexe Texte abprüfen. Nachdem du einen Text gelesen hast, darfst du Fragen bezüglich des Textinhaltes beantworten. Dabei solltest du nicht auf dein eigenes Wissen zurückgreifen, sondern auf Basis des Textes die geeignete Antwort wählen. Die Aufgabenstellung wird so sein, dass du Fragen wie „Welche der folgenden Aussagen lassen sich von diesem Text ableiten“ oder spezifische inhaltliche Fragen beantworten musst.

Beim MedAT-H hast du, in einer Zeit von 35 Minuten, einen Aufgabenpool von 12 Beispielen zu lösen. Auf der nächsten Seite beginnt die erste Testsimulation. Viel Erfolg! :)

Dein Zugang zu den 120 Textverständniserklärungen:
Wir haben auf unserer E-Learning-Seite eine Sektion errichtet. In diesem Bereich kannst du die Erklärungen zu den Textverständnisaufgaben nachlesen und überprüfen. Besuche uns auf **www.medat-vorbereitung/buch-inhalte/** und melde dich an, um diese Erklärungen zu erhalten.
Dein Zugangscode: fasdkwqe

E-Learning

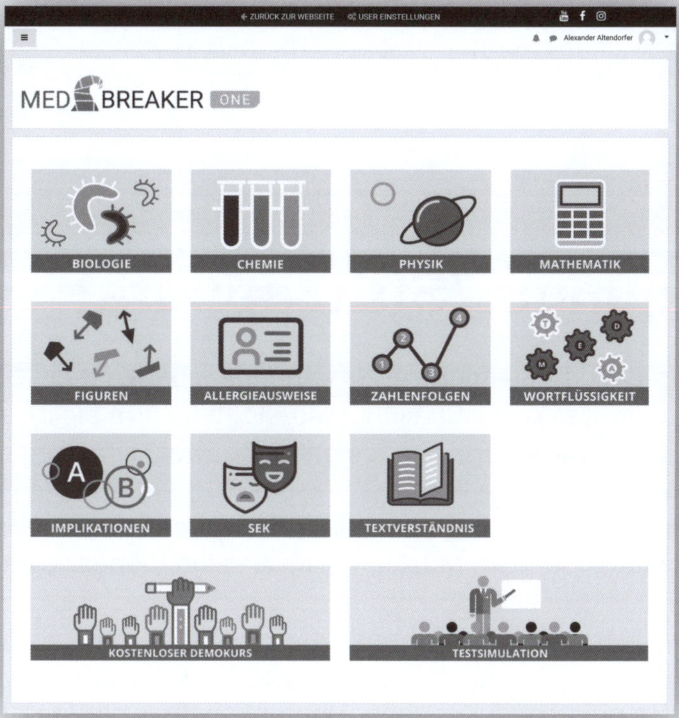

MEDBREAKER One

Das umfangreiche E-Learning-Paket

www.medbreaker.one

Dein -10 % Gutschein

Hol dir mit diesem Gutscheincode -10 % auf das E-Learning-Paket:
sek-tv-breaker-5219

App

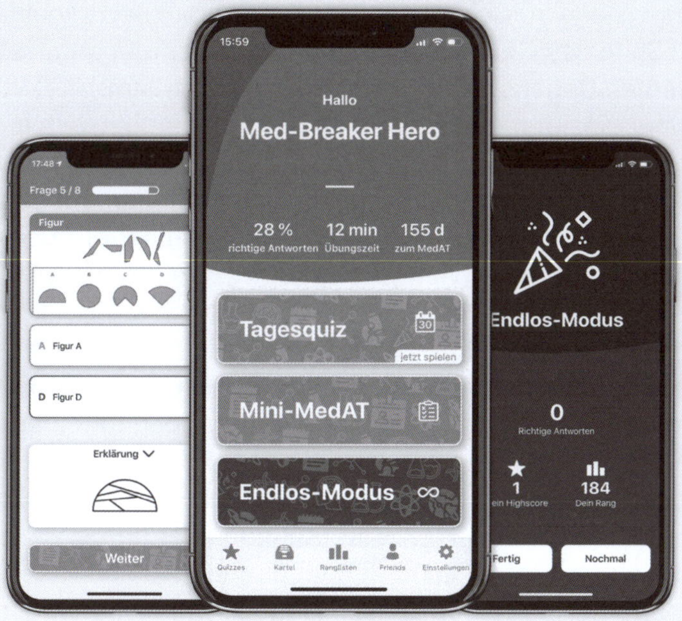

MedAT2go

Spielerisch und jederzeit auf den MedAT vorbereiten

Laden im App Store

JETZT BEI Google Play

Testsimulation A

12 Aufgaben
35 Minuten Bearbeitungszeit

Text 1: Bewegungs-/Stützapparat

Der Stütz- und Bewegungsapparat oder einfach nur Bewegungsapparat ist ein Organsystem in der Anatomie. Er sorgt dafür, dass der Körper in einer festgelegten Form bleibt, aber trotzdem zielgerichtet bewegt werden kann. Dafür ist er aus festen und beweglichen Organen zusammengesetzt. Das knöcherne Skelett sorgt für die Formgebung des Körpers. Es wird durch die Skelettmuskeln bewegt. Dazu dienen Sehnen als Kraftüberträger, die auf der einen Seite am Knochen angewachsen sind, auf der anderen Seite im Muskel verankert sind. Bänder dienen dazu, Gelenke zu festigen und zu sichern.
Mit dem Begriff „Stützapparat" werden in der Orthopädie auch Orthesen bezeichnet, die bei Funktionsbeeinträchtigungen des Stütz- und Bewegungsapparates angewendet werden. Das Skelett besteht aus verschieden geformten Knochen (Röhrenknochen, platte Knochen...), die zum Teil miteinander verwachsen sind, wie zum Beispiel das Becken. Es hat nicht nur die Aufgabe, die Form des Körpers zu gewährleisten und damit die Beweglichkeit des Organismus sicherzustellen, sondern hat auch Schutzfunktionen für innere Organe (wiederum Schädel und Becken) oder die Aufgabe, deren Arbeit überhaupt erst zu ermöglichen (der Brustkorb, ohne den die Atmung nicht funktionieren könnte). Zusätzlich ist das Innere der Knochen, das Knochenmark, eine wichtige Bildungsstätte für die Blutzellen. Die Knochen sind untereinander mit Gelenken verbunden, die Bewegungsrichtung und Bewegungsradius der Knochen bestimmen. Die Skelettmuskeln verbinden zwei verschiedene Knochen, indem sie über mindestens ein Gelenk hinweg mit ihren Sehnen an den Knochen ansetzen. Wenn sich ein Muskel verkürzt, zieht er die beiden Knochen in deren Gelenk aufeinander zu. Muskeln haben nur die Möglichkeit, sich zusammenzuziehen, nicht aber, sich selbst in ihre Ausgangslage zurück zu dehnen. Dafür brauchen sie einen oder mehrere Muskeln, die auf der anderen Seite des Gelenks ansetzen und die entgegengesetzte Bewegung bewirken. Solche Muskeln werden Gegenspieler (Antagonisten) genannt. Skelettmuskeln müssen nicht unbedingt nur an einer einzigen Stelle an einem Knochen angewachsen sein. Manche Muskeln teilen sich in zwei oder mehr Teile auf, die zwar auf einer Seite in einer gemeinsamen Sehne ansetzen, auf der anderen Seite aber an unterschiedlichen Stellen am selben oder sogar an verschiedenen Knochen enden. Solche Muskeln nennt man Bizeps (bei zwei Muskelköpfen), Trizeps (drei Muskelköpfe) oder Quadrizeps (vier Muskelköpfe). Skelettmuskeln bestehen aus einzelnen Zellen (Muskelfasern). Mehrere dieser Muskelfasern bilden Muskelfaserbündel, von denen mehrere zusammen mit einer festen, netzartigen Haut, der Faszie, umgeben sind und gemeinsam den Muskel bilden. Damit die Kraft, die von den Muskeln entwickelt wird, in Bewegungen der Knochen umgesetzt wird, müssen beide Baugruppen miteinander verbunden werden. Dies ist die Aufgabe der Sehnen. Sie bestehen aus festem, aber biegsamem kollagenem Bindegewebe. Ihre Fasern liegen parallel zur Zugrichtung. Sehnen sind im Muskel mit den Muskelfasern verwachsen und setzen am Knochen an Vorsprüngen oder aufgerauten Bereichen an. Zusätzlich zu den „normalen" Sehnen gibt es auch Sehnenplatten (Aponeurosen). Sie besitzen nicht die Form eines Seils, sondern einer festen, dicken Haut. An ihnen können mehrere Muskeln oder Muskelköpfe gemeinsam ansetzen (z. B. die Zungenaponeurose). Um den Sehnen unnötige Reibung, die sie schädigen können, zu ersparen, werden besonders lange Sehnen in Sehnen-

scheiden geführt. Dabei handelt es sich um Röhren aus zwei Hautschichten, zwischen denen sich Flüssigkeit (Synovia) befindet. Dadurch entsteht eine Gleitfläche, die die Reibung zwischen der Sehne und dem umgebenden Gewebe deutlich herabsetzt. Auch Bänder (Ligamente) bestehen meist aus kollagenen Fasern, seltener aber auch aus elastischem Bindegewebe. Sie liegen entweder um Gelenke herum oder in ihnen (zum Beispiel die Kreuzbänder des Kniegelenks). Sie stützen die Gelenke oder hemmen die Beweglichkeit der Knochen untereinander und helfen dadurch, Überdehnungen von Muskeln oder Sehnen zu vermeiden. Auch in der Bauchhöhle gibt es Bänder, die Organe an Ort und Stelle halten. Sie haben aber nichts mit den Bändern des Stützapparates zu tun. An Stellen, die eine besondere Gefahr für Sehnen darstellen, baut der Körper zusätzliche Polster ein, die die Sehne gegen Durchscheuern schützen sollen: die Schleimbeutel (Bursa synovialis). Diese Polster sind kleine Hautkissen, die mit einer Flüssigkeit gefüllt und unter der Sehne auf der gefährdeten Seite platziert sind. Durch die Flüssigkeit wird der Druck der Sehne gleichmäßig auf eine größere Fläche verteilt. Ein Sesambein ist ein kleiner Knochen, der in eine Sehne eingewachsen ist und für einen zusätzlichen Abstand zum Knochen sorgt. Dadurch entsteht ein größerer Hebel für die Sehne, sodass eine geringere Kraft notwendig ist, um den mit der Sehne verbundenen Knochen zu bewegen. Das bekannteste Beispiel für ein Sesambein ist die Kniescheibe, die in der Ansatzsehne des Musculus quadriceps femoris eingelagert ist. Durch diese Konstruktion kann der Unterschenkel leicht gestreckt werden, ohne dass der Oberschenkel noch mehr Muskelmasse braucht.

Fragen zu Text 1

1. Welche der folgenden Aussagen lässt/lassen sich aus dem Inhalt dieses Textes ableiten?

1. Aponeurosen sind von der Form ausgehend kaum von anderen Sehnen-Elementen zu unterscheiden.
2. Ein Skelettmuskel ist mit Sehnen an mindestens einem Knochen verbunden.
3. Der Antagonist zieht den Agonisten von derselben Seite aus, in dessen Ausgangslage zurück.
4. Die Funktion eines Sesamknochens ist es, die Hebelwirkung zu vergrößern.

A) 1., 2. und 4. sind richtig.
B) 3. und 4. sind richtig.
C) Nur 2. ist richtig.
D) Nur 4. ist richtig.
E) Alle Aussagen sind richtig.

2. Welche der folgenden Aussagen lassen sich aus dem Inhalt dieses Textes ableiten?

1. Eine Bursa synovialis ist ein mit Flüssigkeit gefülltes Hautkissen, welches auf der für das Durchscheuern gefährdeten Seite liegt und die Funktion hat, den Druck, der auf den Bändern lastet, gleichmäßig auf eine größere Fläche zu verteilen.
2. Bänder bestehen aus kollagenen oder elastischen Fasern und hemmen die Beweglichkeit der Knochen.
3. Die Kniescheibe ist ein Beispiel für ein Sesambein, das in der Ursprungssehne des Musculus quadriceps femoris eingelagert ist.
4. Die Sehnen bestehen aus festem, biegsamem Bindegewebe und liegen antiparallel zur Zugrichtung.
5. Sehnen sind auf einer Seite im Muskel verankert und auf der anderen am Knochen festgewachsen.

A) 1., 2. und 5. sind richtig.
B) 1., 2., 4. und 5. sind richtig.
C) Alle Aussagen sind richtig.
D) 1., 3. und 5. sind richtig.
E) 2. und 5. sind richtig.

3. Welche der folgenden Aussagen lässt/lassen sich aus dem Inhalt dieses Textes ableiten?

1. Der Stützapparat setzt sich primär aus soliden Bestandteilen zusammen.
2. Die Bezeichnung „Stützapparat“ bezeichnet nicht nur den menschlichen Bewegungs- und Stützapparat.
3. Die Bewegungsrichtung bzw. der Bewegungsradius hängen primär von den Knochen selbst ab.
4. Die Synovia liegt in einer Röhre zwischen den zwei Hautschichten und hat die Aufgabe, die Reibung, die auf die Bänder wirkt, zu vermindern.

A) Alle Aussagen sind richtig.
B) 1. und 3. sind richtig.
C) 2. und 3. sind richtig.
D) Nur 2. ist richtig.
E) Keine der gegebenen Aussagen ist richtig.

Text 2: Auge

Die Augen der Wirbeltiere sind sehr empfindliche und teils hoch entwickelte Sinnesorgane. Sie liegen geschützt und eingebettet in einem Muskel-, Fett- und Bindegewebspolster in den knöchernen Augenhöhlen (Orbita) des Schädels. Bei landlebenden Wirbeltieren wird das Auge nach außen hin durch die Augenlider geschützt. Zudem wird die empfindliche Hornhaut durch ständiges Benetzen mit Tränenflüssigkeit vor dem Austrocknen geschützt. Auch die Wimpern dienen dem Schutz vor Fremdkörpern, Staub und kleineren Partikeln. Das Sehorgan der Wirbeltiere kann in drei Untereinheiten gegliedert werden: den Augapfel (Bulbus oculi), die Anhangsorgane des Auges und die Sehbahn. Mit einigen Ausnahmen entspricht der Aufbau des Wirbeltierauges dem des Menschen. Gleichwohl finden sich bei manchen Vögeln, Reptilien und wasserlebenden Wirbeltieren teils erhebliche Unterschiede hinsichtlich ihrer Funktionalität und Leistungsfähigkeit. Äußerlich sichtbar sind lediglich die Hornhaut, Sclera und Bindehaut, Iris und Pupille, sowie die Augenlider und ein Teil der abführenden Tränenwege (Tränenpünktchen). Der Augapfel (Bulbus oculi) ist ein fast kugelförmiger Körper, dessen Hülle aus drei konzentrischen Schichten, Lederhaut, Aderhaut und Netzhaut, besteht, die alle unterschiedliche Aufgaben haben. Der Innenraum des Augapfels enthält den Glaskörper (Corpus vitreum), sowie die Linse (Lens) und wird unterteilt in vordere und hintere Augenkammer. Zudem besitzt der Augapfel ein optisches System, den sogenannten dioptrischen Apparat, welcher ein scharfes Sehen erst möglich macht. Dieses System besteht neben der Linse und dem Glaskörper aus dem Kammerwasser und der Hornhaut. Zu den Anhangsorganen des Auges gehören der Tränenapparat, die Augenmuskeln, die Bindehaut und die Augenlider. Der Tränenapparat landlebender Wirbeltiere besteht aus der für die Produktion von Tränen¬flüssigkeit zuständigen Tränendrüse, sowie aus den zu- und ableitenden Gefäßen und Kanälen, den Tränenwegen, die die Tränenflüssigkeit transportieren. Das gesamte Organ dient der Versorgung der vorderen Augenabschnitte, ihrer Reinigung und ihrem Schutz. Um die Augen bewegen zu können, verfügt das Wirbeltierauge über sieben (beim Menschen sechs) äußere Augenmuskeln. Sie sind unterteilt in vier gerade und zwei schräge Augenmuskeln, die das Auge jeweils in die unterschiedlichsten Richtungen ziehen können. Je nach Augenstellung verfügen die Muskeln über mehr oder weniger ausgeprägte Haupt- und Teilfunktionen, die sich in der Hebung, Senkung, Seitwärtswendung oder Rollung des Augapfels ausdrücken. Die so ausgelösten Augenbewegungen erfolgen einerseits mit dem Ziel, Objekte im Außenraum fixieren zu können, andererseits um das Blickfeld zu vergrößern. Zudem sind sie bei manchen Spezies Voraussetzung für die Entstehung von räumlichem Sehen. Die Bindehaut, auch Konjunctiva genannt, ist eine Schleimhaut im vorderen Augenabschnitt. Sie beginnt an der Lidkante und überzieht die hintere, dem Augapfel zugewandte Fläche der Augenlider. Dieser Schleimhautüberzug wirkt wie ein weiches Wischtuch und verteilt beim Lidschlag die Tränenflüssigkeit über der Hornhaut, ohne diese zu verletzen. Das Augenlid ist eine dünne, aus Muskeln, Bindegewebe und Haut bestehende Falte, die ein Auge vollständig bedecken kann, um es unter anderem mittels eines Reflexes vor äußeren Einwirkungen und Fremdkörpern zu schützen.
Es verteilt bei jedem Lidschlag Tränenflüssigkeit, die sich in Form eines Tränenfilms über der vorderen Augapfelfläche anlagert und so die empfindliche Hornhaut sauber und feucht hält. Fische besitzen keine Augenlider. Als Sehbahn bezeichnet man alle Übertragungsleitungen und neuronalen Verschaltungen des visuellen Systems vom Auge bis zum Gehirn. Hierzu zählen die Netzhaut im Auge, der Sehnerv bis zu seinem Verlauf an der Sehnervenkreuzung, sowie den sich daran anschließenden Tractus opticus. Im seitlichen Kniehöcker des Thalamus im Zwischenhirn (Corpus geniculatum laterale) finden die ersten Verschaltungen der Sehbahn außerhalb der Netzhaut statt. Sie setzt sich fort als sogenannte Gratioletsche Sehstrahlung bis zur primären Sehrinde.

Fragen zu Text 2

4. Welche der folgenden Aussagen lässt/lassen sich NICHT aus dem Inhalt dieses Textes ableiten?

1. Der Aufbau des Wirbeltierauges entspricht dem des Menschen, lediglich bei wasserlebenden Wirbeltieren, Vögeln und Reptilien gibt es einige Unterschiede.
2. Zuständig für die Versorgung, Reinigung und den Schutz der vorderen Augenabschnitte ist der Tränenapparat.
3. Der Augapfel ist ein rein kugelförmiger Körper, dessen drei Schichten (Aderhaut, Lederhaut und Netzhaut) je eine andere Funktion erfüllen.
4. Es gibt einen markanten Unterschied im Bereich der Augen sowie umliegenden Strukturen zwischen Fisch und Mensch.

A) Aussagen 1. und 3.
B) Aussagen 1., 3. und 4.
C) Aussagen 2. und 4.
D) Nur Aussage 2.
E) Keine der gegebenen Aussagen ist korrekt.

5. Welche der folgenden Aussagen lässt/lassen sich aus dem Inhalt dieses Textes ableiten?

1. Der vor Fremdkörpern schützende Reflex, bei dem das Augenlid das Auge bedeckt, nennt sich Lidzuckreflex.
2. Die Konjunctiva befindet sich im vorderen Augenabschnitt und ist eine Schleimhaut, die die hintere, dem Augapfel abgewandte Seite der Augenlider überzieht.
3. Die sechs Augenmuskeln des Menschen sind in vier gerade und zwei schräge Augenmuskeln unterteilt.
4. Tränenapparat, Augenmuskeln, Bindehaut und Augenglider gehören zu den Anhangsorganen des Auges.
5. Die Sehnervenkreuzung liegt nach der Einmündung des Sehnervs in den Tractus opticus.

A) 1., 2. und 5. sind korrekt.
B) Nur 4. ist korrekt.
C) 3. und 5. sind korrekt.
D) Nur 3. ist korrekt.
E) Alle Aussagen sind falsch.

Text 3: Die Zellen des Immunsystems

Die Zellen des Immunsystems zirkulieren in den Blutgefäßen und Lymphbahnen und kommen in den Geweben des Körpers vor. Dringt ein Krankheitserreger in den Körper ein, so können die Abwehrzellen ihn bekämpfen. Neutrophile Granulozyten, Monozyten/Makrophagen und dendritische Zellen können beispielsweise durch Aufnahme und Verdauung (Phagocytose) den Erreger selbst vernichten oder durch die Produktion von Immunmodulatoren und Zytokinen die Immunreaktion des Organismus steuern und andere Abwehrzellen zum Ort der Entzündung locken. Granulozyten machen den Großteil der weißen Blutkörperchen (Leukozyten) aus. Sie können die Blutbahn verlassen und ins Gewebe einwandern. Granulozyten haben in ihrem Zytoplasma zahlreiche Bläschen („Granula"), die aggressive Stoffe enthalten, mit denen Krankheitserreger unschädlich gemacht werden können. Andere Stoffe (beispielsweise Histamin) spielen bei der Entzündungsreaktion und bei Allergien eine Rolle. Die Neutrophilen Granulozyten machen 40 bis 50 Prozent der zirkulierenden Leukozyten aus. Aktiviert durch Zytokine, die vom Ort der Infektion ausgesondert werden, wandern sie aus den Blutgefäßen in das betroffene Gewebe ein. Die Granula der Neutrophilen enthalten einen Mix aus verschiedensten Stoffen. Dieser „Cocktail" ermöglicht es den Neutrophilen, sich einen Weg durch das Gewebe zu bahnen und zu den Bakterien vorzudringen. Dort sind sie in der Lage, Krankheitserreger (beispielsweise Bakterien) unter anderem durch Phagozytose zu vernichten. Eosinophile Granulozyten machen etwa 3–5 Prozent der Zellen im Differentialblutbild aus. Auch Eosinophile sind zur Chemotaxis befähigt, d. h., sie können sich in Richtung eines Entzündungsortes fortbewegen. Eosinophile enthalten in ihren Granula Proteine, die sie nach Stimulation durch Antikörper der IgE-Klasse freisetzen. Eosinophile spielen eine wichtige Rolle bei der Parasitenabwehr - bei einem Befall mit Parasiten kommt es daher zu einer starken Vermehrung der Eosinophilen im Blut. Auch bei Allergien ist die Anzahl der Eosinophilen im Blut erhöht, was darauf hinweist, dass sie auch bei dieser Erkrankung eine Rolle spielen. Basophile Granulozyten besitzen zahlreiche grobe, unregelmäßige Granula. Im Differentialblutbild machen sie nur einen geringen Anteil aus (< 2 Prozent). Wenn ihre Rezeptoren durch an IgE gebundene Allergene stimuliert werden, schütten Basophile toxische Mediatoren, wie Histamin und Plättchenaktivierenden Faktor (PAF) aus. Über die physiologische Bedeutung der Basophilen besteht aber weitgehend Unklarheit. Makrophagen reifen aus Monozyten heran, welche die Blutbahn verlassen. Makrophagen halten sich im Gewebe auf, dort erkennen und phagozytieren sie eingedrungene Erreger. Können die Erreger nicht durch die Makrophagen allein bekämpft werden, so können Makrophagen die adaptive Immunabwehr aktivieren. Die Natürlichen Killerzellen (NK-Zellen) sind Teil der angeborenen Immunabwehr. Obwohl NK-Zellen keine antigenspezifischen Rezeptoren auf ihrer Oberfläche tragen, werden sie zu den Lymphozyten gezählt, da sie eine gemeinsame Vorläuferzelle im Knochenmark haben. Dendritische Zellen sind Zellen des Immunsystems, die sich je nach Typ aus Monozyten oder Vorläufern der T-Zellen entwickeln. Sie nehmen als Phagozyten Krankheitserreger auf, wandern in den nächsten Lymphknoten, und stimulieren die adaptive Immunabwehr indem sie die Antigene des zerlegten Erregers an ihrer Oberfläche den T-Lymphozyten präsentieren. Es genügt eine dendritische Zelle, um 100 bis 3.000 Antigen-spezifische T-Zellen zu aktivieren. Dies macht sie effizienter als z. B. Monozyten. Dendritische Zellen sorgen auch für immunologische Toleranz gegenüber Selbstantigenen. Sie kommen vor allem in der Haut und in den Schleimhäuten vor. Dendritische Zellen können auch mit B- und NK-Zellen interagieren. T-Lymphozyten, auch T-Zellen genannt, entstehen im Knochenmark aus den Lymphoblasten und wandern in den Thymus, wo sie ausreifen. Im Gegensatz zu den B-Lymphozyten, die auch freie Antigene erkennen, erkennen T-Zellen nur Antigene, die im Komplex mit MHC-Molekülen auf den Oberflächen von körpereigenen Zellen präsentiert werden. Die T-Helferzellen koordinieren die Immunreaktion. Sie erkennen über ihren spezifischen T-Zell-Rezeptor Antigene, die ihnen von den antigenpräsentierenden Zellen (dendritische Zellen, Makrophagen, B-Lymphozyten) dargeboten werden. Diese Aktivierung veranlasst die T-Helferzelle sich zu teilen und ihre Botenstoffe freizusetzen. Die zytotoxischen T-Zellen können Antigene erkennen, die ihnen mithilfe der MHC-I-Komplexe präsentiert werden – körpereigene Zellen, die durch Krankheitserreger (zum Beispiel Viren) befallen sind, melden so ihren Zustand an das Immunsystem. Die zytotoxischen T-Zellen heften sich dann mit ihren T-Zell-Rezeptoren an diese Körperzellen. Wenn sich noch weitere Rezeptoren an das fremde Eiweiß geheftet haben, beginnen sich die T-Zellen schnell zu vermehren, und schütten Substanzen aus, welche die infizierte oder krankhaft veränderte Zelle absterben lassen (sogenannte Apoptose, programmierter Zelltod). B-Lymphozyten, oder kurz B-Zellen, gehören ebenfalls zu den Leukozyten. Bei Säugetieren entstehen die B-Zellen, wie alle anderen Abwehrzellen auch, im Knochenmark. Bindet eine B-Zelle an das Antigen, das zu ihrem Rezeptor passt, kann sie durch Lymphokine aktiviert werden, die von aktivierten T-Helferzellen ausgeschüttet werden. Die derart aktivierten B-Zellen können sich daraufhin zu antikörperproduzierenden Plasmazellen oder zu Gedächtniszellen entwickeln.

Fragen zu Text 3

6. **Welche der folgenden Aussagen lässt/lassen sich aus dem Inhalt dieses Textes ableiten?**

1. Zu den Phagozyten gehören Neutrophile Granulozyten, Monozyten bzw. Makrophagen, sowie T-Zellen.
2. Die zytotoxischen T-Zellen sorgen dafür, dass infizierte bzw. krankhaft veränderte Zellen absterben, auch genannt Nekrose.
3. Die Basophilen Granulozyten machen im Differentialblutbild ca. 2% aus.
4. Die natürlichen Killerzellen werden zu den Lymphozyten gezählt, da sie keine antigenspezifischen Rezeptoren auf ihrer Oberfläche tragen.

A) 1., 3. und 4. sind richtig.
B) 2. und 4. sind richtig.
C) Nur 3. ist richtig.
D) 1. und 3. sind richtig.
E) Keine der gegebenen Aussagen ist richtig.

7. **Welche der folgenden Aussagen lässt/lassen sich NICHT aus dem Inhalt dieses Textes ableiten?**

1. Die Eosinophilen Granulozyten haben den geringsten Anteil am Differentialblutbild, etwa 3-5%.
2. Basophile Granulozyten schütten toxische Mediatoren aus, wenn sie von IgE aktiviert werden.
3. Bei einer Abwehrreaktion gegen Parasiten sind die Eosinophilen Granulozyten erhöht.
4. T-Lymphozyten werden im Thymus gebildet und wandern anschließend in das Knochenmark, wo sie ausreifen.
5. Die Neutrophilen Granulozyten wandern nach einer Aktivierung durch Zytokine in das betroffene Gewebe.

A) Aussagen 1. und 2.
B) Aussagen 1., 2. und 4.
C) Aussagen 3., 4. und 5.
D) Aussagen 3. und 5.
E) Keine der genannten Antworten ist richtig.

8. **Welche der folgenden Aussagen lässt/lassen sich aus dem Inhalt dieses Textes ableiten?**

1. B-Lymphozyten entstehen im Knochenmark.
2. Dendritische Zellen sorgen für immunologische Toleranz gegenüber Selbstantikörpern.
3. T-Zellen erkennen über ihren Rezeptor Antigene, die ihnen von den antigenpräsentierenden Zellen dargeboten werden.
4. B-Zellen können über Lymphokine aktiviert werden, wenn sie an einen Antikörper binden, der an ihren Rezeptor passt.

A) Nur 1. ist richtig.
B) 2. und 3. sind richtig.
C) Nur 3. ist richtig.
D) 3. und 4. sind richtig.
E) Alle gegebenen Aussagen sind richtig.

Text 4: Die menschliche Lunge

Die menschlichen Lungen, als typische Säugetierlungen, bestehen aus einer rechten Lunge (rechtem Lungenflügel) und einer linken Lunge (linkem Lungenflügel). Jeder Lungenflügel wird durch Furchen in so genannte Lungenlappen unterteilt. Der rechte Lungenflügel teilt sich dabei in drei (Oberlappen, Mittellappen und Unterlappen), der linke Lungenflügel in lediglich zwei Lappen (Oberlappen und Unterlappen) auf. Die Lungenlappen wiederum werden in Lungensegmente unterteilt. Die Bezeichnung erfolgt hier entsprechend der Zuordnung zum versorgenden Bronchialast. 10 Segmente finden sich in der rechten Lunge. Im linken Flügel gibt es nur 9 Segmente, da das 7. Segment fehlt. Der linke Lungenflügel ist etwas kleiner als der rechte, da auf der linken Seite das Herz einigen Raum einnimmt. Dabei besteht der rechte Lungenoberlappen aus dem apikalen, dem posterioren und dem anterioren Oberlappensegment sowie der Mittellappen (nur rechts) aus dem lateralen und dem medialen Mittellappensegment (Segmente 4,5). Es folgen das apikale Unterlappensegment (6er Segment) sowie die vier basalen Unterlappensegmente rechts (mediobasal, anterobasal, laterobasal, posterobasal). Auf der linken Seite besteht der Oberlappen aus den Segmenten 1 bis 3, Namensgebung wie im rechten Oberlappen, sowie aus den beiden Lingulasegmenten (4,5) (superiores und inferiores Lingulasegment). Es folgen das apikale Unterlappensegment (6er Segment) sowie die drei basalen Unterlappensegmente: anterobasal, laterobasal und posterobasal (Segmente 8 bis 10). Das mediobasale Segment fehlt. Die funktionelle Lungeneinheit ist nicht der Lungenlappen, sondern das Lungensegment. Die Lungenflügel liegen in der Brusthöhle. Oben überragt die Lungenspitze um etwa 1–2 cm das Schlüsselbein, unten liegt die Lunge dem Zwerchfell auf, dessen Lage sehr variabel ist und vorrangig von der Atemstellung und der Körperlage (im Liegen höher als im Sitzen) abhängt. Grob kann man sagen, dass in der Atemruhestellung die Lungenränder auf der Bauchseite in Höhe der 6. Rippe, seitlich in Höhe der 8. Rippe und auf der Rückenseite in Höhe der 10. Rippe zu liegen kommen. Dieser Unterschied ergibt sich aus der schrägen Zwerchfellansatzlinie. Die linke Lunge ist allgemein kleiner, weil ihr das Herz zum größten Teil aufliegt. Dadurch und bedingt durch die Aufspaltung der Luftröhre in die Hauptbronchien, sodass der linke Luftröhren-Bronchien-Winkel kleiner ist als der rechte, wird die rechte Lunge in der Regel besser belüftet. Der Winkel, der von der Trachea und dem rechten Hauptbronchus eingeschlossen wird, ist größer als jener zwischen Trachea und linkem Hauptbronchus. Dies hat Konsequenzen bei der Aspiration von Fremdkörpern: Diese gelangen meistens in den rechten Hauptbronchus. Das Lungenvolumen eines erwachsenen Menschen beträgt durchschnittlich 5 bis 6 Liter.

Fragen zu Text 4

9. Welche der folgenden Aussagen lässt/lassen sich aus dem Inhalt dieses Textes ableiten?

1. Die rechte Lunge hat 10, die linke 9 Segmente.
2. Die funktionelle Lungeneinheit ist nicht das Lungensegment, sondern der Lungenlappen.
3. Der linke Luftröhren-Bronchien Winkel ist kleiner als der rechte, was eine bessere Belüftung der linken Lunge zur Folge hat.
4. Die Lungenränder befinden sich (in Ruhestellung) etwa bei 6., 8. und 9. Rippe.

A) 1. und 2. sind korrekt.
B) 1., 2. und 3. sind korrekt.
C) Nur 1. ist korrekt.
D) 2. und 4. sind korrekt.
E) Keine der gegebenen Aussagen ist richtig.

10. Welche der folgenden Aussagen lässt/lassen sich NICHT aus dem Inhalt dieses Textes ableiten?

1. Der linke Lungenflügel ist kleiner als der rechte, da rechts das Herz einiges an Raum einnimmt.
2. Eingeatmete Fremdkörper gelangen meist in den rechten Hauptbronchus, da hier der Winkel zwischen Bronchus und Trachea kleiner ist.
3. Die Lage des Zwerchfells ist sehr variabel und ist primär von zwei Faktoren abhängig.
4. Die Lungenflügel lassen sich weiter in Lappen unterteilen. Rechts sind das Ober- und Unterlappen und links Ober- Mittel- und Unterlappen.

A) Aussagen 1., 2. und 4.
B) Nur Aussage 3.
C) Aussagen 1. und 3.
D) Aussagen 2. und 4.
E) Alle gegebenen Aussagen lassen sich ableiten.

Text 5: Das menschliche Gehirn

Das Großhirn ist in der Mitte durch einen Einschnitt in zwei Halbkugeln (Hemisphären) geteilt. Zwischen diesen gibt es eine breite Verbindung aus einem dicken Nervenstrang, Corpus callosum oder Balken genannt, und weitere kleinere Verbindungen. Seine 2–4 mm dicke Oberflächenschicht (Großhirnrinde, Cortex) ist stark gefaltet und fast einen Viertel Quadratmeter groß. Sie enthält etwa 16 Milliarden Nervenzellen, was etwa einem Fünftel der Nervenzellen des gesamten Gehirns entspricht. Auf der Rinde lassen sich die sogenannten Rindenfelder lokalisieren, unterschieden zwischen primären Feldern und Assoziationsfeldern. Die primären Felder verarbeiten nur Informationen einer bestimmten Qualität, solche über Wahrnehmungen (Empfindung, zum Beispiel Sehen, Riechen, Berührung) oder über einfache Bewegungen. Die Assoziationsfelder stimmen verschiedene Funktionen aufeinander ab. Die Zuweisung eines Rindenfeldes zu einer bestimmten Funktion wird immer wieder definiert und relativiert. Erst das korrekte Zusammenspiel verschiedener Felder ermöglicht eine Funktion. Zu den primären Feldern zählen zum Beispiel der visuelle Cortex, der am hinteren Pol des Gehirns liegt und auf dem die Projektionen der Sehbahn münden, und der auditorische Cortex, der der Verarbeitung akustischer Reize dient und seitlich im Schläfenlappen liegt. Assoziative Felder finden sich unter anderem im vorderen Teil des Gehirns. Ihre Aufgaben sind zum Beispiel Gedächtnis und höhere Denkvorgänge. Die Rindenfelder und ihre Funktionen können voneinander abgegrenzt werden, indem nach deren Ausfall (zum Beispiel durch Schlaganfall) die Tätigkeit des Patienten oder durch elektrische Stimulation, mikroskopische und andere Techniken das gesunde Gehirn untersucht wird. Neben der Großhirnrinde sind meist andere Hirnregionen an einer bestimmten Funktion beteiligt.
Zum Zwischenhirn gehören vier Teile: Thalamus (oberer Teil), Hypothalamus, der mit der Hypophyse (Hirnanhangdrüse) verbunden ist, Subthalamus und Epithalamus. Der Thalamus ist der Vermittler sensorischer und motorischer Signale zum und vom Großhirn. Bei ihm laufen alle Informationen der Sinnesorgane zusammen und werden weitervermittelt. Er besteht hauptsächlich aus grauer Substanz. Der Hypothalamus steuert zahlreiche körperliche und psychische Lebensvorgänge und wird selbst teils neuronal über das vegetative Nervensystem, teils hormonell über den Blutweg gesteuert. Hypothalamus und Hypophyse (wichtige Hormondrüse des Körpers, die über den Hypophysenstiel mit dem Hypothalamus verbunden ist) sind das zentrale Bindeglied zwischen dem Hormon- und dem Nervensystem. Das Zwischenhirn ist beteiligt an der Schlaf-Wach-Steuerung (siehe ARAS, Schmerzempfindung, Temperaturregulation).
Am Kleinhirn lassen sich ebenfalls zwei Hemisphären unterscheiden. Zusätzlich werden weitere Teile abgegrenzt. Es ist zum Beispiel für Gleichgewicht und Bewegungen und deren Koordination verantwortlich. Bei Tieren ist es – im Vergleich zum Großhirn – oft stärker entwickelt als beim Menschen, insbesondere bei Arten mit Flugvermögen oder bei schnellen Räubern.
Außerdem wird dem Kleinhirn eine Funktion beim unbewussten Lernen zugeschrieben. Neuere Forschungen (2005) lassen darauf schließen, dass es am Spracherwerb und dem sozialen Lernen beteiligt ist. Der Hirnstamm ist der stammesgeschichtlich älteste Teil des Gehirns. Er bildet den untersten Gehirnabschnitt und besteht aus auf- und absteigenden Nervenfasern (Weiße Substanz) und Ansammlungen von Neuronen beziehungsweise von Somata (Graue Substanz). Es besteht morphologisch aus dem Mittelhirn, der Brücke (Pons) und dem Nachhirn (auch verlängertes Mark = Medulla oblongata genannt, da zwischen Rückenmark und Brücke gelegen). Der Hirnstamm verschaltet und verarbeitet eingehende Sinneseindrücke und ausgehende motorische Informationen und ist zudem für elementare und reflexartige Steuermechanismen zuständig. Im Nachhirn kreuzen sich die Nervenbahnen der beiden Körperhälften. Außerdem werden hier viele automatisch ablaufende Vorgänge wie Herzschlag, Atmung oder Stoffwechsel gesteuert. Ebenso befinden sich hier wichtige Reflexzentren, die zum Beispiel Lidschluss-, Schluck-, Husten- und andere Reflexe auslösen. Das untere Ende des Nachhirns schließt an das Rückenmark an.

Fragen zu Text 5

11. Welche der folgenden Aussagen lässt/lassen sich aus dem Inhalt dieses Textes ableiten?

1. Es wurde 2005 bewiesen, dass das Kleinhirn am Spracherwerb und am sozialen Lernen beteiligt ist.
2. Die Nervenbahnen der linken und der rechten Körperhälfte laufen auf direktem Wege von der jeweiligen Hemisphäre zu der zugehörigen Körperhälfte.
3. Die vier Teile des Zwischenhirns sind Thalamus, Hypophyse, Epithalamus und Subthalamus.
4. Der Cortex enthält etwa ein Fünftel der Nervenzellen des gesamten Gehirns, im Schnitt 16 Millionen.

A) 1. und 4. sind richtig.
B) 1., 3. und 4. sind richtig.
C) 3. und 4. sind richtig.
D) Nur 1. ist richtig.
E) Keine der gegebenen Aussagen ist richtig.

12. Welche der folgenden Aussagen lässt/lassen sich NICHT aus dem Inhalt dieses Textes ableiten?

1. Die assoziativen Felder findet man nur im vorderen Gehirnteil.
2. Das Gehirn ist in zwei Kugeln (Hemisphären) unterteilbar, die unter anderem über das Corpus callosum verbunden sind.
3. Der Hirnstamm ist dem Rückenmark vorgeschaltet.
4. Der Hypothalamus stellt die wichtigste Hormondrüse des Körpers dar.
5. Auditorischer und visueller Cortex gehören zu den primären Feldern.

A) Aussagen 1., 2., 3. und 5.
B) Alle genannten Aussagen lassen sich ableiten.
C) Aussagen 1., 2. und 4.
D) Aussagen 3., 4. und 5.
E) Aussagen 3. und 5.

Testsimulation B

- 12 Aufgaben
- 35 Minuten Bearbeitungszeit

Text 1: Die Thyreotrope Achse

Die Hypophyse schüttet das Steuerhormon Thyreotropin (TSH) aus, das in der Schilddrüse die Sekretion von Thyroxin (T4) und Triiodthyronin (T3) anregt. Diese Schilddrüsenhormone ihrerseits hemmen im Sinne einer Gegenkopplung (Negative Rückkopplung) die Produktion und Ausschüttung von TSH, so dass sich normalerweise ein Gleichgewichtsspiegel der Menge an Schilddrüsenhormonen im Blut einstellt. fT4 (freies T4) ist dabei das entscheidende Feedback-Signal für die Hemmung der Sekretion von Thyreotropin, während die T3 Konzentration im Plasma nach aktuellen Erkenntnissen keinen eigenen hemmenden Effekt auf die Sekretion von Thyreotropin hat. T3 bindet an einen nukleären Rezeptor auf den Thyretropinzellen, wodurch die Biosynthese von TSH und von TRH-Rezeptoren blockiert wird. Die Produktion und die Ausschüttung des TSH hängt zudem von dem Spiegel des Thyreotropin Releasing-Hormons TRH und des Somatostatins ab, die beide vom Hypothalamus produziert und ausgeschüttet werden. Der Hypothalamus gibt den Sollwert der Schilddrüsenhormone im Blut vor und misst ständig den Istwert. Um den Istwert der Schilddrüsenhormone im Blut an den Sollwert der Schilddrüsenhormone im Blut anzupassen, kann der Hypothalamus die Produktionsmenge an TRH und damit die Produktionsmenge an TSH und Schilddrüsenhormonen beeinflussen. Abgesehen von diesem Hauptregelkreis gibt es weitere eingeschaltete Rückkoppelungsschleifen, z. B. ein Ultra-Short-Feedback von TSH auf seine eigene Ausschüttung (Brokken-Wiersinga-Prummel-Regelkreis), ein Long-Feedback von Schilddrüsenhormonen auf die TRH-Freisetzung und Regelkreise, welche die Plasmaproteinbindung von T4 und T3 einstellen. Studien an großen Populationen haben gezeigt, dass es auch beim Menschen eine zusätzliche Vorsteuerung gibt, die den TSH-Spiegel mit der Aktivität von Dejodinasen verknüpft. Dieser TSH-T3-Shunt könnte erklären, warum die Summenaktivität peripherer Dejodinasen bei hypothyreoten Patienten höher als bei euthyreoten ist und warum ein kleiner Teil der Betroffenen von einer Substitutionstherapie mit T3 profitiert. Die TSH-Sekretion wird außer durch TRH, Somatostatin und periphere Schilddrüsenhormone durch vielfältige weitere afferente Signale gesteuert. Dies ist vermutlich einer der Gründe dafür, dass die Beziehung zwischen fT4 und TSH von dem früher propagierten loglinearen Zusammenhang abweicht. Die Jodaufnahme der Schilddrüse ist nicht nur vom TSH-Spiegel abhängig, sondern unterliegt auch einer jodabhängigen Autoregulation. Eine geringe Jodkonzentration im Blut erhöht die Aufnahme von Jod im Magen-Darm-Trakt und die Aufnahme von Jod in die Schilddrüse auch bei Fehlen von TSH. Zusätzlich wird ebenfalls bei Abwesenheit von TSH die Synthese von Schilddrüsen-Hormonen gesteigert. Gaben großer Mengen von Jodid (mehrere Hundert Milligramm – der Tagesbedarf des Gesunden wird von der WHO mit 200 Mikrogramm angegeben) hemmen Jodidaufnahme, Hormonsynthese und Hormonausschüttung (Wolff-Chaikoff-Effekt). Diesen Effekt, der nur wenige Tage anhält, machte man sich früher zur Behandlung einer Hyperthyreose vor Schilddrüsenoperation zunutze.

Fragen zu Text 1

13. Welche der folgenden Aussagen lässt/lassen sich aus dem Inhalt dieses Textes ableiten?

1. Freies Thyroxin und Triiodthyronin haben einen hemmenden Effekt auf die Thyreotropin-Produktion.
2. Der TSH Spiegel ist direkt von Thyroxin, Triiodthyronin, Somatotropin und Thyreotropin abhängig.
3. Das Long-Feedback hat einen Effekt, der im Blut zum Tragen kommt.
4. Der Wolff-Chaikoff-Effekt wurde früher zur Behandlung von Hypothyreose vor Schilddrüseneingriffen angewandt.

A) 1. und 2. sind richtig.
B) 1., 3. und 4. sind richtig.
C) Nur 3. ist richtig.
D) Alle Aussagen lassen sich ableiten.
E) Keine der gegebenen Aussagen ist richtig.

14. Welche der folgenden Aussagen lässt/lassen sich aus dem Inhalt dieses Textes ableiten?

1. Thyreotropin stimuliert in der Regel die Ausschüttung von Thyroxin und Triodthyronin.
2. Die jodabhängige Autoregulation beschreibt einen Regelkreis, der dafür sorgt, dass bei zu geringem Jod-Spiegel zusätzliches Jod aufgenommen werden kann.
3. Der Einsatz von Triiodthyronin hilft manchen Patienten mit Hyperthyreose.
4. TRH und Thyreotropin gehen aus dem Hypothalamus hervor.

A) 1. und 3. sind richtig.
B) Nur 3. ist richtig.
C) Nur 2. ist richtig.
D) 1., 2. und 3. sind richtig.
E) Alle Aussagen sind richtig.

Text 2: Klassen von Antikörpern

Bei den meisten Wirbeltieren gibt es fünf verschiedene Klassen (Isotypen) von Immunglobulinen, die anhand ihrer unterschiedlichen Gen-Abschnitte für die konstanten Teile der Schwerkette eingeteilt werden. Darüber hinaus gibt es einige Klassen, die nur in einzelnen Tiergruppen zu finden sind. Die verschiedenen Isotypen kommen in verschiedenen Kompartimenten des Körpers vor und haben unterschiedliche Aufgaben.

Immunglobulin A (IgA) wird auf allen Schleimhäuten der Atemwege, der Augen, des Magen-Darm-Trakts, des Urogenitaltrakts sowie über spezielle Drüsen rund um die Brustwarze von Müttern sezerniert und schützt dort vor Pathogenen (auch das Neugeborene). Sezerniertes IgA kommt in Form von Homodimeren vor - die beiden Anteile sind durch das Joining-Peptid verbunden.

Immunglobulin D (IgD) wird durch alternatives Spleißen der IgM/IgD-Prä-mRNA zusammen mit IgM als B-Zell Rezeptor (BCR) auf reifen, naiven (antigenunerfahrenen) B-Zellen membranständig präsentiert. IgD sind 170–200 kDa große Monomere und nur in geringen Mengen in sezernierter Form in Blut und Lymphe vorhanden (weniger als 1 %). Von Plasmazellen wird IgD nicht sezerniert, und in freier Form schnell abgebaut. Es wirkt als Antigenrezeptor bei der von Antigen stimulierten Vermehrung und bei der Differenzierung der B-Zellen.

Immunglobulin E (IgE) vermittelt den Schutz vor Parasiten, wie z. B. pathogenen Würmern, und ist an Allergien beteiligt. IgE sind 190 kDa große Monomere. Es wird durch Fc-Rezeptoren auf Mastzellen sowie basophile und eosinophile Granulozyten mit hoher Affinität gebunden. Aus diesem Grund ist nahezu alles IgE membrangebunden, im Blut ist es praktisch nicht vorhanden. Bei Antigenkontakt wird es quervernetzt, was zur Ausschüttung von Histamin, Granzymen etc. durch die Mastzellen (Mastzelldegranulation – hier greifen Allergiemedikamente, die die Mastzellen „stabilisieren“) und Granulozyten führt (allergische Sofortreaktion, anaphylaktische Reaktion).

Immunglobuline G (IgG) sind 150 kDa große Monomere mit einem Sedimentationskoeffizient von 7S. Diese Antikörperklasse wird erst in einer späten Abwehrphase, etwa 3 Wochen nach Infektion, gebildet und bleibt lange erhalten. Der Nachweis zeigt eine durchgemachte Infektion oder eine Impfung an. Die immunisierende Funktion beruht auf zwei antigengebundenen IgG, die das Komplementsystem aktivieren. Der Fc-Rezeptor vermittelt Phagozytose.

Ein Beispiel ist anti-Masern-IgG, gegen das Masernvirus gerichtete Antikörper der IgG-Klasse, als Zeichen einer gegenwärtigen oder früheren Infektion oder Impfung. Die Rhesusfaktor-D-Antikörper sind ebenfalls von diesem Typ, was zu Komplikationen bei einer Schwangerschaft führen kann, da Immunglobulin G plazentagängig ist. Auch ohne Komplikation wird IgG im mütterlichen Blut aktiv durch die Plazenta(barriere) in den Fötus transportiert und sorgt nachgeburtlich für einen ersten Schutz vor Infektionen.

IgGs werden in folgende Subklassen unterteilt: IgG1-IgG4 (Mensch) bzw. IgG1, IgG2, IgG2b und IgG3 (Maus).

Krankheiten mit einem angeborenen oder erworbenen Antikörpermangel betreffen oft IgG. Bildet der Körper gegen eigene Körperbestandteile Antikörper, so genannte Autoantikörper, spricht man von einer Autoimmunkrankheit.

Immunglobuline sind nach intravenöser Verabreichung in der Blutbahn des Empfängers unmittelbar und vollständig bioverfügbar. Sie verteilen sich relativ rasch zwischen Plasma und extravaskulärer Flüssigkeit; nach etwa drei bis fünf Tagen wird ein Gleichgewicht zwischen intra- und extravaskulärem Kompartiment erreicht. Die In-vivo-Halbwertszeit von IgG bei Patienten mit primärem Antikörpermangelsyndrom beträgt 35 Tage. Die Halbwertszeit von IgG kann jedoch von Patient zu Patient variieren, vor allem bei Patienten mit primären Immunmangelsyndromen. Immunglobuline und IgG-Komplexe werden in den Zellen des mononukleären phagozytischen Systems abgebaut.

Immunglobulin G besitzt ein breites Antikörperspektrum gegen verschiedene infektiöse Erreger. Opsonisierung und Neutralisierung von Mikroben und Toxinen durch spezifische Antikörper wurden nachgewiesen. IgG-Antikörper werden aus Plasma von mindestens 1000 Spendern hergestellt; die Subklassenverteilung entspricht der des humanen Plasmas. Durch entsprechende Dosierungen können erniedrigte IgG-Serumspiegel auf Normalwerte angehoben werden. Der Wirkmechanismus bei anderen Anwendungsgebieten als der Substitutionstherapie ist noch nicht vollständig erforscht, schließt jedoch immunmodulatorische Wirkungen ein. Die Fertigprodukte sind auf einen schwach sauren pH-Wert eingestellt. Nach Verabreichung hoher Dosen von IgG wurde keine Veränderung des Blut-pH-Wertes gemessen. Die Osmolalität von Fertigarzneimitteln liegt nahe an den physiologischen Werten (285–295 mOsmol/kg).

Fragen zu Text 2

15. Welche der folgenden Aussagen lässt/lassen sich aus dem Inhalt dieses Textes ableiten?

1. Die Osmolarität von Fertigarzneimitteln liegt ungefähr bei 285-295 mOsmol/kg.
2. Die Einteilung der Isotypen erfolgt anhand variabler Gen-Abschnitte.
3. Eine Erhöhung des IgG Dimers zeigt eine vorangegangene Impfung bzw. Infektion an.
4. Der Großteil der IgD Antikörper ist als Rezeptor auf einer anderen Zelle zu finden.

A) 1. und 3. sind richtig.
B) Alle Aussagen sind richtig.
C) 2., 3. und 4. sind richtig.
D) 2. und 4. sind richtig.
E) Nur 4. ist richtig.

16. Welche der folgenden Aussagen lässt/lassen sich NICHT aus dem Inhalt dieses Textes ableiten?

1. Beim Menschen wird zwischen vier verschiedenen IgG Subtypen differenziert.
2. Die Rhesusfaktor-D-Antikörper sind vom IgG Typ, was aufgrund der Plazentagängigkeit dieses Isotyps problematisch sein kann.
3. IgD befindet sich nicht im Blut, da es von Plasmazellen nicht sezerniert und im Blut vorhanden sofort abgebaut wird.
4. Bei sezerniertem IgA sind die beiden heterogenen Teile durch ein Joining-Peptid verbunden, es handelt sich also um ein Dimer.

A) Aussagen 3. und 4.
B) Aussagen 2., 3. und 4.
C) Nur Aussage 2.
D) Aussagen 1. und 2.
E) Alle genannten Aussagen sind richtig.

17. Welche der folgenden Aussagen lässt/lassen sich aus dem Inhalt dieses Textes ableiten?

1. Bei Patienten mit primärem Antikörpermangelsyndrom beträgt die in vitro Halbwertszeit von IgG 35 Tage.
2. IgE schüttet bei Antigenkontakt beispielsweise Histamine oder Granzyme aus.
3. Werden Antikörper intravenös verabreicht, so sind sie unmittelbar für den Körper verfügbar.
4. IgD befindet sich primär membranständig auf nativen B-Zellen.

A) 1., 2. und 4. sind richtig.
B) Nur 3. ist richtig.
C) Nur 4. ist richtig.
D) 2. und 3. sind richtig.
E) Keine der gegebenen Aussagen ist richtig.

Text 3: Zahnaufbau

Jeder (echte) Zahn besteht aus der Zahnkrone (Corona dentis), dem Zahnhals (Cervix dentis/ Collum dentis) und der Zahnwurzel (Radix dentis) und ist aus mehreren Schichten aufgebaut. Bei einem gesunden Zahn sieht man nur den Zahnschmelz, der wie eine Glasur das innen liegende Zahnbein (Dentin) bedeckt. Das Dentin wiederum umschließt das Zahnmark (Pulpa). Die Wurzel wird bis zum Zahnhals von Zahnzement (Cementum) und Wurzelhaut umschlossen. Der Zahnschmelz (Latein: Enamelum) ist die härteste Substanz des menschlichen Körpers mit einer Vickershärte von 250 bis 550 und einer Druckfestigkeit von 300 bis 450 MPa. Sein Elastizitätsmodul beträgt 50.000–85.000 MPa. Der Zahnschmelz wird von schmelzbildenden Zellen, den Adamantoblasten, gebildet. Er besteht zu 95 Prozent aus Hydroxylapatit(Ca5(PO4)3 OH), einem kristallinen Material, dessen Hauptanteile Kalzium und Phosphat sind. Der Zahnschmelz ist für wasserlösliche Stoffe geringfügig durchlässig, zum Beispiel für seine Bestandteile Kalzium und Phosphat, sowie für Fluoride. Mit Hilfe von Fluoriden wird das Hydroxylapatit in das härtere Fluorapatit (Ca5(PO4)3(F)) umgewandelt. Deshalb werden diese zur Härtung des Zahnschmelzes in Zahnpasten verwendet. Hingegen können Säuren dem Zahn schaden, weil sie aus dem Zahnschmelz das Kalzium und Phosphat herauslösen und ihn damit aufweichen. Unter dem Zahnschmelz liegt das Zahnbein. Es stellt die Hauptmasse des Zahnes dar. Die Hartsubstanz des Dentins besteht wie beim Zahnschmelz aus Kalzium und Phosphat, allerdings nur zu zwei Dritteln, der Rest ist Eiweiß und Wasser, weshalb Dentin weicher und anfälliger gegen Karies ist als der Zahnschmelz. Das Dentin ist schmerzempfindlich. Hitze-, Kälte- und Berührungsreize führen zu Flüssigkeitsbewegungen in den Dentinkanälchen (die im Bereich des Zahnhalses bis an die Oberfläche reichen können). Dies reizt die Tomes'schen Fasern, Zellfortsätze der Odontoblasten (dentinbildende Zellen). Die Odontoblasten stehen mit freien Nervenendigungen in Verbindung, die den Reiz als Schmerzempfindung ans Zentralnervensystem weiterleiten. Das Dentin ist wesentlich elastischer als der Zahnschmelz (Elastizitätsmodul 15.000–20.000 MPa), da es über einen deutlich höheren Anteil an organischer Substanz verfügt. Die Vickershärte beträgt beim Zahnbein 60–70 und die Druckfestigkeit liegt bei 200–350 MPa. Das Dentin umschließt wiederum den inneren Teil des Zahns, die Pulpa (Zahnmark), das von Blutgefäßen und Nervenfasern durchzogen wird und den Zahn ernährt. Die Nervenfasern der Oberkieferzähne entstammen dem Nervus infraorbitalis, die der Unterkieferzähne dem Nervus alveolaris inferior. Der Zahn besitzt kein Lymphabflusssystem – mit ein Grund dafür, dass eine Pulpitis(„Zahnnerventzündung") nicht wieder abheilen kann. Im Wurzelbereich wird das Dentin vom Wurzelzement bedeckt, der dritten Zahnhartsubstanz neben dem Zahnschmelz und dem Dentin. Das Wurzelzement, das Wurzeldentin als dünne Schicht umschließend, ist im Bereich der Zahnwurzel die äußere Hülle des Zahnes und „mauert" diese im Kiefer ein. Doch hat die Verbindung zum Kieferknochen, in dem jeder Zahn in seinem Zahnfach (Alveole) aufgehängt ist, eine gewisse Elastizität. Unter dem Elektronenmikroskop wird die poröse Oberflächenstruktur der Zahnwurzel sichtbar. Feinste Nervenausläufer überziehen die poröse Oberfläche der Wurzel. Von diesen Nervenausläufern geht die Temperatur- und Berührungssensibilität bei zurückgebildetem Zahnfleisch aus.
Das Wurzelzement ist in seiner Struktur wie auch Härte dem menschlichen Knochen ähnlich (Druckfestigkeit 15 kg/mm², Zugfestigkeit 10 kg/mm²). Er gehört bereits zum Zahnhalteapparat, da an ihm die parodontalen Fasern ansetzen, die die Zähne in der Alveole beweglich verankern.

Fragen zu Text 3

18. Welche der folgenden Aussagen lässt/lassen sich aus dem Inhalt dieses Textes ableiten?

1. Radix Dentis ist bis zum Collum dentis mit Wurzelhaut und Cementum umschlossen.
2. Die Zähne sind in den sogenannten Alveolen starr befestigt.
3. Die drei Zahnhartsubstanzen werden Zahnschmelz, Dentin und Wurzelzement genannt.
4. Die Schmerzempfindlichkeit des Zahnes ist auf Strukturen im Zahnbein zurückzuführen.

A) 1., 2. und 3. sind richtig.
B) 1., 3. und 4. sind richtig.
C) Nur 1. ist richtig.
D) 1. und 3. sind richtig.
E) Alle gegebenen Aussagen sind richtig.

19. Welche der folgenden Aussagen lässt/lassen sich NICHT aus dem Inhalt dieses Textes ableiten?

1. Der Zahnschmelz besteht zu 95% aus Hydroxylapatit, einer Substanz aus Kalium und Phosphat, und stellt die härteste Substanz des Körpers dar.
2. Hydroxylapatit wird, mit Hilfe von Fluor, in das härtere Flourapatit umgewandelt.
3. Dentin ist von Nervenfasern und Blutgefäßen durchzogen.
4. Die Härte des Enamelums ist bis zu 9 mal höher als die des Dentins.

A) Aussagen 1., 2. und 3.
B) Nur Aussage 1.
C) Aussagen 2. und 3.
D) Nur Aussage 4.
E) Alle gegebenen Aussagen sind richtig.

Text 4: Hypochondroplasie

Nach Schätzungen kommt Hypochondroplasie bei einem von 30.000 Neugeborenen vor. Damit zählt sie zu den seltenen Krankheiten. Die Häufigkeit lässt sich nicht klar bestimmen, da sich die Hypochondroplasie in schwächer ausgeprägten Fällen nur schwer vom konstitutionellen Kleinwuchs abgrenzen lässt. Bei Menschen mit Hypochondroplasie sind die Arme und Beine im Verhältnis zum Rumpf verkürzt. Dies ist jedoch weitaus weniger auffällig als bei der Achondroplasie. Auch ansonsten ähneln die Symptome denen der Achondroplasie, sind aber milder ausgeprägt. Häufig besteht eine Hyperlordose und eine Beinfehlstellung (meist O-Beine). Die Hände sind meist breit mit kurzen Fingern. In vielen Fällen ist der Ellenbogen nicht ganz streckbar, wohingegen aber die Knie und Handgelenke überstreckt werden können. Bei Kindern in den ersten Lebensjahren besteht meist eine leichte Muskelhypotonie, die üblicherweise aber keine große Rolle für die motorische Entwicklung spielt. Menschen mit Hypochondroplasie werden als Erwachsene etwa 130 bis 155 cm groß. Mitunter ist es nötig, die Beinfehlstellung durch eine Operation zu korrigieren. Bei Kindern mit Hypochondroplasie kommt es manchmal zu chronischen Mittelohrentzündungen infolge der verkleinerten Schädelbasis.

In seltenen Fällen ist das Hinterhauptsloch bei betroffenen Kleinkindern so stark verengt, dass es operativ erweitert werden muss, wenn der hierdurch entstehende Druck auf das Rückenmark neurologische Ausfälle und Apnoen verursacht. Ebenfalls selten ist eine im Erwachsenenalter auftretende Spinalkanalstenose aufgrund des verengten Rückenmarkkanals in Verbindung mit einer starken Lordose der Lendenwirbelsäule. Bei knapp 70 % der Patienten, bei denen aufgrund der Symptomatik eine Hypochondroplasie diagnostiziert wird, können Punktmutationen auf dem FGFR3-Gen nachgewiesen werden. Da dies bei den übrigen Patienten nicht der Fall ist, wird angenommen, dass es noch eine weitere, sehr ähnliche Kleinwuchsform mit unbekannter Ursache gibt. Das FGFR3-Gen liegt auf Chromosom 4, Genlocus 4p16.3. Es reguliert das Wachstum von Knorpelzellen. Veränderungen dieses Gens führen zu einer Hemmung der Knorpelentwicklung in den Wachstumsfugen, wodurch die Röhrenknochen, die hauptsächlich für das Längenwachstum verantwortlich sind, verlangsamt wachsen. Die Hypochondroplasie wird autosomal-dominant vererbt, das heißt, sie kann nur von selbst Betroffenen weitervererbt werden. In allen anderen Fällen tritt die Mutation des FGFR3-Gens spontan bei der Entstehung des Embryos auf - der Kleinwuchs entsteht also unabhängig von der Größe der Eltern. Die häufigsten Punktmutationen sind C(1659)A und C(1659)G. Beide Mutationen führen beim FGFR3-Protein zu einem Aminosäureaustausch bei der Position 540 von Asparagin zu Lysin. Die Größe von Kindern mit Hypochondroplasie liegt zum Zeitpunkt der Geburt noch im Normbereich, und das Wachstum ist nur leicht disproportioniert, so dass der Kleinwuchs nicht auffällt.

Erst nach und nach fallen betroffene Kinder im Wachstum hinter den Altersgenossen zurück - die Arme und Beine erscheinen im Verhältnis zum Rumpf verkürzt und das Gangbild wirkt ungewöhnlich. Daher wird die Diagnose in der Regel erst nach dem Laufen lernen, teils auch deutlich später gestellt. Im Rahmen der Diagnostik werden meist zuerst andere Ursachen des Kleinwuchses durch Blutuntersuchungen ausgeschlossen, außerdem wird die linke Hand geröntgt, um das Knochenalter zu bestimmen. Die Diagnose Hypochondroplasie wird dann aufgrund des Wachstumsverlaufes und eventueller weiterer Röntgenaufnahmen der Beine und der Wirbelsäule gestellt - oft erfolgt auch eine Analyse des FGFR3-Gens

Fragen zu Text 4

20. Welche der folgenden Aussagen lässt/lassen sich aus dem Inhalt dieses Textes ableiten?

1. Eine Hypochondroplasie fällt bei Kindern aufgrund von Disproportionierung erst verzögert auf.
2. Oft ist eine Operation notwendig, um neurologische Beschwerden, die aufgrund der Hypochondroplasie entstehen, zu beheben.
3. In 70% der Hypochondroplasien sind Punktmutationen im FGFR3-Genom verantwortlich für die Krankheit.
4. Die Chance, ein von Hypochondroplasie betroffenes Kind zu bekommen, liegt determinierterweise bei 1:30.000.

A) 1. und 2. sind richtig.
B) 1. und 3. sind richtig.
C) Nur 3. ist richtig.
D) Alle genannten Aussagen sind richtig.
E) Keine der genannten Aussagen ist richtig.

21. Welche der folgenden Aussagen lässt/lassen sich NICHT aus dem Inhalt dieses Textes ableiten?

1. Das für die Hypochondroplasie verantwortliche Gen ist 4p16.3 und steuert das Wachstum von Knorpelzellen.
2. Neugeborene Kinder, die von Hypochondroplasie betroffen sind, kann man optisch nicht von gesunden unterscheiden.
3. Von Hypochondroplasie betroffene Kinder haben gelegentlich chronische Mittelohrentzündungen, weil ihre Schädelbasis kleiner als regulär ausfällt.
4. Hypochondroplasie tritt nur bei Kindern auf, die mindestens einen selbst von der Krankheit betroffenen Elternteil haben (autosomal dominante Vererbung).

A) Aussagen 1., 2. und 3.
B) Aussagen 2. und 3.
C) Aussagen 1. und 4.
D) Nur Aussage 4.
E) Alle genannten Aussagen sind richtig.

Text 5: Nägel

Als Nagel wird bei Primaten eine gewölbte, durchscheinende Keratinplatte auf der Oberseite der Finger- oder Zehenspitze bezeichnet, die einerseits dem Schutz der Fingerkuppen, andererseits der Unterstützung der Greiffunktion dient. Die Nägel (auch als Nagelplatten bezeichnet) sind Abkömmlinge der Epidermis, die nur bei Primaten in der hier erwähnten Form vorkommen. Sie bilden sich an der Nagelwurzel aus Hornplatten. Die Nagelwurzel liegt am Grunde der Nageltasche. Das Epithel, das in der Nageltasche rückseitig der Nagelplatte aufliegt, wird als Eponychium bezeichnet - das Epithel unter dem Nagel (dem der Nagel also dorsal aufliegt) als Hyponychium. Unter dem Hyponychium liegt das bindegewebige Nagelbett, das fest mit dem Periost der Endphalanx verwachsen ist. Im Bereich der Nagelwurzel wird das Hyponychium zur Matrix, es bildet die Substanz der Nagelplatte – der entsprechende Bereich ist auch als Nagelmöndchen (Lunula) erkennbar. Seitlich werden die Nägel von einer Hautfalte, dem sogenannten Nagelwall umgeben. Als Perionychium oder Perionyx bezeichnet man den am Nagelwall dorsal der Nagelplatte direkt aufliegenden, sichtbaren Hautanteil. Mechanisch betrachtet stellen die Nägel ein Widerlager für die sensiblen Fingerbeeren dar. Sie sind mit dem Nagelbett ausreichend fest verbunden, um als wirksames Kratz-, Ritz- und Zupfwerkzeug eingesetzt werden zu können. Wie wichtig der Nagel für diese Funktionen ist, wird auch an der dichten sensiblen Innervierung im hauptsächlich vorderen Bereich (3–4 mm) der Epidermis erkennbar. Wo die Fingerkuppenhaut unter den Nagel reicht, erfasst ein Sinneszellensaum die taktile (d. h. Tast-)Information der fast immobilen Nagelplatte. Gerade durch die Berührung eines Gegenstandes mit dem Nagel können Oberflächenbeschaffenheit und Härte bestimmt werden, was sonst so nicht möglich wäre. Der Bereich des Hyponychiums ist fast taub, jedoch ist hier eine Berührung ohne vorhandenen Nagel schmerzhaft. Nägel bestehen aus 100 bis 150 unregelmäßig übereinander geschichteten Lagen von Hornzellen und sind normalerweise zwischen 0,05 (Nagel eines Babys) und 0,75 mm stark. Die Nagelbildung (Onychisation) ist eine Verhornung tief hinter dem Nagelfalz ohne Bildung der Zwischenstufe Keratohyalin. Die verschiedenen Nägel wachsen unterschiedlich schnell, etwa 0,5–1,2 mm pro Woche. Bei den menschlichen Nägeln wächst meist der des Mittelfingers am schnellsten. Eine Verzögerung des Nagelwachstums tritt im Alter, bei Traumata und bestimmten krankhaften Prozessen auf. Der Nagelfalz ist der Abschnitt der Haut, der die Finger- und Zehennägel an der Seite und an der Wurzel umfasst. Diese Hauterhebung bedeckt den nicht sichtbaren Teil des Nagels und gibt diesem Halt. Der Nagelwall dient auch als Schutz vor schmerzhaften Einrissen. Betrifft eine Störung die Nagelmatrix, so wächst die Nagelläsion aus. Betrifft sie das Nagelbett, handelt es sich um eine ortsbeständige Läsion. Finger- und Zehennägel können von einer Reihe von Krankheiten geschädigt werden. Eines der mit am häufigsten und fast nur von Frauen geschilderten Probleme betrifft die zu weichen und brüchigen Nägel: Die Gründe für dieses Symptom sind, soweit bekannt, noch nicht wissenschaftlich erforscht. Jedoch ist anzunehmen, dass durch chemische Nagellackentferner die Brüchigkeit begünstigt bzw. hervorgerufen wird. Auch eine erbliche Veranlagung kann für die Brüchigkeit verantwortlich sein. Brüchige und splitternde Nägel können Anzeichen für einen Mangel an Biotin (Vitamin H) sein. Biotin ist essentiell für die Bildung der Hornsubstanz Keratin und trägt somit wesentlich zum gesunden Wachstum von Haut, Haaren und Fingernägeln bei. Durch Haut- oder Nagelverletzungen (unter anderem) kann es zu einem Befall durch Nagelpilz (Nagelmykose) kommen, wovon Farbe und Form der Nägel beeinträchtigt werden. Eine Behandlung etwa an den nur langsam wachsenden Fußnägeln ist langwierig. Längsrillen auf den Fingernägeln sind meist eine normale Alterungserscheinung, die spätestens ab 35 Jahren auftreten. Schädigungen durch übermäßige Nutzung oder Belastung (beispielsweise durch Langstreckenläufe) wachsen, wenn genügend Zeit gegeben ist, wieder aus. Bei nicht genügend Zeit für eine Ausheilung wird die Nagelwurzel dauerhaft irreparabel geschädigt und der Nagel fällt ab.

Fragen zu Text 5

22. Welche der folgenden Aussagen lässt/lassen sich aus dem Inhalt dieses Textes ableiten?

1. Das Nagelbett besteht aus Bindegewebe und verankert die Nagelstruktur.
2. Nägel sind eine Keratinplatte, bestehend aus zahlreichen Schichten von Hornzellen.
3. Der Begriff Onychisation bezeichnet die Nagelbildung mittels Verhornung; die entstehende Zwischenstufe heißt Keratohyalin.
4. Einer Nagelmykose geht immer eine Haut- oder Nagelverletzung voran.

A) 1., 2. und 3. sind korrekt.
B) 1., 3. und 4. sind korrekt.
C) 1. und 2. sind korrekt.
D) Nur 2. ist korrekt.
E) Alle genannten Aussagen sind korrekt.

23. Welche der folgenden Aussagen lässt/lassen sich aus dem Inhalt dieses Textes ableiten?

1. Die den Nagel unmittelbar umgebenden Strukturen sind Hyponychium, Eponychium, Matrix und Nagelwall.
2. Störungen der Nagelmatrix sind vergänglicher als Störungen des Nagelbettes.
3. Eine Nagelschädigung infolge übermäßiger Belastung kann zum vollständigen Abfallen des Nagels führen.
4. Längsrillen der Nägel treten als Alterserscheinung vor dem 35. Lebensjahr praktisch nicht auf.

A) 1. und 2. sind richtig.
B) Nur 3. ist richtig.
C) 3. und 4. sind richtig.
D) 1., 2. und 3. sind richtig.
E) Keine der genannten Aussagen ist richtig.

24. Welche der folgenden Aussagen lässt/lassen sich NICHT aus dem Inhalt dieses Textes ableiten?

1. Der Nagel ist, hauptsächlich im vorderen Bereich, motorisch innerviert.
2. Im Bereich des Hyponychiums können keine Reize wahrgenommen werden.
3. Vitamin H fördert das Nagelwachstum, ein Mangel kann zu splittern oder brechen der Nägel führen.
4. Es ist erwiesen, dass chemische Nagellackentferner die Brüchigkeit der Nägel begünstigen bzw. hervorrufen.

A) Aussagen 1., 2. und 4.
B) Nur Aussage 4.
C) Nur Aussage 3.
D) Alle genannten Aussagen lassen sich ableiten.
E) Keine der Aussagen lässt sich ableiten.

Testsimulation C

12 Aufgaben
35 Minuten Bearbeitungszeit

Text 1: Die Nieren

Beim Menschen liegen die Nieren retroperitoneal (hinter dem Bauchfell), beiderseits der Wirbelsäule, welche sie nach vorn nicht überragen, unterhalb des Zwerchfells. Die Nieren liegen etwa in Höhe des zwölften Brustwirbels bis dritten Lendenwirbels, die rechte (wegen des großen rechten Leberlappens) ungefähr eine halbe Wirbelhöhe tiefer als die linke. Die oberen Nierenpole (siehe unter Form) sind etwa 7 cm voneinander entfernt, die unteren etwa 11 cm. Die Längsachsen beider Organe zeigen folglich nach oben in Richtung Körpermitte. Die unteren Nierenpole sind beim Mann rechts 3 cm, links 4 cm, bei der Frau 2,5 cm bzw. 3 cm vom Beckenkamm entfernt, können aber variabel auch den Beckenkamm erreichen. Die Lage der Nieren ist atemabhängig. Sie bewegen sich bei der Einatmung wie auch das Zwerchfell nach unten. Die Nieren haben – außer unmittelbar zu den Nebennieren – getrennt durch die Fettkapsel Kontaktflächen zu mehreren Organen des Bauchraums. Die Kontaktflächen unterscheiden sich bei linker und rechter Niere: Die linke Niere wird von Magen, Milz, den Milzgefäßen Bauchspeicheldrüsen-schwanz und Grimmdarm überlagert. Die rechte Niere wird vor allem von der Leber, aber auch von Grimmdarm und Duodenum, überlagert. Wegen des Platzbedarfs des rechten Leberlappens der im Körper rechts gelegenen Leber ist die rechte Niere tiefer gelegen als die linke. Auf beiden Nieren sitzt häubchenartig die halbmondförmige Nebenniere.

Die Nieren sind bohnenförmig und braunrot. Die Masse einer Niere variiert zwischen 120 und 200 g. Gewöhnlich ist die linke Niere etwas größer und schwerer. Ist eine Niere deutlich verkleinert oder fehlt sie, so ist die andere meist vergrößert. Der nach außen gerichtete Rand ist konvex, der zur Mitte gerichtete Rand ist konkav und bildet eine Einziehung, in der das Hilum renale, die Ein- und Austrittspforte der Leitungsbahnen, liegt. Jede Niere wird von meist einer (sehr selten mehreren) direkt aus der Aorta entspringenden Arteria renalis mit Blut versorgt. Die A. renalis zweigt von der Aorta beiderseits in Höhe der Arteria mesenterica superior ab, zeigt abwärts und teilt sich bereits vor dem Hilum in einen vorderen und hinteren Hauptstamm (Ramus anterior et posterior), die nach ihrer Lage zum Nierenbecken benannt sind und die Segmentarterien abgeben. Die Nierenarterie und jeder ihrer Endäste sind Endarterien, es liegen keine Anastomosen vor, sodass der Verschluss eines Astes jeweils zum Absterben des von ihm versorgten Nierengewebes führt. Die Vena renalis führt das Blut unmittelbar in die Vena cava inferior. Im Körper liegt die Aorta links, die Vena cava inferior rechts, weshalb die linke Vena renalis länger ist als die rechte. Der von der Niere ins Nierenbecken abgegebene Urin wird durch den Harnleiter (Ureter) zur Harnblase transportiert. Die sympathischen Nerven der Niere entstammen als postganglionäre Fasern dem Plexus coeliacus und verlaufen mit der Arteria renalis. Sie versorgen neben dem Nierenparenchym die schmerzempfindliche Organkapsel. Die parasympathischen Nerven der Niere entstammen als Rami renales direkt dem Nervus vagus (X. Hirnnerv). Zu den Hüllen der Nieren gehören die Capsula fibrosa, Capsula adiposa und Fascia renalis. Beide Nieren sind jeweils von einer dünnen, festen und glatten bindegewebigen Organkapsel (Capsula fibrosa) umhüllt. Sie enthält nur sehr wenige elastische Fasern und ist kaum dehnbar.

Zusammen mit den Nebennieren folgt ein lockerer Fettgewebskörper aus Baufett, die Capsula adiposa, welche die Niere einbettet und abpolstert. Die Capsula adiposa (Fettkörper / Fettlager) ist rückenseitig und seitlich stärker ausgebildet als bauchwärts. Der Fettkörper kann bei starker Unterernährung abgebaut werden. All dies umhüllt die Fascia renalis, ein Faszien¬sack, der die Niere, Nebenniere und den Fettkörper nach vorne, seitlich und hinten einfasst, dabei aber nach medial oben und unten unverschlossen ist. Das Nierenparenchym, die eigentliche Organmasse der Niere, wird in die außen liegende Nierenrinde (Cortex renalis) und das nach innen zum Hilum gerichtete Nierenmark (Medulla renalis) unterteilt. Das Mark besitzt dabei die Form von Pyramiden (10 bis 12 Markpyramiden oder Nierenpyramiden), die mit ihrer Basis nach außen und mit ihrer Spitze nach innen zum Hilum zeigen. Diese Spitzen, die Papillen, reichen frei in den Hohlraum der Nierenkelche (Calix renalis), die sich in variabler Form zum Nierenbecken (Pelvis renalis) zusammenschließen, aus dem der Ureter hervorgeht. Die Nierenrinde liegt wie eine Kappe zwischen den Basen der Markpyramiden und der Organkapsel, erreicht aber zwischen den Pyramiden in säulenförmigen Abschnitten (Columnae renales) den Sinus renalis.

Fragen zu Text 1

25. Welche der folgenden Aussagen lässt/lassen sich aus dem Inhalt dieses Textes ableiten?

1. Nieren und Nebennieren werden von der dünnen, festen und glatten bindegewebigen Capsula fibrosa umhüllt.
2. Die linke Niere ist aufgrund des großen rechten Leberlappens größer als die rechte Niere.
3. Die Papillen reichen in die Calix renalis, aus welchen die Harnleiter hervorgehen.
4. In Hungerperioden ist die Capsula adiposa gegebenenfalls geringer vorhanden.

A) 1. und 3. sind richtig.
B) Nur 3. ist richtig.
C) 2., 3. und 4. sind richtig.
D) Nur 4. ist richtig.
E) Alle gegebenen Aussagen sind falsch.

26. Welche der folgenden Aussagen lässt/lassen sich NICHT aus dem Inhalt dieses Textes ableiten?

1. Die Capsula fibrosa wird sympathisch innerviert und kann Schmerzen registrieren.
2. Die Nieren der Frau befinden sich näher am Beckenkamm.
3. Die Nieren befinden sich, unabhängig von anderen Einflussfaktoren, in etwa zwischen 12. Brust- und 3. Lendenwirbel, wobei die rechte Niere etwas tiefer gelegen ist.
4. Jede Niere wird immer von einer aus der Aorta entspringenden Arteria renalis mit Blut versorgt.

A) Aussagen 1., 3. und 4.
B) Aussagen 1. und 2.
C) Nur Aussage 3.
D) Alle genannten Aussagen lassen sich ableiten.
E) Aussagen 3. und 4.

27. Welche der folgenden Aussagen lässt/lassen sich aus dem Inhalt dieses Textes ableiten?

1. Ist ein Ast der linken Nierenarterie verschlossen, so wird ein Teil der linken Niere absterben.
2. Die Nieren sind von den Nebennieren durch die Capsula adiposa getrennt.
3. Der Fasziensack umfasst Niere, Nebenniere und Capsula adiposa komplett.
4. Das Parenchym der Niere lässt sich in 2 weitere Teile kategorisieren.
5. Die Nebennieren sind bohnenförmig.

A) 1., 4. und 5. sind richtig.
B) Nur 1. ist richtig.
C) 3. und 5. sind richtig.
D) 1. und 4. sind richtig.
E) Alle genannten Aussagen lassen sich ableiten.

Text 2: hCG

Das humane Choriongonadotropin ist ein Glykoprotein und besteht aus zwei Untereinheiten, der α-Untereinheit (α-hCG) mit 92 Aminosäuren und der β-Untereinheit (β-hCG) mit 145 Aminosäuren. Die β-Untereinheit ist spezifisch für das hCG. Die α-Untereinheit kommt dagegen auch in weiteren Hormonen vor: follikelstimulierendes Hormon (FSH), luteinisierendes Hormon(LH) und Thyreotropin (TSH). Bei Männern und nicht schwangeren Frauen beträgt der Normalwert der hCG-Konzentration im Blut bis zu 5 IU/Liter. Bei Frauen ändert sich nach Einsetzen der Wechseljahre der Normalwert auf bis zu 10 IU/Liter. Etwa fünf Tage nach der Einnistung steigt die Konzentration an. In der dritten Woche nach Empfängnis liegen die Werte noch bei unter 50 IU/Liter, in der vierten Woche unter 400 IU/Liter. Das Maximum wird in der 10. bis 12. Woche mit bis zu 230.000 IU/Liter erreicht. Die Konzentration sinkt danach wieder und liegt gegen Ende der Schwangerschaft zwischen 5.000 und 65.000 IU/Liter. Andere Untersuchungen beschreiben Maximalwerte von 289.000 IU/Liter und berichten von Werten zwischen 940 und 60.000 IU/Liter gegen Ende der Schwangerschaft. Etwa 11 bis 17 Tage nach der Geburt werden wieder die Normalwerte erreicht. Die Konzentration im Urin ist jeweils geringer. Frei verkäufliche Schwangerschaftstests zeigen meist ab 25 IU/Liter im Urin ein positives Ergebnis an. Zu Beginn der Schwangerschaft, ca. 114 Stunden (Mitte des fünften Tages) nach der Befruchtung, beginnt eine spezielle Form des hCG, das hyperglycosylierte hCG, die Einnistung (Nidation) der Blastozyste vorzubereiten. Einige Zellen der Blastozyste differenzieren sich dazu in einkernige Zytotrophoblastzellen, in denen zunächst überwiegend das hyperglycosylierte hCG gebildet wird. Durch den Kontakt mit dem Endometrium (der Schleimhaut) des Uterus differenzieren und proliferieren einige Trophoblastzellen zum vielkernigen Synzytiotrophoblasten, in dem in der Folge die Produktion des biologisch aktiven hCG erfolgt. Aus diesen beiden Zellformen entsteht schließlich das primäre Chorion mit seinen Zotten, die frühe Form des kindlichen Anteils der Plazenta. HCG stimuliert den Gelbkörper (Corpus luteum) im Eierstock zur Ausschüttung eines weiteren Hormons, Progesteron, welches die Uterusschleimhaut aufbaut und über negative Rückkopplung zur Hypophyse den Eierstöcken signalisiert, dass für die nächste Zeit keine Eisprünge notwendig sind (weitere Ovulationen bleiben aus). Da bei einer Schwangerschaft der Gelbkörper nicht zugrunde geht, sondern die Progesteronausschüttung aufrechterhält, bleibt die Menstruationsblutung aus und die vor dem Eisprung aufgebaute Gebärmutterschleimhaut wird aufgelockert. Die Degeneration des Gelbkörpers in ein narbig verändertes Corpus albicans bleibt aus, es entwickelt sich in ein Corpus luteum graviditatis. Der Nachweis signifikanter Mengen von humanem Choriongonadotropin im Blut oder Urin einer Frau ist ein sehr wichtiges Zeichen einer Schwangerschaft. So gut wie alle Schwangerschaftstests funktionieren über den Nachweis der für das hCG spezifischen β-hCG-Untereinheit. Dies geschieht immunologisch durch Antikörper gegen Epitope der β-Untereinheit. Je nach den Bindungsstellen am hCG-Hormon messen solche immunologischen Assays nur das komplette dimere Hormon (intaktes hCG) oder das komplette Hormon plus freie β-Kette (Total-hCG), das häufig irrtümlich als „β-hCG" bezeichnet wird. Weniger als 1 % des gesamten hCG ist freies, d. h. nicht gebundenes β-hCG, weshalb es nicht sinnvoll ist, zur Feststellung einer Schwangerschaft Tests zu verwenden, die nur mit dieser kleinen Teilmenge reagieren können.
Allerdings ist die Bestimmung des freien β-hCGs im Rahmen der Suche nach Chromosomenstörungen, insbesondere der Trisomie 21, im ersten Trimester der Schwangerschaft von Bedeutung (First-Trimester-Screening).

Fragen zu Text 2

28. Welche der folgenden Aussagen lässt/lassen sich aus dem Inhalt dieses Textes ableiten?

1. Der Großteil der Schwangerschaftstests erkennt durch Antikörper die β-hCG-Untereinheit.
2. 2 Wochen nach der Geburt ist der hCG-Wert in der Regel bei etwa 5 IU/Liter.
3. Der sogenannte Corpus luteum entwickelt sich in der Schwangerschaft erst zum Corpus albicans und schlussendlich zum Corpus graviditatis.
4. hCG bewirkt über weitere Zwischenschritte das Ausbleiben der Ovulation.

A) 1., 2. und 4. sind richtig.
B) Nur 4. ist richtig.
C) 1. und 4. sind richtig.
D) Alle genannten Aussagen lassen sich ableiten.
E) 1., 2. und 3. sind richtig.

29. Welche der folgenden Aussagen lässt/lassen sich aus dem Inhalt dieses Textes ableiten?

1. Freies hCG eignet sich nicht für Tests in der Schwangerschaft.
2. 21 Tage nach Empfängnis ist der hCG Wert auf das Zehnfache des Normwertes angestiegen.
3. In den Trophoblastenzellen wird das biologisch aktive hCG produziert.
4. Erhältliche Schwangerschaftstests zeigen ab einer Menge von 25 IU/Liter Blut ein positives Ergebnis an.

A) 2. und 4. sind richtig.
B) 2. und 3. sind richtig.
C) Nur 2. ist richtig.
D) Alle genannten Aussagen lassen sich ableiten.
E) Keine der genannten Aussagen ist richtig.

Text 3: Leistenbrüche

Leistenbrüche treten im Leistenkanal auf. In diesem verlaufen neben drei Nerven (Ramus genitalis des Nervus genitofemoralis, der N. ilioinguinalis und der N. iliohypogastricus) und Lymphgefäßen bei männlichen Säugetieren der Samenstrang (Funiculus spermaticus) und bei weiblichen das Mutterband (Ligamentum teres uteri). Reicht der Bruchsack beim Mann bis in den Hodensack (Scrotum), spricht man von einem Hodensackbruch oder Hodenbruch, der eine Sonderform des Leistenbruchs ist. Nach der Lokalisation der Bruchpforte (Durchtrittsöffnung für den Bruchsack) unterscheidet man direkte (mediale) und indirekte (laterale) Leistenbrüche. Dabei bezieht sich die Bezeichnung „direkt" darauf, dass der Bruch direkt durch die Leistenkanalhinterwand (und nicht durch den inneren Leistenring) zieht. Die Einteilung der Leistenbrüche in diese zwei Formen trägt wesentlich zum Verständnis der Erkrankung bei, hat allerdings für die moderne Leistenbruchchirurgie eher geringe Bedeutung. Im Kindesalter entsteht der Leistenbruch durch einen Verbindungskanal, den Processus vaginalis testis. Hierbei handelt es sich um einen Teil des Bauchfells (Peritoneum), der im Laufe der Fetalentwicklung durch Wanderung des sich in der Bauchhöhle entwickelnden Hodens in den Hodensack durch den Leistenkanal gestülpt wird. Zur Geburt verschließt sich dieser Kanal üblicherweise. Bleibt dieser Verschluss aus, kann es im weiteren Verlauf zum Eindringen von Bauchorganen in den Kanal kommen. Angeborene Leistenbrüche sind immer indirekte (laterale) Leistenbrüche. Im Erwachsenenalter kann neben einer Veranlagung im Sinne einer Bauchwandschwäche oder eines zu weiten Leistenkanals eine Erhöhung des Bauchinnendrucks, zum Beispiel durch körperliche Schwerarbeit, chronischen Husten, starkes Pressen bei chronischer Verstopfung, die Bildung eines Bruches auslösen. Daneben treten Brüche oft auch bei Frauen in der Schwangerschaft auf. Gutachterlich wird schwere Arbeit allein nicht als Ursache eines Leistenbruches anerkannt.
Brüche sind vor allem gefährlich, wenn Organe des Bauchraums – beispielsweise Teile des Darmes – im Bruch eingeklemmt bleiben. Kommt es zu dieser seltenen Komplikation treten starke Schmerzen im Bereich des Bruches und des gesamten Bauches auf, die sich in ihrem Charakter von den Beschwerden beim Vorliegen eines unkomplizierten Leistenbruches unterscheiden. Wenn die Einklemmung eines Bruches rechtzeitig erkannt wird, lässt er sich unter Umständen reparieren. Durch die Einklemmung schwillt der eingeklemmte Darm an und schnürt sich dadurch von der Blutzufuhr ab. Der Bruch lässt sich dann nicht mehr wegdrücken. Dies wird als Inkarzeration bezeichnet und kann durch Strangulation zum Absterben des eingeklemmten Organteils führen. Zudem kann es dadurch zu einem Ileus (Darmverschluss) kommen. Beide Situationen sind lebensgefährlich und erfordern eine sofortige Operation. Unter Umständen ist dann eine Darmteilentfernung (Resektion) notwendig. Brüche neigen dazu, mit der Zeit immer größer zu werden. Für die exakte Diagnose kleiner Brüche ist die Sonographie hilfreich. Die MRT ist nur als dynamische MRT geeignet einen Bruch nachzuweisen. Ein negatives Untersuchungsergebnis schließt jedoch nicht sicher eine Hernie aus. Wichtigste Symptome eines Leistenbruches: Schmerzen beim Heben, Husten oder Betätigung der Bauchpresse, die beim Liegen rückläufig sind, sollten an einen Bruch denken lassen. Neben einem Leistenbruch verursachen auch andere Erkrankungen einen Leistenschmerz. Bei fehlender Leistenschwellung und einem negativen Ultraschall ist an Hüfterkrankungen – bei sportlich aktiven Patienten –, an Erkrankungen des Schambeins, der Adduktoren, des Hüftbeugers und der unteren Wirbelsäule zu denken. Urologische Erkrankungen müssen in diesen Fällen ebenso ausgeschlossen werden, wie abdominelle Erkrankungen (Divertkulose, Appendizitis).

Fragen zu Text 3

30. Welche der folgenden Aussagen lässt/lassen sich NICHT aus dem Inhalt dieses Textes ableiten?

1. Man differenziert bei den angeborenen Leistenbrüchen zwischen jenen direkter und jenen indirekter Art.
2. Die Bezeichnung „direkt" bei der Bestimmung der Art des Leistenbruches bezieht sich darauf, dass der Bruch direkt durch die Leistenkanalvorderwand und nicht durch den inneren Leistenring zieht.
3. Ein herkömmliches MRT kann helfen, einen Leistenbruch nachzuweisen.
4. Im Leistenkanal verlaufen keine Bänder.

A) Aussagen 2. und 4.
B) Nur Aussage 3.
C) Aussagen 3. und 4.
D) Aussagen 1., 3. und 4.
E) Keine der genannten Aussagen lässt sich ableiten.

31. Welche der folgenden Aussagen lässt/lassen sich aus dem Inhalt dieses Textes ableiten?

1. Sportlich aktive Patienten leiden oft an Hüft- oder urologischen Erkrankungen.
2. Eine Inkarzeration infolge eines Leistenbruches kann einen abgestorbenen Darmteil zur Folge haben.
3. Eine häufige, besonders gefährliche Komplikation tritt auf, wenn Organe des Bauchraumes im Bruch eingeklemmt werden.
4. Im Leistenkanal verlaufen drei Nerven: Ramus genitalis, Nervus genitofemoralis sowie Nervus ilioinguinalis.

A) 2., 3. und 4. sind richtig.
B) Nur 2. ist korrekt.
C) 2. und 4. sind korrekt.
D) Nur 4. ist korrekt.
E) Keine der genannten Aussagen lässt sich ableiten.

Text 4: Allergische Rhinitis

Die allergische Rhinitis oder allergischer Schnupfen genannt, ist eine allergisch bedingte Entzündung der Nasenschleimhaut (Rhinitis). Eine spezifisch durch Pollenflug ausgelöste und nur saisonbedingt auftretende Unterart der allergischen Rhinitis ist der Heuschnupfen, und bei dem es sich eigentlich um die sogenannte "pollenbedingte allergische Rhinitis" handelt. Die Erkrankung wird oft von weiteren Erkrankungen der Atemwege begleitet wie Entzündungen der Nasennebenhöhlen und Asthma. Die Erkrankung beginnt meistens im frühen Kindesalter und führt jahrzehntelang zur Beeinträchtigung der Lebensqualität. Die gesundheitlichen Auswirkungen betreffen das Sozialleben, die schulische Leistungsfähigkeit und die Arbeitsproduktivität. Das Vorkommen (Prävalenz) der allergischen Rhinitis stieg in den letzten Jahren stetig. Dabei werden unterschiedliche Ursachen der allergischen Rhinitis aufgeführt. Die Allergieneigung wird vererbt. Die steigende Zahl der Erkrankungen wird unter anderem durch die Zunahme der Hygiene und die Steigerung der Aggressivität von Allergenen durch Schadstoffe sowie durch veränderte Lebensgewohnheiten erklärt. Die Luftverschmutzung in städtischen Gebieten verstärkt durch ihre zusätzlichen Schadstoffe die Heftigkeit der Allergie. Im menschlichen Immunsystem war die ursprüngliche Aufgabe des Antikörpers Immunglobulin E die Abwehr von Parasiten. In den Industrienationen sind aber Krankheiten, die durch diese hervorgerufen werden, eine Seltenheit geworden. Augenscheinlich ist, dass in Ländern der Dritten Welt allergische Erkrankungen fast unbekannt sind. Die Hygiene-These besagt, dass die arbeitslosen Abwehrkörper sich neue Feinde schaffen, zum Beispiel eingeatmete Pollen. In Deutschland leiden Kinder vom Lande, die mit Tieren und Blüten aufwachsen, seltener unter Allergien. Es wird erwartet, dass durch die globale Erwärmung sowohl die Zahl der Betroffenen als auch die Schwere der Symptome stark ansteigen wird. Nach einer 2016 erschienenen Arbeit in Environmental Health Perspectives steigt demnach in Europa die Zahl der Betroffenen, die allergisch auf Pollen des Beifußblättrigen Traubenkrautes reagieren, von derzeit 33 Millionen auf ca. 77 Millionen, wobei die stärksten Zunahmen in Staaten wie Deutschland, Polen und Frankreich auftreten werden. Die Pollensaison verlängert sich zudem in weiten Teilen Europas bis September und Oktober. Die allergische Rhinitis beginnt mit einer Sensibilisierung gegenüber einem Allergen (beispielsweise Pollen oder Hausstaubmilben), bei der keine Symptome auftreten (Erstkontakt). Eine Abwehrzelle (dendritische Zellen oder Makrophagen) nimmt das Allergen auf und präsentiert es einem T-Lymphozyten, welcher daraufhin B-Lymphozyten anregt, sich zur Bekämpfung des Eindringlings umzubauen und zu vermehren. Diese produzieren besagte IgE-Antikörper, welche speziell gegen das Allergen gerichtet sind und an Mastzellen gebunden werden. Bei einem Zweitkontakt werden zwei Antikörper durch das Allergen überbrückt und die Mastzelle sezerniert potente Mediatoren wie etwa Histamin, Leukotriene und den plättchenaktivierenden Faktor (PAF). Einfach ausgedrückt lernt das Abwehrsystem den vermeintlichen Feind beim ersten Kontakt kennen, um ihn beim Zweitkontakt zu bekämpfen. Die typischen Reaktionen des Körpers – Rötung, Jucken, Niesen und die laufende Nase – werden durch Histamin und die Leukotriene ausgelöst. Der Sinn ist eine verbesserte Durchblutung (dadurch kommt der Rubor, das ist die Rötung, zustande), um nachrückenden Abwehrzellen den Weg zu erleichtern, Jucken, um die Aufmerksamkeit auf besagte Stelle zu bringen, Niesen und Schleimbildung, um Fremdstoffe aus dem Körper zu schaffen. Die allergische Erkrankung zeigt jetzt Symptome und ohne entsprechende Behandlung beginnt eine Chronifizierung mit Neusensibilisierungen. Weiterhin werden entzündungsfördernde (proinflammatorische) TH2-assoziierte Chemokine und Zytokine freigesetzt. Die TH2-Helferzellen regulieren das Immunsystem zu einer humoralen Antwort hin und sind deswegen bei einer Allergie von besonderer Bedeutung. Die allergische Rhinitis ist eine Allergie vom Typ 1. Man unterscheidet eine Sofortphase der allergischen Entzündung (weniger als zwei Stunden), bei der Histamin als Mediator dominiert, und eine Spätphase (2–48 Stunden nach Allergenexposition), bei der Leukotriene im Vordergrund stehen.

Fragen zu Text 4

32. Welche der folgenden Aussagen lässt/lassen sich aus dem Inhalt dieses Textes ableiten?

1. Niesen und laufende Nase haben den Zweck, vermehrt Immunzellen zum Ort des Geschehens zu befördern.
2. Durch die Schadstoffe in städtischen Gebieten treten dort mehr allergische Erkrankungen auf.
3. Die Pollensaison dauert allgemein bis September/Oktober.
4. IgE Antigene sind spezialisiert und nach Erstkontakt an Mastzellen gebunden.

A) 2., 3. und 4. sind richtig.
B) Nur 2. ist richtig.
C) Nur 3. ist richtig.
D) Alle Aussagen sind richtig.
E) Keine der genannten Aussagen ist richtig.

33. Welche der folgenden Aussagen lässt/lassen sich aus dem Inhalt dieses Textes ableiten?

1. Eine Allergie kann auch unbehandelt abklingen.
2. 2,5 Stunden nach der Allergenexposition dominieren in der Regel Leukotriene als Mediatoren.
3. Durch Verbesserung der Hygienebedingungen und Erhöhung der Aggressivität der Allergene erhöht sich die Allergieneigung.
4. Bei Erstkontakt sind diverse Symptome (Rötung, Jucken, Niesen...) zu beobachten.

A) 2. und 3. sind richtig.
B) 2., 3. und 4. sind richtig.
C) 1. und 2. sind richtig.
D) Nur 2. ist richtig.
E) Keine der genannten Aussagen lässt sich ableiten.

34. Welche der folgenden Aussagen lässt/lassen sich NICHT aus dem Inhalt dieses Textes ableiten?

1. Antikörper werden unter anderem von T-Lymphozyten produziert.
2. Es wird angenommen, dass die globale Erwärmung sowohl Häufigkeit als auch Ausmaß von Allergien negativ beeinflussen wird.
3. Die allergische Rhinitis ist eine bestimmte Allergieform.
4. Allergische Reaktionen bzw. Allergien sind in Ländern der Dritten Welt nicht-existent.

A) Aussagen 2. und 3.
B) Nur Aussage 3.
C) Aussagen 1., 3. und 4.
D) Nur Aussage 2.
E) Alle genannten Aussagen sind korrekt.

Text 5: Edwards-Syndrom

Das Edwards-Syndrom des Menschen wird auch Trisomie 18 genannt, weil es auf Aneuploidie des 18. Chromosoms beruht, das dreifach (trisom) vorliegt. Diese Chromosomenaberration teilt einem Zellkern überzähliges Erbmaterial zu. Als Genommutation verursacht sie vielfältige körperliche Besonderheiten und führt zu Behinderungen, die ursächlich nicht zu heilen sind. Das Syndrom ist mit überdurchschnittlich hoher Sterblichkeit der Kinder während der Schwangerschaft verbunden. Doch auch danach ist die Säuglingssterblichkeit hoch: Die Hälfte der Neugeborenen stirbt innerhalb von etwa 6 Tagen. Nur 15% der Mädchen erreicht das 5. Lebensjahr. Trisomie 18 ist die zweithäufigste Aneuploidie nach Trisomie 21. In seltenen Fällen kommen Trisomie 18 und Trisomie 21 gemeinsam vor. Das Edwards-Syndrom kann vorgeburtlich durch bestimmte Hinweiszeichen und nach der Geburt aufgrund äußerlicher Merkmale vermutet werden. Während der Schwangerschaft besteht die Möglichkeit, die Trisomie 18 beim ungeborenen Kind durch eine Chromosomenanalyse mit hoher Sicherheit zu diagnostizieren oder auszuschließen. Das für diese Analyse erforderliche Material muss Zellen des Ungeborenen enthalten und wird durch eine invasive Untersuchung (zum Beispiel die Chorionzottenbiopsie oder die Amniozentese) gewonnen. Eine vorgeburtliche Chromosomenanalyse steht in Deutschland allen Frauen offen und muss Frauen ab 35 Jahren angeboten werden. Für eine nahezu 100-prozentig sichere Diagnose nach der Geburt muss sich eine Chromosomenuntersuchung anschließen. Durch eine Chromosomenanalyse aus Lymphozyten des Blutes kann nicht nur die Diagnose gesichert werden, sondern auch die Art der Trisomie 18 (Freie Trisomie 18, Translokations-Trisomie 18, Mosaik-Trisomie 18) festgestellt werden. Insbesondere die Freie Trisomie 18 verursacht in der Regel schwere Behinderungen. Grobmotorische Fähigkeiten (sitzen, krabbeln, stehen, laufen) werden sehr viel später als von Regelkindern entwickelt. Die Nutzung der expressiven Lautsprache (Sprachausdruck) ist Kindern mit Trisomie 18 nur selten möglich, viele Kinder erlernen schneller und besser unterstützende Gebärden. Ihre rezeptive Sprache (Sprachverständnis) kann jedoch als deutlich besser gewertet werden. 95% der Fälle sterben bereits vor der Geburt. Von den Kindern, die ihre Geburt überleben, sterben im Verlauf des ersten Lebensjahres weitere 87%–95%. Ihre Lebenszeit hängt stark davon ab, welche Besonderheiten (insbesondere im körperlich-organischen Bereich) bei ihnen in welcher Ausprägung vorliegen und ob sie nach der Geburt medizinisch und sozial adäquat behandelt werden. Abhängig vom Anteil der betroffenen Zellen ist die Symptomatik bei Kindern mit dem Mosaik-Typ der Trisomie 18 meist weniger schwer ausgeprägt und ihre Lebenserwartung oft günstiger. Gleiches gilt für Kinder mit einer Partiellen Trisomie 18. Mädchen haben durchschnittlich eine höhere Lebenserwartung als Jungen. Rund 40 von 100 geborenen Kindern erreichen mit Behandlung das erste und 15 von 100 Mädchen das fünfte Lebensjahr. Die häufigsten Todesursachen bei Kindern/Jugendlichen mit Trisomie 18 sind derzeit Herzstillstand, Kreislaufversagen und Atemstillstand. Nur wenige Patienten mit Trisomie 18 erreichen das Jugend- und junge Erwachsenenalter. Für eine Frau, die bereits mit einem Kind mit freier Trisomie 18 schwanger war, liegt die Wahrscheinlichkeit, erneut ein Kind mit Edwards-Syndrom zu bekommen, gering (1%) über der Wahrscheinlichkeit für ihre entsprechende Altersgruppe. Die geringe Erhöhung ergibt sich aus der nicht auszuschließenden Möglichkeit eines Mosaiks in den elterlichen Keimzellen. Ähnliches gilt für eine Translokations-Trisomie 18, wenn der Chromosomenbefund der Eltern unauffällig ist. Allerdings gibt es hier keine Altersabhängigkeit. Wird bei einem Elternteil eine Balancierte Translokation eines 18. Chromosoms nachgewiesen, liegt die Wahrscheinlichkeit für Kinder mit dem Translokations-Typus des Syndroms theoretisch bei 25%. Erfahrungswerte liegen jedoch weit darunter, da bei chromosomaler Inbalance der Fötus häufig schon frühzeitig und oft von der Schwangeren unbemerkt abstirbt. Allerdings beträgt die Wahrscheinlichkeit für eine Trisomie 18 beim Kind 100%, wenn bei der Balancierten Translokation eines Elternteils die beiden Chromosomen 18 eines Paares miteinander verbunden sind (Translokation 18/18). Dies kommt äußerst selten vor.

Fragen zu Text 5

35. Welche der folgenden Aussagen lässt/lassen sich aus dem Inhalt dieses Textes ableiten?

1. Bei einem Jungen und einem Mädchen, die beide an Trisomie 18 leiden, wird das Mädchen wahrscheinlich älter als der Junge.
2. Ab 35 Jahren ist in Deutschland die vorgeburtliche Chromosomenanalyse bei schwangeren Frauen verpflichtend.
3. Eine vorgeburtliche Chromosomenanalyse kann die genaue Art der Trisomie 18 feststellen.
4. Das Edwards-Syndrom ist nicht behandelbar.

A) Alle genannten Aussagen sind richtig.
B) 1., 3. und 4. sind richtig.
C) 2. und 3. sind richtig.
D) Nur 1. ist richtig.
E) 1., 2. und 4. sind richtig.

36. Welche der folgenden Aussagen lässt/lassen sich aus dem Inhalt dieses Textes ableiten?

1. Expressive und rezeptive Sprache sind bei Kindern mit Trisomie 18 in den wenigsten Fällen möglich.
2. Bei der Chorionzottenbiopsie oder Amniozentese werden invasiv mütterliche Zellen zur Analyse gewonnen.
3. Vorgeburtliche Chromosomenanalysen können eine Trisomie 18 gänzlich bestätigen/ausschließen.
4. Je älter die Mutter, desto höher das Risiko ein Kind mit Translokations-Trisomie 18 zu gebären.

A) 2., 3. und 4. sind richtig.
B) Nur 2. ist richtig.
C) Nur 3. ist richtig.
D) 1. und 4. sind richtig.
E) Keine der genannten Aussagen lässt sich ableiten.

Testsimulation D

12 Aufgaben
35 Minuten Bearbeitungszeit

Text 1: Chorea Huntington

Chorea Huntington ist eine der häufigsten erblich bedingten Hirnstörungen. Eine im Jahr 2012 veröffentlichte Metaanalyse gibt Hinweise auf eine durchschnittliche Prävalenz von 2,71:100.000. Die ausgewerteten Studien ergaben eine Prävalenz von 5,7:100.000 für Europa, Nordamerika und Australien, während sie in Asien bei nur 0,40:100.000 liegt. Die Prävalenz schwankt jedoch von Land zu Land erheblich. So liegt sie in Finnland mit 2,12:100.000 niedriger als im Rest Europas. In Deutschland gibt es offiziell rund 10.000 Betroffene (Stand 2014). In einzelnen Populationen, beispielsweise auf Tasmanien und in der Region Zulia in Venezuela gibt es noch weitaus höhere Prävalenzen, was sich zum Teil auf einzelne, aus Europa eingewanderte Personen, die das Gen weitervererbt haben, zurückführen lässt. Sehr niedrige Prävalenzen findet man dagegen in Subsahara-Afrika und auch bei Afroamerikanern sowie beispielsweise in Japan, dort liegt die Prävalenz niedriger als 1:100.000. Die Neuerkrankungsrate liegt im Mittel bei 4:1.000.000. Männer und Frauen sind gleich häufig betroffen. Erste Symptome der Krankheit zeigen sich meist zwischen dem 30. und 40. Lebensjahr. Das Auftreten von Symptomen ist zwischen dem dritten und dem 75. Lebensjahr beschrieben worden. Patienten mit einem frühen Krankheitsbeginn leiden häufig unter einem schwereren Krankheitsverlauf. Psychische Beschwerden gehen den Bewegungsstörungen oft mehrere Jahre voraus. Die Bewegungsstörungen beginnen meist mit Hyperkinesien (ungewollten Bewegungen) bei verringertem Muskeltonus. Später zeigen sich eher Hypokinesie (Bewegungsarmut) und Erhöhung des Muskeltonus. Eine Verlaufsform, bei der die Bewegungsarmut von Anfang an im Vordergrund steht, wird Westphal-Variante genannt und tritt häufiger bei frühem Krankheitseintritt auf. Die Chorea Huntington schreitet meist mit zunehmender Pflegebedürftigkeit der Betroffenen bis zu 30 Jahre fort. Es kommt durch erschwerte Essensaufnahme (Schluckstörungen) und ständig erhöhten Energieverbrauch häufig zu einem Kräfteverfall. Die meisten Patienten versterben innerhalb von 15 Jahren nach Manifestation der Erkrankung. Das Voranschreiten der Krankheit kann durch Stress beschleunigt werden, umgekehrt haben günstige Lebensumstände mit einer leidensgerechten Aktivierung einen günstigen Einfluss auf den Verlauf der Erkrankung.
Zu den ersten Erscheinungen der psychischen Veränderung gehören meist Störungen des Affektes und des Antriebes. Diese können auch den Bewegungsstörungen vorangehen. Später können ein unbedachtes und impulsives Verhalten sowie eine Enthemmung in zwischenmenschlichen Beziehungen auftreten. Aufgrund der mangelhaften Kontrolle über die Muskulatur (z. B. des Gesichtes mit Grimassieren) kann der falsche Eindruck eines bereits fortgeschrittenen Persönlichkeitsverlustes entstehen, was bei den Patienten Resignation und Depressionen hervorrufen kann. Besonders in der Frühphase der Erkrankung kann dies zu suizidalem Verhalten führen. Früh treten auch Störungen der visuellen Informationsverarbeitung auf, was z. B. dazu führt, dass die Kranken insbesondere kritische Gesichtsausdrücke ihrer Mitmenschen – wie z. B. Verärgerung – nicht richtig wahrnehmen und so darauf nicht angemessen reagieren können.
Im Frühstadium werden leichte Beeinträchtigungen der intellektuellen Fähigkeiten sowie Gedächtnisstörungen oft übersehen. Im Spätstadium der Erkrankung entwickeln die Patienten eine subkortikale Demenz, d. h. es kommt zum Verlust ihrer kognitiven Fähigkeiten. So finden sich

Störungen der Merkfähigkeit, damit im Zusammenhang stehend eine Desorientierung und eine Sprachverarmung. Einige Patienten entwickeln Wahnvorstellungen, die dazu führen, dass sie in psychiatrischen Kliniken behandelt werden. Chorea beginnt meist mit einer zunächst kaum bemerkbaren Bewegungsunruhe der Arme und Beine, des Gesichtes, später des Kopfes sowie des Rumpfes. Diese Unruhe kann sich zu heftigen choreatischen Hyperkinesien steigern. Das sind plötzlich einsetzende, unwillkürliche Bewegungen verschiedener Muskeln, wodurch die Willkürbewegungen unterbrochen werden. Betroffene versuchen zunächst, die choreatischen Bewegungen zu verbergen, indem sie diese in willkürliche Bewegungsabläufe einbauen, z. B. streichen sich nach einer einschießenden Beugebewegung des Armes über das Haar. Zunehmend geraten die Muskelbewegungen aber außer Kontrolle. Beim Vollbild der Erkrankung kommt es zum plötzlichen Grimassieren und zu schleudernden Bewegungen (Chorea) von Armen und Beinen. Sprechen und Schlucken fallen zunehmend schwer (Dysarthrie und Dysphagie). Typischerweise beginnen diese Hyperkinesien in den rumpffernen Teilen der Extremitäten (in den Händen und im Gesicht), so wird der Mund weit geöffnet, die Zunge weit herausgestreckt und sofort wieder zurückgezogen („Chamäleonzunge"). Im weiteren Verlauf sind auch die rumpfnahen Extremitätenanteile betroffen. Bei Auslösen des Kniesehnenreflexes bleibt das Knie gestreckt (Gordon-Phänomen). Die Bewegungsunruhe verstärkt sich unter seelischer und körperlicher Belastung. Obwohl die unkontrollierten Bewegungen im Schlaf aufhören, nehmen sie bei Ermüdung eher zu. Die anfangs choreatischen Hyperkinesien wandeln sich mit zunehmendem Krankheitsverlauf in Choreoathetose oder Dystonien, wobei durch Erhöhung der Muskelspannung (Muskeltonus) die Gliedmaßen minuten- bis stundenlang in einer manchmal schmerzhaften Fehlstellung verharren. An Stelle des Grimassierens tritt dann eventuell eine Anarthrie auf, d. h. es kann eine völlige Unfähigkeit bestehen, Sprechbewegungen auszuführen, und der Patient ist nicht mehr in der Lage, durch Mimik, Gestik und Sprache zu reagieren. Das Schlucken fällt den Patienten immer schwerer und kann zu lebensbedrohlichen Komplikationen führen, zumal die Patienten durch die Hyperkinesien einen erhöhten Energieverbrauch haben. Dieser kann sich im Endstadium der Erkrankung auf mehr als das Fünffache des normalen Grundumsatzes erhöhen, so dass eine adäquate Versorgung nur noch mit ergänzender parenteraler Nahrungszufuhr möglich ist.

Fragen zu Text 1

37. Welche der folgenden Aussagen lässt/lassen sich aus dem Inhalt dieses Textes ableiten?

1. Die, durch das erschwerte Schlucken bedingte, erschwerte Nahrungszufuhr ist insbesondere wegen des erhöhten Energieverbrauches problematisch.
2. Chorea Huntington ist von Krankheitsmanifestation an direkt erkennbar.
3. Es kann vorkommen, dass psychische Veränderungen vor Bewegungsstörungen auftreten.
4. Die kognitiven Fähigkeiten des Erkrankten sind von der Krankheit nicht beeinträchtigt.

A) 1. und 3. sind richtig.
B) 3. und 4. sind richtig.
C) Nur 3. ist richtig.
D) 1., 3. und 4. sind richtig.
E) Keine der genannten Aussagen lässt sich ableiten.

38. Welche der folgenden Aussagen lässt/lassen sich aus dem Inhalt dieses Textes ableiten?

1. Hyperkinesien gehen Hypokinesien immer voran.
2. Die Prävalenz für Chorea Huntington ist in Japan höher als die Prävalenz in allen asiatischen Staaten zusammen.
3. Eine Anarthrie bezeichnet eine, bei Chorea Huntington obligatorisch auftretende Unfähigkeit, sprachliche Motorik auszuführen.
4. Ein müder, jedoch wacher Chorea Huntington Patient führt mehr unwillkürliche Bewegungen aus als wenn er schlafen würde.

A) 1., 2. und 4. sind korrekt.
B) 3. und 4. sind korrekt.
C) 1. und 3. sind korrekt.
D) 2. und 4. sind korrekt.
E) Keine der genannten Aussagen lässt sich ableiten.

39. Welche der folgenden Aussagen lässt/lassen sich NICHT aus dem Inhalt dieses Textes ableiten?

1. Meistens schreitet der Krankheitsverlauf etwa 30 Jahre nach Krankheitsbeginn fort.
2. Chorea Huntington ist eine der häufigsten Erbkrankheiten.
3. Die Hypokinesien starten meistens in den rumpffernen Bereichen der Extremitäten, wie beispielsweise den Händen oder dem Gesicht.
4. Durch die abnehmende Kontrolle über die Muskulatur, besonders im Gesicht, kommt es häufig zu einem Persönlichkeitsverlust.

A) Aussagen 1., 2. und 4.
B) Nur Aussage 3. ist richtig.
C) Aussagen 1. und 3.
D) Aussagen 2. und 3.
E) Keine der genannten Aussagen lässt sich ableiten.

Text 2: Hämostase

Nach Verletzung kleinerer Gefäße kommt eine Blutung üblicherweise zügig zum Stehen. Die dafür verantwortliche Hämostase kann als Abfolge der folgenden Prozesse betrachtet werden. Diese Unterteilung dient in erster Linie dem einfacheren Verständnis. Zwischen den Prozessen bestehen enge funktionelle und zeitliche Beziehungen, eine scharfe Abgrenzung ist nicht möglich. Das Blut eines Menschen enthält im Normalfall zwischen 150.000 und 400.000 Thrombozyten pro Mikroliter. In der Zellmembran der Thrombozyten sind zahlreiche Glykoproteine und Rezeptoren vorhanden, die bei der zellulären Hämostase eine wichtige Rolle spielen. Die innere Zellschicht von Blutgefäßen wird als Endothel bezeichnet. Diese ist innen mit einer Glykokalyx, einer Art Schleimschicht überzogen, für die Thrombozyten keine Rezeptoren besitzen. Unter anderem aus diesem Grund bleiben Thrombozyten in unverletzten Gefäßen inaktiv und können sich nicht an die Gefäßwand anlagern. Verschiedene Faktoren wirken einer Aktivierung ebenfalls entgegen, beispielsweise Prostacyclin und Stickstoffmonoxid sowie Heparin, das unter anderem von Mastzellen gebildet wird und dessen hemmende Wirkung auf die Hämostase therapeutisch genutzt werden kann. Wenn ein Gefäß verletzt wird, kommt das Blut mit dem umliegenden Bindegewebe in Berührung, unter anderem mit Kollagenfasern. Kollagen ist ein Strukturprotein, das nahezu überall im Extrazellularraum vorhanden ist. Die Thrombozyten haften zuerst an diesen Fasern (Thrombozytenadhäsion), was zur Ausbildung einer dünnen Bedeckung der Wunde führt. Die Adhäsion (Anhaftung) wird durch den Von-Willebrand-Faktor (vWF) vermittelt, ein lösliches Blutprotein, welches von Endothelzellen und Megakaryozyten gebildet wird. Er stellt zusammen mit Fibronektin und Laminin eine Verbindung zwischen Kollagenfasern und einem Rezeptor auf den Thrombozyten. Durch die Adhäsion wird die Thrombozytenaktivierung ausgelöst: Sie setzen aus sogenannten „elektronendichten Granula“ Calcium-Ionen, ADP, Serotonin, Thromboxan A2 und weitere Stoffe frei. Dadurch werden weitere Thrombozyten angelockt (Chemotaxis). Thromboxan A2 trägt außerdem maßgeblich zur Verengung des Blutgefäßes bei, die einem hohen Blutdurchfluss entgegenwirkt. Auch der Inhalt der sogenannten „α-Granula“ der Thrombozyten wird ausgeschüttet: Gerinnungsfaktoren (Faktor V, Faktor VIII), Klebstoffe (vWF, Fibronektin, Thrombospondin) und Wachstumsfaktoren. Durch Aktivierung verschiedener Stoffwechselwege werden vermehrt Substanzen wie Thromboxan A2 und der PAF (Platelet Activating Factor, plättchenaktivierender Faktor) gebildet. Einige dieser Stoffe induzieren die plasmatische Gerinnung. Die Zusammenlagerung (Aggregation) der aktivierten Thrombozyten wird gefördert durch eine Umorganisation des Zytoskeletts, die eine Vergrößerung der Zelloberfläche um ein Mehrfaches bewirkt. Während die Thrombozyten inaktiv Linsenform haben, nehmen sie im aktiven Zustand Kugelform an und tragen dabei lange Pseudopodien (Schein-Füßchen), mit deren Hilfe sie sich untereinander einhaken können – die Thrombozyten werden „stachelig“ und „klebrig“. Die aggregierten Thrombozyten bilden schließlich einen Thrombozyten-Pfropf, der als weißer Thrombus bezeichnet wird. Damit endet die zelluläre Hämostase. Normalerweise dauert der Prozess ein bis vier Minuten, diese Dauer wird als Blutungszeit bezeichnet. Der weiße Thrombus ist nicht allzu stabil und kann weggeschwemmt werden. Einen festeren Verschluss bildet die plasmatische Hämostase.

Fragen zu Text 2

40. Welche der folgenden Aussagen lässt/lassen sich aus dem Inhalt dieses Textes ableiten?

1. Die Aggregation findet erst nach erfolgter Adhäsion statt.
2. Die Thrombozyten setzen nach Aktivierung verschiedene Stoffe frei, darunter Calcium-Ionen und Serotonin.
3. Im Normalfall befinden sich in einem Liter menschlichen Blutes 150.000-400.000 Thrombozyten.
4. Die zelluläre Hämostase ist von kürzerer Dauer als die plasmatische.

A) 1., 3. und 4. sind richtig.
B) Nur 3. ist richtig.
C) 3. und 4. sind richtig.
D) 1. und 2. sind richtig.
E) Alle der genannten Aussagen lassen sich ableiten.

41. Welche der folgenden Aussagen lässt/lassen sich NICHT aus dem Inhalt dieses Textes ableiten?

1. Der einzige Grund, warum die Thrombozyten sich nicht an die Gefäßwand anlagern, ist die sogenannte Glykokalyx.
2. Thromboxan A2 verhindert bei einer Gefäßverletzung übermäßigen Blutverlust, in dem es für eine Verengung der Blutgefäße sorgt.
3. Inaktive Thrombozyten sind insgesamt kleiner als die aktive Form.
4. Der Von- Willebrand- Faktor ist ein von Endothelzellen und Megakaryozyten gebildetes, lösliches Blutprotein, welches maßgeblich an der Aggregation beteiligt ist.

A) Aussagen 1., 2. und 3.
B) Nur Aussage 2.
C) Aussagen 1., 3. und 4.
D) Alle genannten Aussagen sind richtig.
E) Aussagen 2. und 3.

Text 3: Osmolarität

Die Osmolarität der extrazellulären Flüssigkeit wird beim Menschen entscheidend von der Natrium¬konzentration bestimmt, intrazellulär kommt Kalium die größte Bedeutung zu. Die Osmolarität wird jedoch nicht durch Regulation der Ionenbestände konstant gehalten, sondern durch Regulierung der Wassermenge, in der die Teilchen gelöst sind. Anders als Salze, die Membranen nur streng reguliert überqueren können, verteilt sich Wasser frei im ganzen Körper und gleicht dabei – angetrieben vom osmotischen Druck – fast alle Osmolaritätsunterschiede aus. Die Regulierung der Aufnahme und Ausscheidung freien Wassers ist insofern geeignet, die Osmolarität im gesamten Körper im Soll zu halten, sodass Zellen keine Schrumpfung oder Schwellung erfahren. Dabei gewährleistet die Volumenregulation durch Steuerung des Natriumbestands, dass sich durch die Osmoregulation keine unerwünschten Volumenveränderungen des Extrazellularraums ergeben. Die Osmoregulation besteht im Wesentlichen aus zwei Regelkreisen, deren Messfühler in beiden Fällen Osmorezeptoren im Hypothalamus sind. Bei Hyperosmolarität (Wassermangel) senden diese Signale, sodass in der Neurohypophyse antidiuretisches Hormon (ADH) freigesetzt wird, das in der Niere den Einbau von Aquaporin 2 in die Sammelrohre stimuliert, wodurch weniger Wasser ausgeschieden wird, und Durst ausgelöst wird, der über eine Verhaltensänderung die Aufnahme von Wasser durch Trinken bewirkt. In beiden Fällen wird die Wasserbilanz positiv, sodass der Hyperosmolarität effektiv entgegengewirkt wird (negative Rückkopplung). Bei Hypoosmolarität (Wasserüberschuss) stellt sich die Regulation des 2. Regelkreises entsprechend umgekehrt dar. Osmotische Störungen sind einerseits die Hyperosmolarität durch einen relativen Wassermangel und andererseits die Hypoosmolarität durch relativen Wasserüberschuss. Da das Blutplasma Teil der extrazellulären Flüssigkeit ist und seine Osmolarität somit ebenfalls vor allem von der Natriumkonzentration bestimmt wird, kann Hyperosmolarität mit Hypernatriämie und Hypoosmolarität mit Hyponatriämie gleichgesetzt werden (eine Ausnahme von dieser Regel ist die hyperosmolare Hyponatriämie durch einen Überschuss nichtionischer Osmolyte wie Glucose). Eine eindrückliche Störung der Osmoregulation ist der Diabetes insipidus. Wegen Ausfall des ersten Regelkreises besteht eine permanente Polyurie (Ausscheidung großer Mengen hypoosmolaren Urins) und daraus folgend Hyperosmolarität. Da der zweite Regelkreis aber intakt ist, motiviert Durst die Betroffenen zur Aufnahme großer Flüssigkeitsmengen (Polydipsie), sodass eine ausgeglichene Wasserbilanz erreicht wird. Alte Menschen haben oft ein vermindertes Durstempfinden. Bei starken Wasserverlusten, etwa durch Schwitzen an heißen Tagen, kann sich daraus ein Wassermangel ergeben, der als Exsikkose bezeichnet wird. Personen mit intaktem Durstempfinden können auch eine Exsikkose entwickeln, wenn sie trotz Durst nicht trinken. Die bis hierhin beschriebenen Krankheitszustände durch isolierten Wassermangel lassen sich als hyperosmolare Hypohydratation zusammenfassen. Ein isolierter Wasserüberschuss (hypoosmolare Hyperhydratation) ist bei intakter Osmoregulation kaum möglich, da überschüssiges Wasser sehr schnell ausgeschieden werden kann - mögliche Ursachen sind die Zufuhr großer Mengen hypoosmolarer Lösungen (übermäßiges Trinken) – insbesondere bei eingeschränkter Nierenfunktion – sowie das Schwartz-Bartter-Syndrom bzw. Syndrom der inadäquaten ADH-Sekretion.

Fragen zu Text 3

42. Welche der folgenden Aussagen lässt/lassen sich aus dem Inhalt dieses Textes ableiten?

1. Eine hypoosmolare Hyperhydratation ist nur in der Theorie möglich.
2. Bei Wassermangel senden die Osmorezeptoren im Hypothalamus Signale an die Neurohypophyse, wo anschließend ADH freigesetzt wird, welches die Produktion von Aquaporin 2 in den Sammelrohren stimuliert.
3. Salze können Membranen nur selten überqueren.
4. Ein Beispiel für einen Ausfall des ersten Regelkreises würde eine fehlende ADH-Sekretion aus der Neurohypophyse darstellen.

A) 1., 2. und 4. sind richtig.
B) Nur 4. ist richtig.
C) 2. und 4. sind richtig.
D) Alle genannten Aussagen sind richtig.
E) Keine der genannten Aussagen ist richtig.

43. Welche der folgenden Aussagen lässt/lassen sich aus dem Inhalt dieses Textes ableiten?

1. Diabetes insipidus ist eine Erkrankung, deren Ursache eine permanente Polyurie ist.
2. Eine hyperosmolare Hypohydratation beschreibt eine ganz spezifische Krankheit, die auf isoliertem Wassermangel basiert.
3. Die Natriumkonzentration bestimmt zu großen Teilen die extrazelluläre Osmolarität, die Kaliumkonzentration alleine ist für die intrazelluläre Osmolarität maßgeblich.
4. Die Regulation der Osmolarität ist wichtig, um zelluläre Schrumpfung oder Schwellung zu vermeiden.

A) Nur 4. ist richtig.
B) 1. und 3. sind richtig.
C) 3. und 4. sind richtig.
D) 2. und 4. sind richtig.
E) Alle genannten Aussagen lassen sich ableiten.

Text 4: Reflexe

Ein Reflex ist eine unwillkürliche, rasche und stets gleichartige Reaktion eines Organismus auf einen bestimmten Reiz. Reflexe werden neuronal vermittelt.
Reflexe können vom einfachen Reflexbogen bis hin zu Reflexkreisen „höherer" Art unterschiedlich komplex sowie angeboren oder erworben sein - im letzteren Fall wird auch von gelernten, erworbenen, bedingten oder konditionierten Reflexen geredet. Angeborene oder unbedingte Reflexe stellen biologisch vorgeformte Reaktionsweisen dar. Sie werden als evolutionäre Anpassung an Lebensbedingungen gedeutet. Reflexe ermöglichen Lebewesen ein Leben in einer langfristig konstanten Umwelt: durch ein auf derartige Lebensbedingungen eingestelltes automatisches, schematisches oder stereotypes Reagieren, das unter gleichbleibenden Umständen dazu ausreicht, bis zur Geschlechtsreife zu leben und Nachkommen zu zeugen. Voraussetzung für das Auftreten von Reflexen ist die Fähigkeit eines Organismus, Wahrnehmungen zu machen, diese automatisch zu verarbeiten und in einem eben solchen Zusammenspiel von Sinnesorganen, Nerven und Muskeln auf spezifische Reize reizadäquate Reaktionen zu entwickeln (Reizbarkeit), die ihm ein eigenständiges Leben ermöglichen oder sichern. Genetisch verankerte und reflektorisch zustande kommende Reaktionsweisen sind dabei quasi evolutionär „erprobte" Reaktionsweisen. Sie bilden sich nur bei Lebewesen aus, bei denen sie sich im Hinblick auf langfristige konstante Lebensbedingungen als effektiv für das eigene Leben erwiesen haben. Mit angeborenen Reflexen stehen einem Lebewesen Anpassungsleistungen und Überlebensfähigkeiten zur Verfügung, die es nicht selbst erst erlernen muss. Einige Reflexe, die den Körper oder einzelne Organe vor Schädigungen schützen – wie zum Beispiel der Lidschlussreflex – werden daher auch als Schutzreflexe bezeichnet. Unbedingte, unkonditionierte oder angeborene Reflexe: Sie sind entweder bereits mit Geburt eines Lebewesens voll ausgebildet oder entwickeln sich im Verlaufe seiner Entwicklung bis zur Geschlechtsreife und dem Wachstumsende (Reifung). Typisch für derartig biologisch angelegte Reaktionsweisen ist es, dass jedes Individuum einer Art identische Reaktionen und Reaktionsabläufe auf gleichartige Reizkonstellationen zeigt, die nur in der jeweiligen Intensität wie Schnelligkeit oder Heftigkeit variieren können. Ein Beispiel ist der Lidschlussreflex. Bedingte oder konditionierte Reflexe werden reflexartige Reaktionsweisen genannt, die nicht angeboren sind, sondern erlernt wurden. Sie werden auch als erworbene Reflexe bezeichnet. Bei dieser Form des Lernens können auch viszerale Reaktionen konditioniert werden. Wie durch die behavioristische Lernforschung gezeigt wurde, können durch assoziatives Lernen alle dazu fähigen Lebewesen eine Unzahl von Reaktionsweisen ausbilden, dieses Wissen wurde bei Tierdressuren schon immer und gezielt angewandt. Eigenreflexe werden Reflexe genannt, bei denen der auslösende Reiz und die Reflexantwort im selben Organ stattfinden. Ein Beispiel für einen Eigenreflex ist der bekannte Knie- oder Patellarsehnenreflex, der mit einem kurzen Schlag knapp unterhalb des Knies auf die Sehne des entspannten Musculus quadriceps femoris ausgelöst werden kann. Durch den Schlag werden Dehnungsrezeptoren im Muskel, die Muskelspindeln, angeregt und über einen im Rückenmark verschalteten Reflexbogen eine Kontraktion des M. quadriceps erreicht, der zu einer kurzdauernden Streckbewegung im Kniegelenk führt. Der Sinn derartiger muskulärer Reflexe besteht darin, bei Stößen von außen oder plötzlicher Lageänderung durch Gegenregulation die jeweilige Haltung aufrechtzuerhalten oder wiederherzustellen. Bei Eigenreflexen findet, anders als bei Fremdreflexen, keine Habituation (Abschwächung oder Ausbleiben der Reflexantwort bei wiederholter Reizung) statt. Fremdreflexe werden Reflexe genannt, wenn das reizwahrnehmende Organ nicht das Organ ist, das die Reflexantwort ausführt. Ein Beispiel ist der Kornealreflex. Wenn die Hornhaut des Auges etwa durch einen Luftzug gereizt wird, wird das Augenlid reflektorisch geschlossen. Die Reizung folgt an einer Stelle, die mangels Muskeln selbst nicht reagieren kann - und der Lidmuskel, der zum Schutz der Hornhaut aktiviert wird, wurde seinerseits nicht gereizt. Stellreflexe sind dem Mittelhirn entstammende Muskelreflexe, welche die Einnahme der üblichen Körperhaltung aus

einer ungewöhnlichen Körperstellung heraus steuern. Das bedeutet, ein hingefallenes Tier stellt sich auf, eine fallende Katze dreht sich so, dass sie in aufrechter Haltung landet. Häufig wird zunächst der Kopf in eine aufrechte Stellung gebracht, dann folgt über den Halsstellreflex die Positionierung des restlichen Körpers. Die Stellreflexe werden durch eine Haltung ausgelöst und gehören darum zu den statischen bzw. statokinetischen Reflexen.

Fragen zu Text 4

44. Welche der folgenden Aussagen lässt/lassen sich aus dem Inhalt dieses Textes ableiten?

1. Angeborene Reflexe sind bei jedem Individuum in Reaktionsablauf und -intensität ident.
2. Stellreflexe bewirken häufig erst eine Begradigung des Kopfes, bevor die Positionierung des Körpers erfolgt.
3. Zu den Reflexarten zählen die angeborenen, gelernten, bedingten und die erworbenen Reflexe.
4. Ohne die Wahrnehmung wären Reflexe unmöglich.

A) 2., 3. und 4. sind richtig.
B) 2. und 3. sind richtig.
C) Nur 2. ist richtig.
D) 2. und 4. sind richtig.
E) Alle genannten Aussagen sind richtig.

45. Welche der folgenden Aussagen lässt/lassen sich NICHT aus dem Inhalt dieses Textes ableiten?

1. Der Patellarsehnenreflex wird mittels Schlags unterhalb des Knies auf das Band des entspannten Musculus quadriceps femoris aufgelöst.
2. Löst man den Patellarsehnenreflex zahlreiche Male knapp hintereinander aus, so wird die Reflexreaktion merkbar schwächer.
3. Unkonditionierte Reflexe sind immer direkt nach der Geburt prüfbar.
4. Ziel der Reflexe ist es, das Überleben eines Individuums zumindest bis zur Geschlechtsreife zu sichern.

A) Aussagen 1., 2. und 3.
B) Nur Aussage 1.
C) Nur Aussage 4.
D) Aussagen 2., 3. und 4.
E) Aussagen 1. und 4.

Text 5: Calcium- und Phosphathaushalt

Als Calcium- und Phosphathaushalt werden die Regelkreise zusammengefasst, die die Konzentrationen frei gelöster Calcium- und Phosphationen in den unterschiedlichen Kompartimenten des menschlichen Körpers konstant halten. Knochengewebe erhält seine Festigkeit durch große Mengen eingelagerter Calcium-Phosphat-Kristalle (Hydroxylapatit). Neben ihrer Rolle im Stütz- und Bewegungsapparat stellen Knochen deshalb auch den größten Speicher von Calcium und Phosphat im menschlichen Körper dar. Ein durchschnittlicher Erwachsener enthält insgesamt etwa 1kg Calcium, mehr als 99% davon im Knochen. Im Rahmen des Knochenumbaus werden täglich etwa 20g Calcium zwischen Knochen und extrazellulärer Flüssigkeit ausgetauscht. Die extrazelluläre Flüssigkeit enthält etwa 900mg, von denen sich etwa 360mg im Blutplasma befinden. Der Phosphor im Gesamtphosphat des Körpers hat eine Masse von etwa 0,7kg; 86% des Phosphats sind im Knochen verbaut, 13% liegen intrazellulär (vorwiegend organisch gebunden), 1% ist extrazellulär gelöst. Die Konzentration des freien Calciums in der extrazellulären Flüssigkeit beträgt etwa 1,2 mmol/l; intrazellulär liegt sie mit etwa 0,1 µmol/l um den Faktor 10 000 niedriger. Die Gesamtcalciumkonzentration im Blut beträgt etwa 2,5mmol/l, wovon 50% frei vorliegt, während 40% an Proteine (Albumin, Globuline) und 10% an Phosphat, Citrat, Sulfat oder Hydrogencarbonat gebunden ist. Der Serumwert des Calciums bewegt sich in engen Grenzen bei einem normalen Gesamtcalcium von 2,2–2,6 mmol/L (9–10,5 mg/dl) und einem normalen ionisierten Calcium von 1,1–1,4 mmol/L (4,5–5,6 mg/dl). Das Gesamtcalcium ist einfacher zu messen, bei der Interpretation müssen aber ein Albuminmangel (bindet normalerweise Calcium) und der pH-Wert (H^+ „verdrängt" Calcium aus der Bindung) berücksichtigt werden, da das freie Calcium der eigentlich relevante Wert ist. Calcium und Phosphat sind nicht nur Bestandteile der Knochenmatrix, sondern auch wichtige Elektrolyte zur Aufrechterhaltung von Zellmembranfunktionen. Calcium ist extrazellulär erheblich höher konzentriert als intrazellulär, was Voraussetzung für den schnellen Calciumeinstrom und die deutliche Konzentrationserhöhung bei Öffnung von Calciumkanälen ist. Aus dem Verhältnis der Konzentrationen ergibt sich ein stark positives Nernstpotential von etwa 120mV. Eine besondere Bedeutung für das Membranpotential kommt Calcium im Herzmuskel zu. Calcium interagiert daneben mit Kanälen für andere Ionen, wodurch deren Durchlässigkeit moduliert wird. Eine zu niedrige Calcium-Konzentration kann so zu Muskelkrämpfen führen. Calcium ist neben cAMP der verbreitetste second Messenger, das bedeutet Calcium leitet Informationen von der Zellmembran in die Zelle weiter. Auslöser für die Öffnung von Calciumkanälen können Spannungsänderungen über der Zellmembran oder Liganden wie IP3 sein. Calciumkanäle sitzen nicht nur in der Plasmamembran, sondern auch in der Membran zum Endoplasmatischen Retikulum, wo ganz ähnliche Konzentrationsverhältnisse wie extrazellulär herrschen. Die Erhöhung der intrazellulären Calciumkonzentration löst je nach Zelltyp sehr unterschiedliche Effekte aus (z. B. Kontraktion in allen Arten von Muskulatur oder Exozytose von Neurotransmittern oder Hormonen). Die Konzentration frei gelöster Phosphat-Ionen beträgt intrazellulär wie extrazellulär etwa 1mmol/l. Intrazellulär existiert allerdings zusätzlich ein großer Bestand an organisch gebundenem Phosphat, etwa in Form von Nukleinsäuren, Nukleotiden (darunter ATP), Phospholipiden oder phosphorylierten Proteinen. Phosphat (egal ob frei oder gebunden) ist im pH-Bereich um 7,2 (pKS-Wert für den Übergang Dihydrogenphosphat/Hydrogenphosphat) ein guter Puffer. Intrazellulär ist Phosphat der bedeutendste Puffer, während ihm extrazellulär entsprechend seiner relativ niedrigen Konzentration eine untergeordnete Rolle zukommt. Eine Bedeutung als Puffer hat Phosphat daneben im Urin. Die Löslichkeit von Calciumphosphatsalzen ist (insbesondere bei hohen pH-Werten) sehr gering, was Voraussetzung für die Mineralisierung des Knochens ist, aber auch zu Krankheiten wie Harnsteinen oder „echter" Gefäßverkalkung führen kann, wenn das Löslichkeitsprodukt überschritten wird oder nicht ausreichend kristallisationshemmende Proteine exprimiert werden. Die Homöostasen (Konstanthaltung der Konzentrationen) von Calcium und Phosphat sind deshalb eng miteinander verknüpft. Die für die Calcium- und Phosphathomöostase bedeutsamsten Hormone sind Parathormon (PTH), Calcitriol (aktiviertes Vitamin D) und fibroblast growth factor 23 (FGF23). Sie fördern oder hemmen sich gegenseitig in ihrer Freisetzung und wirken an den Effektororganen teils synergistisch, teils antagonistisch. Reguliert wird die Aufnahme von Calcium und Phosphat im Darm, die Ausscheidung in der Niere und den Aufbau/Abbau von Knochenmatrix, bei dem Calcium und Phosphat stets gemeinsam gebunden/freigesetzt werden.

Fragen zu Text 5

46. Welche der folgenden Aussagen lässt/lassen sich aus dem Inhalt dieses Textes ableiten?

1. Calcium beeinflusst indirekt im Herzen die Durchlässigkeit der Ionenkanäle anderer Ionen.
2. Im Endoplasmatischen Retikulum sind die Konzentrationsverhältnisse ident mit dem Konzentrationsverhältnis intra- zu extrazellulär.
3. Der Knochen eines durchschnittlichen Erwachsenen besteht zu 99% aus Calcium.
4. Calcium und Phosphat werden über den Darm sezerniert.

A) 1., 2. und 4. sind richtig.
B) Nur 4. ist richtig.
C) Nur 1. ist richtig.
D) 1. und 3. sind richtig.
E) Alle genannten Aussagen lassen sich ableiten.

47. Welche der folgenden Aussagen lässt/lassen sich NICHT aus dem Inhalt dieses Textes ableiten?

1. Je höher der pH-Wert, desto schlechter lösen sich Calciumphosphatsalze auf.
2. Ein zu niedriger Calcium-Spiegel führt unvermeidbar zu Muskelkrämpfen.
3. 50% des Calciums liegen frei vor.
4. Zu den zahlreichen Effekten, die Calcium in den verschiedenen Zellen bewirken kann, zählen auch z.B. Muskelkontraktionen oder die Endozytose von Neurotransmittern bzw. Hormonen.

A) Aussagen 1. und 3.
B) Aussagen 2., 3. und 4.
C) Nur Aussage 1.
D) Alle genannten Aussagen sind korrekt.
E) Keine der genannten Aussagen lässt sich ableiten.

48. Welche der folgenden Aussagen lässt/lassen sich aus dem Inhalt dieses Textes ableiten?

1. Das Gesamtcalcium ist einfacher zu bestimmen als das freie, jedoch ist das Gesamtcalcium der weniger aussagekräftige Wert.
2. Parathormon, Calcitriol und FGF23 sind maßgeblich für die Konstanthaltung der Calcium- und Phosphatkonzentration verantwortlich.
3. Der Gesamtphosphat-Wert ist intrazellulär höher als extrazellulär.
4. Im Knochen sind Calcium und Phosphat in Kristallform eingelagert.

A) 1. und 3. sind falsch.
B) 2., 3. und 4. sind richtig.
C) Nur 4. ist richtig.
D) 1. und 4. sind richtig.
E) Alle genannten Aussagen sind richtig.

Testsimulation E

- 12 Aufgaben
- 35 Minuten Bearbeitungszeit

Text 1: Mukoviszidose

Mukoviszidose auch zystische Fibrose genannt, ist eine autosomal-rezessiv vererbte Stoffwechselerkrankung. Die Ursache dieser Erkrankung ist eine durch Mutation bedingte Fehlfunktion von Chloridkanälen bestimmter Körperzellen, wodurch die Zusammensetzung aller Sekrete exokriner Drüsen verändert wird. Die betroffenen Zellen sind nicht in der Lage, mittels Osmose Wasser in das umliegende Gewebe zu ziehen, wodurch der Wassergehalt des Bronchialsekrets sowie der Sekrete der Bauchspeicheldrüse, der Leber (Galle), der inneren Geschlechtsorgane und der akzessorischen Geschlechtsdrüsen sowie des Dünndarms und der Schweißdrüsen zu niedrig ist. Die Sekrete werden dadurch zähflüssig, und in den betroffenen Organen kann es zu Funktionsstörungen unterschiedlicher Art kommen. Bei Mukoviszidose-Patienten ist der Schleim in den Bronchien deutlich zähflüssiger als bei gesunden Menschen. Dies führt zu chronischem Husten, Bronchiektasien, häufig wiederkehrenden Lungeninfekten und schweren Lungenentzündungen. Das zähe Sekret kann vom Flimmerepithel der Luftröhre und der Bronchien nur schwer abtransportiert werden. Daher stellt es ein gutes Nährmedium für Bakterien dar. Zugenommen hatte zu Beginn des 21. Jahrhunderts auch der Nachweis von multiresistenten gramnegativen Stäbchen und Nichttuberkulösen Mykobakterien aus den Atemwegen. Eine Folge der häufigen und langwierigen Lungeninfekte kann zunehmende Lungeninsuffizienz sein, die sich durch chronischen Sauerstoffmangel und Atemnot bemerkbar macht. Durch den chronischen Sauerstoffmangel hat die Mehrzahl der betroffenen Menschen Uhrglasnägel und Trommelschlägelfinger. Die chronischen endobronchialen Infektionen führen im Endstadium zu Zysten, Abszessen und Lungenfibrose, also zu einer extensiven Zerstörung der Atemwege, die auch meist die Ursache für die frühe Sterblichkeit von Mukoviszidosepatienten ist. Über 90% der Patienten sterben an den Folgen der chronischen Infektion der unteren Atemwege. Im Darm kommt es bei Säuglingen in 10 bis 20% der Fälle zu einem Mekoniumileus. Dies ist ein schwerer Darmverschluss (Ileus), der durch die zähen ersten Faeces (Mekonium) hervorgerufen wird – häufig die erste Manifestation der Mukoviszidose. Bei Älteren finden sich in 20% Obstruktionssyndrome durch zähflüssige Darmsekrete. Hierbei kann es im Einzelfall zur Komplikation kommen, dem sogenannten Mekoniumileus-Äquivalent. Es macht sich durch wiederholt auftretende Bauchschmerzen, tastbaren Darminhalt und einer Darmverlegung bemerkbar. Begleitet werden diese Symptome noch durch Erbrechen. Auch die Funktion der Bauchspeicheldrüse ist gestört. Durch das fehlende Sekret entstehen chronische Durchfälle, Fettstuhl, Maldigestion, Mangelernährung und Verdauungsstörungen sowie Untergewicht. Die zunehmende Fibrosierung der Bauchspeicheldrüse führt zu einem Untergang der Langerhans-Inseln, wodurch es zum pankreatogenen Diabetes mellitus kommen kann. Man spricht in diesen Fällen von einem CF-assoziierten Diabetes (CFRD), der zum Diabetes mellitus Typ 3 gerechnet wird. Durch Störung der Leber- und Gallenwegsfunktion neigen betroffene Erwachsene zu Leberzirrhose und Gallensteinen. Bei 5,6% der Patienten entwickelt sich eine Leberzirrhose, und bei bis zu 25% bilden sich Gallensteine.

Die genauen Ursachen für die reduzierte Knochendichte sind noch nicht ausreichend erforscht. Es handelt sich vermutlich um ein sehr komplexes Zusammenspiel mehrerer Pathomechanismen. Eine wesentliche Rolle spielt dabei schlechter Ernährungszustand, die Malabsorption von

Vitamin D und K, sowie ein verminderter Calcium- und Phosphatgehalt im Serum. Studien konnten zudem zeigen, dass während infektiöser Phasen die Knochenresorption (Knochenabbau) erhöht ist und Störungen in der Knochenbildung zu beobachten sind. So ist in solchen Phasen die Zahl der für den Knochenabbau verantwortlichen Osteoklasten signifikant erhöht. Neuere Forschungsergebnisse deuten außerdem darauf hin, dass die gestörte Funktion des CFTR-Proteins zu einer Funktionsstörung der für die Knochenbildung verantwortlichen Osteoblasten führt. Osteoblasten exprimieren CFTR. Das Fehlen des Chloridkanals führt bei Osteoblasten offensichtlich zu Störungen des Gleichgewichts zwischen Osteoprotegerin und Prostaglandin E2. Auch die langzeitige Anwendung von Medikamenten, insbesondere von Glucocorticoiden zur Verbesserung des respiratorischen Zustands, kann den Knochenabbau fördern. Dies ist vor allem bei Mukoviszidosepatienten mit einer Lungentransplantation der Fall. Sie erhalten zu Unterdrückung der Organabstoßung in der akuten Phase Glucocorticoide in hohen, danach in niedrigen Dosen. Erkrankte Männer sind in den meisten Fällen unfruchtbar. Spermien werden zwar normal gebildet, aber es fehlen beidseitig die Samenleiter. Dies wird als kongenitale bilaterale Aplasie des Vas deferens bezeichnet. Bei Frauen ist durch zähflüssige Sekrete im Zervixkanal die Fruchtbarkeit vermindert. Etwa 50% der Patientinnen sind empfängnisfähig. Bei stabiler Gesamtsituation ist für Mukoviszidose-Patientinnen das Austragen einer Schwangerschaft möglich.

Fragen zu Text 1

49. Welche der folgenden Aussagen lässt/lassen sich aus dem Inhalt dieses Textes ableiten?

1. Osteoklasten exprimieren das CFTR-Protein.
2. Das Wasser-Verhältnis ist in vielen Sekreten von Mukoviszidosepatienten zu hoch und das Sekret infolgedessen zu zähflüssig, woraus sich zahlreiche Probleme ergeben.
3. Die erste Manifestation der Mukoviszidose ist in jedem Fall ein durch Faeces hervorgerufener Darmverschluss.
4. Nach Lungentransplantationen werden Patienten mit varianten Dosen von Glucocorticoiden behandelt.

A) 1., 3. und 4. sind richtig.
B) Nur 4. ist richtig.
C) 1. und 3. sind richtig.
D) 2. und 4. sind richtig.
E) Keine der genannten Aussagen lässt sich ableiten.

50. Welche der folgenden Aussagen lässt/lassen sich NICHT aus dem Inhalt dieses Textes ableiten?

1. Die zähflüssigen Sekrete haben häufig Bronchiektasen, chronischen Husten, häufig wiederkehrende Lungeninfarkte und schwere Lungenentzündungen zur Folge.
2. Frühe Sterblichkeit ist bei Mukoviszidosepatienten nicht auszuschließen.
3. Das Absterben der Langerhans-Inseln ist die Ursache für ein potentielles Auftreten von Diabetes mellitus Typ 3 bei Mukoviszidosepatienten.
4. Ein durch Mutation bedingtes Fehlen von Chloridkanälen ist die Ursache der Krankheit.

A) Aussagen 1., 2. und 3.
B) Aussagen 2. und 3.
C) Aussagen 1. und 4.
D) Alle genannten Aussagen sind richtig.
E) Nur Aussage 3.

51. Welche der folgenden Aussagen lässt/lassen sich aus dem Inhalt dieses Textes ableiten?

1. Der konkrete Grund für die geringere Knochendichte von Mukoviszidosepatienten ist erwiesenermaßen ein komplexes Zusammenspiel mehrerer Mechanismen.
2. Das Fehlen des Chloridkanals führt bei Osteoblasten zu einer Störung der Produktion von Osteoprotegerin und Prostaglandin E2.
3. 90% der Patienten sterben an einer chronischen Infektion der unteren Atemwege.
4. Glucocorticoide können sich negativ auf die Knochendichte auswirken.

A) 1. und 4. sind richtig.
B) 2. und 4. sind richtig.
C) Alle genannten Aussagen sind richtig.
D) Nur 4. ist richtig.
E) 2., 3. und 4. sind richtig.

Text 2: Gallenblase

Die Gallenblase liegt in der Gallenblasengrube der Unterseite der Leber zwischen deren Lobus quadratum und Lobus dexter an, kann aber auch vom Gewebe der Leber umschlossen sein. Nach kaudal steht das Organ in Beziehung zur Flexura coli dextra, der rechten Biegung des Dickdarms, was bei Entzündungen zu Verwachsungen zwischen den beiden Organen führen kann, oder auch zu Verbindungen zwischen den jeweiligen Hohlräumen. Rückenwärts befindet sich die Gallenblase nach medial in unmittelbarer Nähe der Pars superior des Duodenums. Bei den Schlangen liegt die Gallenblase hinter der Leber und relativ weit von dieser entfernt. Das Organ kann in einen Gallenblasenboden, Gallenblasenkörper und Gallenblasenhals gegliedert werden. Der Hals der Gallenblase, wo das Organ in den Gallenblasengang übergeht, besitzt eine spiralförmige Schleimhautfalte, die eine Verschlussfunktion vor allem bei der Erhöhung des intraabdominalen Drucks, beispielsweise beim Stuhlgang wahrnimmt. Der Ductus cysticus vereint sich mit dem Ductus hepaticus communis zum Ductus choledochus, der im Ligamentum hepatoduodenale verläuft und in den Zwölffingerdarm mündet. Die gesamte Gallenblase ist, mit Ausnahme der Stellen, die der Leber anliegen, mit Bauchfell überzogen, das vom rechten Nervus phrenicus sensibel innerviert wird. Die Nervenfasern entstammen den Rückenmarksegmenten C3–C5. Von den Segmenten C3 und C4 entspringen auf dieser Seite auch die Fasern der Nervi supraclaviculares, welche Teile der rechten Schulter innervieren. Bei einer Reizung des Peritoneums der Gallenblase durch pathologische Prozesse, etwa einer Entzündung, kann es aufgrund dieses gemeinsamen Ursprungs zum Phänomen des „Übertragenen Schmerzes“ in der Schulter kommen. Daneben wird die Gallenblase vegetativ von Fasern des Plexus coeliacus innerviert. Die Blasenarterie, meist ein Gefäß aus dem rechten Ast der Arteria hepatica propria, versorgt die Gallenblase mit Blut. Abführende Gefäße sind die Venae cysticae, die in die Pfortader (Vena portae) münden. Die Grünfärbung des Organs ist auf die Farbe der Galle zurückzuführen. Die etwa 0,4 cm dicke Wand des Hohlorgans ist histologisch dreischichtig gegliedert. Von innen nach außen unterscheidet man eine Tunica mucosa, eine Tunica muscularis und eine Tunica serosa. Die Tunica mucosa (Schleimhaut) besteht aus einer innen gelegenen Schicht Oberflächenepithel und einer darunterliegenden Bindegewebsschicht mit Blutgefäßen, der Lamina propria. Die Schleimhaut ist zu Falten aufgeworfen, die bei zunehmender Füllung geglättet werden. Die Aneinanderlagerung von Falten führt zu so genannten „Schleimhautbrücken“, die charakteristisch für das histologische Präparat einer Gallenblase sind. Gelegentlich vorkommende Krypten werden Rokitansky-Aschoff-Krypten genannt. Das Oberflächenepithel besteht aus so genannten Hauptzellen, ist einschichtig und zeichnet sich durch eine große Anzahl von Mikrovilli aus. Die Zellen sind durch Nexus, Desmosomen und Schlussleisten miteinander verbunden. Funktion der Hauptzellen ist der Entzug von Wasser zur Konzentrierung der Galle und die Produktion von Schleim zum Schutz des Organs vor Gallenbestandteilen. Bei einigen Säugetieren (Fleischfressern, Paarhufern) besitzt die Schleimhaut im Bereich des Gallenblasenhalses muköse Drüsen, die Muzine synthetisieren. Bei chronischen Entzündungen kann die Anzahl dieser Drüsen erhöht sein. Die von der Leber produzierte Galle dient der Verdauung von Fetten im Darm. Über den Ductus choledochus wird die Galle über die Papilla duodeni major in den Zwölffingerdarm abgegeben. Die Schließmuskeln (M. sphincter ampullae und M. sphincter ductus choledochi) im Bereich dieser Mündung können durch ihre Kontraktion das Abfließen der Galle verhindern, so dass diese sich in die über den Ductus cysticus zwischengeschaltete Gallenblase zurückstaut. Diese Speicherung erfolgt vor allem zwischen den Mahlzeiten (interdigestiv) und betrifft ungefähr die Hälfte der von der Leber sezernierten Galle. Das Organ fasst etwa 50 ml Gallenflüssigkeit, deren Konzentration aber durch den aktiven Entzug von Wasser stark erhöht werden kann. Die Galle kann so auf bis zu zehn Prozent des ursprünglichen Volumens angereichert („eingedickt“) werden. Teilweise wird in diesem Zusammenhang die ursprüngliche „Lebergalle“ von der modifizierten „Blasengalle“ unterschieden. Letztere zeichnet sich vor allem durch eine erhöhte Konzentration von Gallensäuren, Lecithin, Gallenfarbstoffen und Cholesterol aus. Die Eindickung erfolgt durch die Verschiebung von Natrium- und Chlorid-Ionen unter Verwendung eines Na^+/H^+- sowie eines Cl^-/HCO_3^--Antiport-Transportsystems in der apikalen (luminalen) Membran der Hauptzelle. Diese Verschiebung ist elektroneutral, das heißt, es werden dabei netto keine Ladungen verschoben. Das in der Galle enthaltene Wasser folgt diesen resorbierten Ionen aufgrund deren osmotischer Wirksamkeit. In der basolateralen Membran der Zelle befindet sich eine Na^+/K^+-ATPase, welche die intrazelluläre Natrium-Konzentration konstant hält. Das resorbierte Wasser wird in den Blutgefäßen der Lamina propria abtransportiert. Bei Entspannung der Schließmuskeln kommt es zum Ausströmen des Inhalts der Gallenblase. Unterstützt wird diese Entleerung durch die Kontraktion der glatten Muskulatur der Gallenblasenwand. Die Kontraktion erfolgt unter dem Einfluss von Cholezystokinin (CCK), dessen Bildung im Zwölffingerdarm und oberen Jejunum Leerdarm unter anderem durch Fett im Nahrungsbrei angeregt wird, und der parasympathischen Wirkung des Nervus vagus über den Neurotransmitter Acetylcholin.

Fragen zu Text 2

52. Welche der folgenden Aussagen lässt/lassen sich aus dem Inhalt dieses Textes ableiten?

1. Die Arteria hepatica propria versorgt die Gallenblase direkt mit Blut.
2. Die Gallenblasenwand besteht immer aus Krypten und Falten.
3. Soll die Gallenblase entleert werden, so bewirken insbesondere Cholezystokinin und Acetylcholin die Entspannung der Schließmuskeln der Gallenblase.
4. Der Nervus phrenicus innerviert die Gallenblase selbst.

A) 1., 3. und 4. sind richtig.
B) Nur 2. ist richtig.
C) 1. und 3. sind richtig.
D) Alle genannten Aussagen lassen sich ableiten.
E) Keine der genannten Aussagen ist richtig.

53. Welche der folgenden Aussagen lässt/lassen sich aus dem Inhalt dieses Textes ableiten?

1. Die gesamte Tunica mucosa ist durchblutet.
2. Eine Aufgabe der Hauptzellen ist die Schleimproduktion.
3. Etwa 50% der in der Leber produzierten Galle, also etwa 25ml, werden in der Gallenblase gespeichert.
4. Der Ductus cysticus wird zum Ductus hepaticus communis und letztendlich zum Ductus choledochus, der im Zwölffingerdarm mündet.

A) 1., 2. und 4. sind richtig.
B) Nur 2. ist richtig.
C) 2. und 4. sind richtig.
D) Alle genannten Aussagen lassen sich ableiten.
E) Keine der genannten Aussagen ist richtig.

54. Welche der folgenden Aussagen lässt/lassen sich aus dem Inhalt dieses Textes ableiten?

1. Ein Patient mit chronischer Gallenblasenentzündung hat aufgrund der erhöhten Anzahl an Drüsen mehr Muzine in seiner Gallenblase enthalten, als ein gesunder Mensch.
2. Das Präparat einer gefüllten Gallenblase ist ebenmäßiger als das einer leeren.
3. Die Gallenblase wird unter anderem durch die Nervi supraclaviculares innerviert.
4. Die Hauptzellen geben genauso viele Ladungen ab, wie sie aufnehmen.

A) 1., 2. und 4. sind richtig.
B) 3. und 4. sind richtig.
C) 2. und 4. sind richtig.
D) Alle genannten Aussagen sind richtig.
E) Nur 3. ist richtig.

Text 3: Pankreaskarzinom

Bauchspeicheldrüsenkrebs, fachsprachlich Pankreaskarzinom, sind bösartige Tumoren der Bauchspeicheldrüse. Die Mehrheit der Tumoren befällt den die Verdauungsenzyme bildenden Teil der Bauchspeicheldrüse und hier vorwiegend die Gänge innerhalb des Organs. Diese „duktalen Adenokarzinome" gehören zu den häufigen Krebserkrankungen. Die wichtigsten Risikofaktoren sind Bauchspeicheldrüsenentzündungen, Alkoholabusus sowie Tabakrauchen und einige Erbkrankheiten. Häufigste Symptome sind eine stetig zunehmende Gelbsucht, in den Rücken ausstrahlende und nachts an Stärke zunehmende Bauchschmerzen sowie Verdauungsstörungen und Gewichtsverlust. Pankreaskarzinome wachsen aggressiv und bilden früh Tochtergeschwülste (Metastasen). Sie können bisher nur durch operative Entfernung behandelt werden, allerdings werden vier von fünf bösartigen Pankreastumoren erst in einem so weit fortgeschrittenen Stadium erkannt, dass keine Heilung mehr möglich ist. Chemo- und Strahlentherapie haben in der Behandlung von Bauchspeicheldrüsenkrebs eine unterstützende Funktion. Bei der Operation wird die Bauchspeicheldrüse teilweise oder vollständig entfernt und die unterbrochenen Gallen- und Bauchspeicheldrüsenausgänge werden wieder mit dem Darmtrakt verbunden. Die Heilungsrate ist in den letzten Jahrzehnten besser geworden -gleichwohl nehmen Linderung und bestmöglich unterstützende Behandlungsmaßnahmen in den Pankreaszentren immer noch breiten Raum ein. Neben den bösartigen Tumoren der Bauchspeicheldrüse gibt es auch gutartige, wie beispielsweise das seröse Zystadenom. Das Pankreaskarzinom, der mit Abstand häufigste Pankreastumor, verursacht in Deutschland etwa 14.000 Neuerkrankungen jährlich – die Neuerkrankungsrate liegt bei rund 18 pro 100.000 Einwohner und Jahr. In der deutschen Krebsstatistik steht es bei Männern an der zehnten, bei Frauen an neunter Stelle (Stand: 2006). Bei den Krebstodesfällen belegt es den vierten Platz. Die Erkrankten sind meist älter als 60 Jahre. Männer sind häufiger betroffen als Frauen (1,6:1). In der Schweiz erkrankten von 2010 bis 2014 durchschnittlich 1292 Menschen pro Jahr (51,5% Frauen; 48,5% Männer) und starben 1177 Menschen pro Jahr. Wichtigster Risikofaktor neben dem Lebensalter ist die chronische Pankreatitis (Bauchspeicheldrüsenentzündung): Etwa einer von 50 davon Betroffenen entwickelt innerhalb von zehn Jahren ein Karzinom. Diabetes verdoppelt das Karzinomrisiko aus bislang unbekanntem Grund. Lebensstilbezogene Gefahren sind Zigarettenrauchen (Raucherentwöhnung reduziert das Risiko nach zwei Jahren auf die Hälfte), Vitamin-D-Mangel, starkes Übergewicht (BMI > 30) und fettreiche Ernährung. Angeborene Risiken sind Syndrome mit allgemein gesteigerter Krebserkrankungsrate wie das Peutz-Jeghers-Syndrom, die erbliche Pankreatitis und die zystische Fibrose.
Zwei oder mehr Pankreaskarzinomfälle in der nahen Verwandtschaft erhöhen das Risiko um ein Vielfaches. Screeninguntersuchungen werden gegenwärtig nur für Familien mit erblicher Pankreatitis oder mehreren Pankreaskarzinomfällen empfohlen, üblich ist dann eine jährliche Endosonografie ab dem 50. Lebensjahr. Ungefähr 5% der Patienten weisen eine ererbte Mutation in einem der beiden Gene BRCA1 oder BRCA2 auf. Diese Mutation bringt ein erhöhtes Risiko mit sich, an bestimmten Krebsarten zu erkranken (bei Frauen am häufigsten Brustkrebs, aber auch Bauchspeicheldrüsenkrebs). Falls diese Krebsformen in der Familie auffällig häufig aufgetreten sind, sollte der an Bauchspeicheldrüsenkrebs erkrankte Patient auch darauf genetisch getestet werden, weil sich hier unter Umständen die Möglichkeit einer gezielteren Behandlung ergibt. Chemische Karzinogene (Naphthylamin, Benzidin oder Nitrosamine) können das Erkrankungsrisiko erhöhen. Auch chlororganische Verbindungen und polycyclische aromatische Kohlenwasserstoffe werden verdächtigt. Für die Karzinome sind ein aggressives Wachstum, eine schnelle Metastasierung und ein schlechtes Ansprechen auf die verfügbaren Behandlungen kennzeichnend. Das liegt auch an dem besonders hohen Entartungsgrad: wachstumsregulierende oder tumorunterdrückende Gene wie jene für HER2/neu, KRAS, p16, p53 und DPC4 sind in den Tumorzellen sehr häufig durch Mutationen inaktiviert.

Fragen zu Text 3

55. Welche der folgenden Aussagen lässt/lassen sich aus dem Inhalt dieses Textes ableiten?

1. Einer von 50 Betroffenen einer chronischen Pankreatitis entwickelt nach 10 Jahren oder später ein Pankreaskarzinom.
2. In Deutschland erkranken jährlich 14.000 Menschen an einem Pankreastumor.
3. Wenn in der Familie eines an Bauchspeicheldrüsenkrebs Erkrankten bestimmte Krebsarten häufig sind, dann ist eine Untersuchung der Gene BRCA1 bzw. BRCA2 empfehlenswert.
4. Pankreaskarzinom und Bauchspeicheldrüsentumor sind Synonyme.

A) 1. und 4. sind richtig.
B) 1. und 2. sind richtig.
C) 3. und 4. sind richtig.
D) 1., 3. und 4. sind richtig.
E) Nur 3. ist richtig.

56. Welche der folgenden Aussagen lässt/lassen sich NICHT aus dem Inhalt dieses Textes ableiten?

1. Für die Karzinome ist die verstärkte Exprimierung von z.B. HER2/neu, KRAS, p16, p53 und DPC4 charakteristisch.
2. In etwa 5% der Fälle ist ein Pankreaskarzinom auf eine ererbte Kombi-Mutation der BRCA1- und BRCA2-Gene zurückzuführen.
3. Zu jeder Zeit stellt operative Entfernung des gesamten oder eines Teils des Pankreas eine optimale Heilungschance dar.
4. Es gibt auch gutartige Pankreastumore, ein Beispiel hierfür ist das seriöse Zystadenom.

A) Aussagen 1., 2. und 4.
B) Nur Aussage 2.
C) Aussagen 1., 2. und 3.
D) Alle genannten Aussagen lassen sich ableiten.
E) Keine der genannten Aussagen lässt sich ableiten.

Text 4: Kohlenmonoxidintoxikation

Kohlenstoffmonoxid geht eine starke Komplexverbindung mit hämhaltigen Enzymen wie beispielsweise dem Hämoglobin und bildet dabei Carboxyhämoglobin. Dabei verdrängt es mit etwa 200 bis 300-facher Affinität beim Erwachsenen und 600-facher Affinität beim Fötus den Sauerstoff von seinem Transportmolekül im Blut (Hämoglobin) und verringert dadurch die Sauerstoffversorgung des Gewebes. Das löst eine Reihe von Folgereaktionen aus, am gravierendsten eine Gewebehypoxie bis hin zu Herzinfarkt und Hirninfarkt. Die Muskulatur des Bewegungsapparates und des Herzens enthält Myoglobin zur Zwischenspeicherung des Sauerstoffs. Myoglobin bindet Kohlenmonoxid ebenfalls sehr stark und verliert dadurch die Fähigkeit der Sauerstoffspeicherung. Die Pumpleistung des Herzens wird dadurch vermindert. Die Muskelkraft ist eingeschränkt, so dass die Vergifteten sich oft nicht aus eigener Kraft aus dem Gefahrenbereich entfernen können. Kohlenmonoxid bindet auch an Cytochrom-c-Oxidasen und beeinträchtigt so die Atmungskette der Mitochondrien. Neben der Verschlechterung der Nutzung von Sauerstoff zur Energiegewinnung wird eine Aktivierung von HIF1-α ausgelöst. Dadurch werden massive Gefäß- und Entzündungsmechanismen aktiviert, welche die Situation zusätzlich verschlechtern. Es kommt zu einer Verklumpung von Plättchen und neutrophilen Granulozyten. Letztere degranulieren und setzen dabei zahlreiche proinflammatorische Zytokine frei. Als klinischen Endpunkt manifestiert sich die Vergiftung in einer Hypoxie besonders empfindlicher Gewebe, dem zentralen Nervensystem und später, vor allem bei entsprechender Vorerkrankung, auch am Herzmuskel. Nach zunehmender Bewusstseinstrübung bis hin zum Koma und komplizierender Herzrhythmusstörungen tritt letztendlich der Tod durch Hirnschwellung, Atem- und Kreislaufversagen ein. Bei einer akuten Kohlenmonoxidvergiftung sterben in den USA 1 bis 3% der behandelten Personen. Kohlenmonoxidkonzentration und Dauer der Exposition sind die wichtigsten Prognoseparameter. Die Schwere der Vergiftung wird neben der Konzentration von Kohlenstoffmonoxid vom allgemeinen gesundheitlichen Zustand der Betroffenen bestimmt: Ältere Menschen, Kranke, insbesondere herzkranke Menschen sowie ungeborene Kinder weisen eine höhere Empfindlichkeit gegenüber Kohlenstoffmonoxid auf als gesunde Erwachsene. Durch eine CO-Vergiftung erhöht sich das Risiko für Infarkte und Arrhythmien, wenn der Patient eine vorbestehende koronare Herzerkrankung hatte. Ungeborene Kinder haben ein besonders hohes Risiko, da sie von der Sauerstoffversorgung der Mutter abhängig sind und das Hämoglobin F in ihrem Blut eine noch höhere Affinität zu Kohlenmonoxid hat als das Hämoglobin von Erwachsenen. Durch die Zwischenschaltung des mütterlichen Kreislaufes flutet Kohlenmonoxid beim ungeborenen Kind verzögert an, wird aber auch verzögert eliminiert. Wird die Vergiftung überlebt, zeigen sich bei 10 bis 40% der Opfer bleibende Schäden an Herz und Nervensystem wie Gedächtnis- und Konzentrationsstörungen, Psychosen, Bewegungsstörungen (Parkinsonoid), Herzinsuffizienz und Herzrhythmusstörungen.

Fragen zu Text 4

57. Welche der folgenden Aussagen lässt/lassen sich aus dem Inhalt dieses Textes ableiten?

1. Wie verheerend die Kohlenmonoxid-Vergiftung ist, hängt lediglich von Expositionsdauer und Kohlendioxidkonzentration ab.
2. Das Bindungsbestreben des Sauerstofftransportmoleküls ist beim Fetus etwa doppelt so hoch wie bei einem Erwachsenen.
3. Etwa 10-40% der ungeborenen Kinder, die eine Kohlenmonoxid-Vergiftung überleben, tragen bleibende Herzrhythmusstörungen davon.
4. In der Skelettmuskulatur und im Herzen wird Sauerstoff an Hämoglobin gebunden gespeichert.

A) 1., 2. und 3. sind richtig.
B) Nur 2. ist richtig.
C) Nur 3. ist richtig.
D) 1., 3. und 4. sind richtig.
E) Keine der genannten Aussagen ist richtig.

58. Welche der folgenden Aussagen lässt/lassen sich aus dem Inhalt dieses Textes ableiten?

1. 1-3% der Todesfälle sind in den USA auf eine Kohlenmonoxidvergiftung zurückzuführen.
2. Ungeborene Kinder haben eine andere Hämoglobin-Komponente als Erwachsene.
3. Kohlenmonoxid verhindert die Atmungskette in den Mitochondrien.
4. Durch die Interaktion von Hämoglobin und Kohlenmonoxid wird vermehrt Stickstoffmonoxid gebildet.

A) 1., 3. und 4. sind richtig.
B) Nur 2. ist richtig.
C) 2. und 4. sind richtig.
D) 1. und 4. sind richtig.
E) Alle genannten Aussagen sind richtig.

Text 5: Bizepssehnenruptur

Bizepssehnenriss ist der Oberbegriff für den Riss (Ruptur) mindestens einer Sehne des zweiköpfigen Armbeugermuskels (Musculus biceps brachii). Es wird zwischen proximaler Bizepssehnenruptur (im Schulterbereich) und der distalen Ruptur (im Ellenbogenbereich) unterschieden. Der Musculus biceps brachii weist beim Menschen im Schulterbereich zwei Köpfe auf, daher der lateinische Name biceps (zweiköpfig) - Caput longum (langer Kopf), dessen Sehne vom Tuberculum supraglenoidale – oberhalb des eigentlichen Schultergelenks – durch den Sulcus intertubercularis verläuft. Der lange Kopf ist der primäre Unterarm-Supinator. Caput breve (kurzer Kopf), dessen Sehne vom Processus coracoideus (Rabenschnabelfortsatz) des Schulterblatts ihren Ursprung hat. Der kurze Kopf wirkt in erster Linie als Ellenbogen-Beuger. Beide Köpfe vereinigen sich zu einem Muskelbauch mit einer Sehne in der Ellenbeuge, die sich kurz danach wieder verzweigt und als kräftige Hauptsehne an der im Mittel 22 mm langen und 15 mm breiten Tuberositas radii ansetzt und als Nebensehne über den Lacertus fibrosus (Aponeurosis musculi bicipitis) in die Unterarmfaszie einstrahlt. Die distale Bizepssehne ist im Mittel 22 mm lang und 7 mm dick. Die Funktion des Muskels ist im Ellenbogenbereich die Flexion und die Supination im Ellbogen. Ab einer Beugung von 90° stellt der M. biceps brachii den stärksten Supinator am Arm dar (Schraubendrehen). Des weiteren wirkt die lange Bizepssehne auf das Schultergelenk leicht abduzierend und innenrotierend, der kurze Kopf kranialisierend und adduzierend. Beide zusammen führen eine Anteversion im Schultergelenk durch. Bei 96% aller Bizepssehnenrupturen ist die lange proximale Sehne im Schulterbereich betroffen, nur in 3% der Fälle die distale Sehne im Ellenbogenbereich und noch seltener mit 1% die kurze proximale Sehne. In etwa 80% der Fälle handelt es sich um den dominanten Arm. Die proximale lange Sehne reißt bei älteren Menschen mit aktiven Schultern meist als Verschleißfolge. Besonders bei Wurfsportarten (Baseball), aber auch beim Kraftsport und beim Golfen, wird die lange Bizepssehne vermehrt durch Überlastung geschädigt. Eine Vorschädigung wird häufig auch bei einem plötzlichen Trauma, etwa durch einen schweren Sturz, als wesentliche Ursache für einen Riss der langen Bizepssehne verantwortlich gemacht, jedoch kann ebenso das Trauma die alleinige Ursache sein. Eine Abrissverletzung der langen Bizepssehne tritt gelegentlich auch in Kombination mit einer SLAP-Läsion auf. Die distale Sehne reißt durch plötzliches direktes oder indirektes Trauma. Beispielsweise kommt es beim Kraftsportler oder Handwerker durch akute Überbelastung zum Riss der Sehne. Auch kann ein direkter Schlag oder ein Schnitt in die Ellenbeuge die Sehnenzerreißung induzieren. Mitursächlich können Dopingmaßnahmen wie induzierter Muskelaufbau, hormonbedingte Schädigungen der Sehnensubstanz oder vorausgehende Cortison-Injektionen wirken. Auch unter der Behandlung mit Antibiotika aus der Gruppe der Fluorchinolone kann es zu einer Bizepssehnenruptur kommen. Auf diese Assoziation wurde bereits im Jahr 1995 hingewiesen. Bei Rauchern ist das Risiko eines Sehnenrisses um den Faktor 7,5 höher.

Fragen zu Text 5

59. Welche der folgenden Aussagen lässt/lassen sich aus dem Inhalt dieses Textes ableiten?

1. In etwa 96% der Fälle ist bei Bizepsrupturen die lange proximale Sehne im Schulterbereich das Problem.
2. Ein Bodybuilder, der seine Leistung mit unerlaubten Substanzen zu erhöhen versucht, setzt sich einem erhöhten Risiko einer Bizepssehnenruptur aus.
3. Ein Bizepssehnenriss bezeichnet grundsätzlich einen Riss in beiden Sehnen des Musculus biceps brachii.
4. Caput longum und Caput breve des Musculus biceps brachii haben unterschiedliche primäre Bewegungsaufgaben.

A) 1., 3. und 4. sind richtig.
B) 1., 2. und 4. sind richtig.
C) 2. und 4. sind richtig.
D) 2. und 3. sind richtig.
E) Alle genannten Aussagen lassen sich ableiten.

60. Welche der folgenden Aussagen lässt/lassen sich NICHT aus dem Inhalt dieses Textes ableiten?

1. Eine Vorschädigung ist eine wahrscheinlichere Ursache als ein indirektes Trauma.
2. Raucher haben ein um 75% erhöhtes Risiko, einmal eine Bizepssehnenruptur zu erleiden.
3. Die distale Bizepssehne ist durchschnittlich 22x7cm groß.
4. Die proximale Bizepssehnenruptur ist dem Rumpf näher gelegen als die distale.

A) Aussagen 1., 2. und 3.
B) Aussagen 2. und 4.
C) Aussagen 2. und 3.
D) Nur Aussage 4.
E) Nur Aussage 2.

Testsimulation F

- 12 Aufgaben
- 35 Minuten Bearbeitungszeit

Text 1: Hyaloronsäure

Medizinisch verwendet wird das Natrium-Salz der Hyaluronsäure (Natriumhyaluronat oder Sodium Hyaluronate). Hyaluronsäure wird aus tierischem Ausgangsmaterial (z. B. Hahnenkamm) oder biotechnologisch aus Streptokokken-Kulturen gewonnen. Eine spezielle Modifikation stellen stabilisierte Hyaluronsäuren – beispielsweise mittels der sogenannten NASHA-Technologie (NASHA steht für „Nicht-animalische stabilisierte Hyaluronsäure") – dar, die je nach Hersteller zwischen weniger als ein Prozent und bis zu ca. 20 bis 30 Prozent verändert werden. Für die Haltbarkeit der Produkte spielt der Prozentsatz der Stabilisierung keine große Rolle, wichtig ist die Art der Stabilisierung. Bei aus Hahnenkämmen gewonnenen Hyaluronsäureprodukten kann es zu allergischen Reaktionen kommen, wenn eine Allergie gegen Vogelproteine besteht. Hyaluronsäurepräparate werden in arthrosegeschädigte Gelenke gespritzt, um das Gelenk zu schmieren und als „Stoßdämpfer" zu wirken (sogenannte Viscosupplementation). Die Halbwertszeit von Hyaluronsäure-Produkten ist abhängig von der molaren Masse und liegt zwischen 17 und 60 Stunden. Derzeit verfügbare Hyaluronsäuren unterscheiden sich in der Anzahl der notwendigen Injektionen – je nach Produkt 1, 3 oder 5 Injektionen. Ein direkter Zusammenhang zwischen der Anzahl der Injektionen und der Wirksamkeit besteht dabei nicht, so können Produkte mit weniger Injektionen durchaus wirksamer sein als Produkte mit mehr Injektionen. Sie wirken vergleichbar wie NSAR-Einnahme oder Cortison-Injektionen, jedoch war die Wirksamkeit in verschiedenen Studien unterschiedlich, oft war die Nutzen-Schaden-Bilanz negativ. Ein therapeutischer Stellenwert bei Arthrose ist nach dem Stand der Metaanalyse 2003/04 nicht belegt. Dem widerspricht eine Studie über die Behandlung der Facettengelenksarthrose mit Hyaluronsäure aus dem Beobachtungszeitraum Oktober 2007 bis Juli 2009. Die gesetzlichen Krankenkassen übernehmen die Behandlungskosten in der Regel nicht. Der Medizinische Dienst des Spitzenverbandes der Krankenkassen (IGeL-Monitor) bewertet nach einer Sichtung der verfügbaren Studien eine Hyaluronsäure-Injektion bei Kniearthrose als „tendenziell negativ". Im Vergleich zu Placebo und keinen Injektionen habe sich gezeigt, dass sich zwar Schmerzen damit etwas reduzieren lassen und sich die Funktion des Gelenks leicht verbessert. Jedoch treten nach einer Hyaluronsäure-Injektion häufig leichte unerwünschte Ereignisse an der Injektionsstelle auf. Auch schwerwiegende Nebenwirkungen kämen vor – deren Häufigkeit sei wegen einer mangelhaften Berichterstattung in den Studien unklar. Eine Verwendung von Hyaluronsäure in Hydrogelen zur Wundversorgung und in der Behandlung von chronischen Lungenerkrankungen wird untersucht. Hyaluronsäure wird auch in Kombination mit Chondroitinsulfat und Poloxamer 407 in der Behandlung von Sodbrennen eingesetzt, wobei ausgenutzt wird, dass bei Körpertemperatur dieses vom flüssigen zu einem semi-festen Hydrogel wird und eine physikalische Barriere bildet, das sich an der Speiseröhrenschleimhaut festsetzt und sie vor Schäden durch Magensäure und Pepsin schützt. Hyaluronsäure und Chondroitinsulfat sorgen für eine rasche Linderung der Reflux-Beschwerden und tragen auch zur Regeneration und Wundheilung der beschädigten Schleimhaut bei.
Einige Nasensprays enthalten Hyaluronsäure, um der Austrocknung der Nasenschleimhäute entgegenzuwirken. Hyaluronsäure wird in Halstabletten zum Schutz der Mund- und Rachenschleimhaut eingesetzt. Auch in Augentropfen zur Behandlung des „trockenen Auges" findet

die Hyaluronsäure Verwendung. Die viskoelastische Eigenschaft der Hyaluronsäure sorgt für einen stabilen und langanhaltenden Tränenfilm ohne Beeinträchtigung des Sehens. Daher wird Hyaluron auch in Reinigungs- und Pflegelösungen für Kontaktlinsen verwendet. Sie soll das Auge auch bei längerem Tragen formstabiler und weicher Linsen vor dem Austrocknen bewahren, was den Tragekomfort erhöhen soll. In der Ophthalmochirurgie werden viskoelastische Natriumhyaluronat-Lösungen zur Auffüllung des Glaskörpers sowie zur Stabilisierung der Vorderkammer und dem Schutz der hochsensiblen Endothelzellschicht der Hornhaut während einer Operation an den vorderen Augenabschnitten, vor allem der Operation der Katarakt (Grauer Star), verwendet. Seit einigen Jahren sind Produkte auf dem Markt, die Patienten mit Belastungsharninkontinenz eine Behandlung mit stabilisierter Hyaluronsäure ermöglicht. Hier werden vier Hyaluronsäure-Depots um die Harnröhre injiziert. Die Prozedur führt innerhalb des ersten Jahres bei etwa der Hälfte der Patienten zu einer Verbesserung, der Langzeiterfolg dieser Behandlung ist allerdings gering und die Komplikationsrate hoch. Für Kinder mit vesikorenalem Reflux (VUR) sind schon seit längerem Präparate auf Basis stabilisierter Hyaluronsäure auf dem Markt, die eine gute Alternative zur medikamentösen Langzeittherapie abgeben. Die Ergebnisse hier sind vielversprechend. Hyaluronan wird auch als Nahrungsergänzungsmittel angeboten. Im Lebensmittelbereich werden v. a. enzymatische Hydrolysate aus Hühnerbrustbeinen oder Hahnenkämmen verwendet. Diese unterscheiden sich in der Menge und Art der – teils als erwünscht deklarierten – Beistoffe: andere Glycosaminoglycane wie Chondroitinsulfat bzw. Proteine und in der molaren Masse: z. B. „HCK“ 250kDa, Injuv (aus Hahnenkämmen) 50–200kDa, Hyal-Joint (ebenfalls aus Hahnenkämmen) 6.000–9.000kDa.

Fragen zu Text 1

61. Welche der folgenden Aussagen lässt/lassen sich aus dem Text ableiten?

1. Leichte generalisierte Nebenwirkungen sind bei Hyaluronsäure-Injektionen normal.
2. Hyaluronsäure entsteht immer aus tierischem Ausgangsmaterial.
3. Eine Halbwertszeit von 20 Stunden ist für Hyaluronsäure nicht ungewöhnlich.
4. Hyaluronsäure liegt unabhängig von äußeren Einflussfaktoren als semi-festes Hydrogel vor.

A) 1. und 3. sind richtig.
B) 2. und 3. sind richtig.
C) Nur 3. ist richtig.
D) 2. und 4. sind richtig.
E) Alle genannten Aussagen sind richtig.

62. Welche der folgenden Aussagen lässt/lassen sich aus dem Text ableiten?

1. Schwere Nebenwirkungen nach Hyaluronsäure-Injektionen sind häufiger als leichte.
2. Auch bei Inkontinenz kann Hyaluronsäure helfen.
3. Je nach Produkt sind 1-5 Hyaluronsäure-Injektionen notwendig.
4. Stabilisierte Hyaluronsäuren werden zwischen 20 und 30% verändert.

A) Nur 2. ist korrekt.
B) 1., 3. und 4. sind korrekt.
C) 3. und 4. sind korrekt.
D) 1. und 4. sind korrekt.
E) Keine der genannten Aussagen ist korrekt.

63. Welche der folgenden Aussagen lässt/lassen sich NICHT aus dem Text ableiten?

1. Wird das Hyaluronsäureprodukt aus Hahnenkämmen gewonnen, so verursacht es in der Regel eine allergische Reaktion.
2. Hyaluronan ist zum Verzehr geeignet.
3. Hyaluronsäure-Injektionen können auch eine negative Nutzen-Schaden-Bilanz aufweisen.
4. Hyaluron macht Kontaktlinsen weicher.

A) Aussagen 1., 3. und 4.
B) Aussagen 2. und 4.
C) Aussagen 2. und 3.
D) Aussagen 1. und 4.
E) Alle genannten Aussagen lassen sich ableiten.

Text 2: Cobalamin

Cobalamine sind chemische Verbindungen, die in allen Lebewesen vorkommen und auch als Vitamin-B12-Gruppe (vereinfachend Vitamin B12) bezeichnet werden. Der wichtigste Vertreter aus der Cobalamin-Gruppe ist das umgangssprachlich ebenfalls als Vitamin B12 bezeichnete Coenzym B12, das als Kofaktor (Coenzym) Teil mehrerer Enzyme ist. Beim Menschen sind zwei Cobalamin-abhängige Enzyme bekannt, die am Stoffwechsel der Aminosäuren teilnehmen. Cobalamine enthalten das Spurenelement Cobalt als Zentralatom. Zur Vitamin-B12-Gruppe gehören auch die Speicherformen Aquocobalamin bzw. Aquacobalamin (Vitamin B12a, die konjugierte Säure des Hydroxocobalamins), Hydroxocobalamin bzw. Hydroxycobalamin (Vitamin B12b) und Nitritocobalamin (Vitamin B12c). Die Medizin verwendet die biologisch inaktiven Formen Cyanocobalamin und Hydroxocobalamin zur Vitamin-B12-Supplementierung und für andere therapeutische Zwecke. Im menschlichen Organismus werden diese Vorstufen in Adenosylcobalamin und Methylcobalamin umgewandelt. Beide sind als Coenzyme biologisch aktiv. Adenosylcobalamin (AdoCbl) wird auch als Extrinsic-Faktor bezeichnet. Das Lexikon der medizinischen Laboratoriumsdiagnostik definiert Vitamin B12 als „wasserlösliche Vitamine, welche in Form von zwei Coenzymen im zellulären Stoffwechsel von Fettsäuren und aliphatischen Aminosäuren eine wesentliche Rolle spielen". Demnach werden unter dem Begriff substituierte Corrinoide bzw. Cobalamine mit biologischer Wirkung zusammengefasst. Forschungsgeschichtlich bedingte Synonymbezeichnungen des Vitamin B12 sind Antiperniziosa-Faktor und Extrinisic-Faktor. Die Definition des Pschyrembel betont die Beteiligung der Vitamingruppe an der Zellteilung, der Erythropoese und der Myelinbildung. Die International Union of Nutritional Sciences (IUNS) und die International Union of Pure and Applied Chemistry (IUAPC) geben an, dass „Vitamin B12" als allgemeine Beschreibung für alle Corrinoide verwendet werden sollte, die qualitativ die biologische Aktivität von Cyanocobalamin aufweisen. In PubChem steht Vitamin B12 synonym für das Cyanocobalamin, ebenso in verschiedener Fachliteratur. Nicht zu verwechseln mit den eigentlichen Cobalaminen sind die Trans-Cobalamine, bei denen es sich lediglich um Transportproteine für Vitamin B12 handelt. Tiere sind nicht in der Lage, sich selbst mit Vitamin B12 zu versorgen. Vitamin B12 wird in der Natur von Mikroorganismen – insbesondere Bakterien – produziert, die als Symbionten sowohl im Verdauungstrakt von Tieren als auch auf der Oberfläche pflanzlicher Wirte (z. B. Leguminosen) vorkommen. Im menschlichen und tierischen Organismus wird Vitamin B12 vor allem in Leber und Niere akkumuliert, in Pflanzen kann es nur in Spuren vorkommen. In höheren Pflanzen kommt Vitamin B12 vor allem in den Wurzeln vor, in den grünen Teilen dagegen fast nicht. Alles- und Fleischfresser decken ihren B12-Bedarf durch den Konsum von Fleisch, insbesondere Innereien. Geflügelarten und Schweine können das in ihrem Darm befindliche B12 nur unzureichend resorbieren und sind daher auf eine exogene Versorgung über ihr Futter angewiesen. In der Schweinemast wird dem Futter hierfür entweder Fischmehl oder Vitamin B12 zugesetzt; letzteres in einer Dosierung von 10µg pro kg Futter. Auch im menschlichen Dickdarm kommen Bakterien vor, die Vitamin B12 produzieren. Allerdings reicht diese Synthese zur Bedarfsdeckung nicht aus und das dort gebildete Vitamin wird überwiegend mit dem Stuhl ausgeschieden. Das mit der Nahrung zugeführte Vitamin B12 wird in die Enterozyten aufgenommen. Dieser Zelltyp kommt besonders häufig im Dünndarmepithel vor. Bei wiederkäuern wird das Vitamin im Vormagen, bei anderen Pflanzenfressern im Dickdarm gebildet. Ein Mangel bei Wiederkäuern beruht in der Regel auf unzureichender Cobaltzufuhr. In der Tierproduktion wird dem Futter in Spuren Cobalt hinzugefügt, falls die Tiere von cobaltarmen Weideflächen ernährt werden müssen. Hierüber soll Wachstums- und Laktationsstörungen, Blutarmut und Appetitlosigkeit entgegengewirkt werden. Einige Arten von Pflanzenfressern können durch Aufnahme ihres Blinddarmkots Vitamin B12 zuführen. Der Kot ist reich an Vitaminen des B-Komplexes und Vitamin K. Das Verhalten wird Caecotrophie genannt und ist unter anderem von Nagetieren (Rodentia) und Hasenartigen (Lagomorpha) bekannt. Hindert man Kaninchen an der Aufnahme ihres Blinddarmkots, sinkt die Ausnutzung an Nährstoffen einschließlich Vitaminen aus dem Futter.

Fragen zu Text 2

64. Welche der folgenden Aussagen lässt/lassen sich aus dem Text ableiten?

1. Der Mensch produziert selbst kein Vitamin B12.
2. Angesammelt wird Vitamin B12 in tierischen Organismen insbesondere in Nieren- bzw. Lebergewebe.
3. Zu medizinischen Zwecken werden insbesondere die Vorstufen Cyanocobalamin und Hydroxocobalamin verwendet.
4. Vitamine der B12-Gruppe sind insbesondere für Myelinbildung, Erythropoese und Zellteilung wichtig.

A) 1. und 2. sind richtig.
B) Alle genannten Aussagen lassen sich ableiten.
C) 2., 3. und 4. sind richtig.
D) 1. und 4. sind richtig.
E) Nur 4. ist richtig.

65. Welche der folgenden Aussagen lässt/lassen sich aus dem Text ableiten?

1. Wird Vitamin B12 von Tier oder Mensch konsumiert, so wird dieses von den Erythrozyten aufgenommen.
2. In der Schweinemast wird 10g pro Kilogramm Futter an Vitamin B12 zugesetzt.
3. Cobalamin besteht zum größten Teil aus Cobalt.
4. Trans-Cobalamine sind eine Sonderform von Vitamin B12.

A) 1., 3. und 4. sind richtig.
B) 1. und 2. sind richtig.
C) Nur 2. ist richtig.
D) Alle genannten Aussagen sind richtig.
E) Keine der genannten Aussagen lässt sich ableiten.

Text 3: Poliovirus

Das Poliovirus (genauer Humane Poliovirus, gelegentlich noch Poliomyelitis-Virus, PV) ist eine Subspezies von Viren der Spezies Enterovirus C (EV-C) aus der Gattung Enterovirus in der Familie der Picornaviridae. Das Poliovirus löst beim Menschen die Kinderlähmung (Poliomyelitis, kurz Polio) aus. Es handelt sich um ein sehr einfaches Virus ohne Hülle mit einem Genom aus einzelsträngiger plus-RNA. Es kommt beim Menschen und manchen anderen Primaten vor. Die Ausrottung des Poliovirus durch Impfung ist ein Ziel der Weltgesundheitsorganisation. In Deutschland gilt es bereits als ausgerottet. Das annähernd runde Viruspartikel hat einen Durchmesser von 28 bis 30 Nanometer. 1985 gelang es, mittels Kristallstrukturanalyse die dreidimensionale Struktur eines kompletten Polioviruspartikels aufzulösen. Jedes Virion enthält eine Kopie des einzelsträngigen RNA-Genoms, das von einem ikosaedrischen Kapsid umhüllt wird. Das Kapsid setzt sich aus je 60 Kopien der vier Kapsidproteine VP1, VP2, VP3 und VP4 zusammen. Es zählt daher zu jenen Viren, an denen Desinfektionsmittel im Zulassungsverfahren ihre Wirksamkeit erweisen müssen. Auch durch viele Detergenzien, durch quartären Ammoniumverbindungen oder durch Säuren, beispielsweise Magensäure, wird das Virus nur langsam inaktiviert. Das virale Genom wurde erstmals 1981 kloniert und sequenziert. Die beim Typ 1 7440 Nukleotide lange RNA, an deren 5'-Ende ein virales Protein (VPg) gebunden ist, besteht aus einem langen 5'-untranslatierten Bereich (5'-NTR), der von einem einzigen offenen Leserahmen gefolgt wird, welcher für ein Polyprotein von 220 kDa codiert, sowie einem kurzen 3'-untranslatierten Bereich (3'-NTR) mit einem Poly(A)-Schwanz. Im 5'-untranslatierten Bereich enthält die RNA eine interne ribosomale Eintrittsstelle (IRES), die für die Translation der RNA in der Wirtszelle entscheidend ist. Mutationen in der IRES sind eine molekulare Ursache für die Attenuierung der Polioviren, die für orale Polioimpfstoffe benutzt werden. Das 220 kDa-Polyprotein wird durch virale Peptidasen in drei Proteine, P1, P2 und P3 zerteilt; das P1-Protein wird weiter aufgespalten in die strukturellen Proteine VP1–VP4, aus denen das Kapsid der neuen Viruspartikel zusammengesetzt wird. Aus den Proteinen P2 und P3 gehen Nichtstrukturproteine hervor, die eine Funktion bei der Vermehrung des Virus haben. Die Proteine 2Apro und 3Cpro sowie 3CDpro sind Peptidasen, die das virale Polyprotein zerteilen, während die Proteine 2BC, 2C und 3AB einen Membrankomplex bilden, der für die Virusreplikation benötigt wird. 3BVPg bindet an das 5'-Ende der viralen RNA und ist für die Initiation der Replikation der RNA wichtig, 3Dpol schließlich ist eine RNA-abhängige RNA-Polymerase, die die virale RNA synthetisiert. Das Poliovirus vermehrt sich im Zytoplasma der Wirtszelle. Um in die Zelle eindringen zu können, benötigt das Virus einen spezifischen Rezeptor, das CD155-Protein. Dann kann das Virus seine RNA in die Zelle übertragen, wo diese unmittelbar zum Polyprotein translatiert wird. Das Polyprotein kann sich selbst proteolytisch in einzelne strukturelle und funktionelle Proteine zerlegen. Die RNA wird nicht nur translatiert, sondern auch repliziert. Letzteres geschieht durch die virale RNA-abhängige RNA-Polymerase 3Dpol, die die ursprüngliche plus-RNA in eine minus-RNA umschreibt und von dieser sogleich wieder neue plus-RNA erzeugt. Die RNA wird schließlich mit den Strukturproteinen zu einem neuen Virusteilchen (Virion) verpackt. Schließlich stirbt die Wirtszelle und die Viren werden freigesetzt. Ursprünglich war das Virus weltweit verbreitet; in den Tropen traten Epidemien ganzjährig auf, in gemäßigten Breiten vor allem im Sommer. In Endemiegebieten ist das Virus unter anderem auch in Abwässern nachweisbar. In der Umwelt soll es mehrere Wochen vermehrungsfähig bleiben. Der einzige natürliche Wirt und damit das einzige bekannte Reservoir ist der Mensch. Daher scheint eine Ausrottung durch Impfung möglich. Tatsächlich ist das Polio-Wildvirus vom Typ 2 (WPV2) bereits seit 1999 nicht mehr nachgewiesen. 2007 gab es weltweit 1310 Fälle von Poliomyelitis durch Wildviren. Im Jahr 2008 war das Virus nur noch in Nigeria, Indien, Pakistan und Afghanistan endemisch. 2012 wurde in Nigeria Polio-Wildvirus 3 (WPV3) das letzte Mal nachgewiesen. 2015 wurde Typ 2 durch die WHO als ausgerottet erklärt. Am Welt-Poliotag 2019 erklärte die WHO auch Typ 3 für ausgerottet.

Fragen zu Text 3

66. Welche der folgenden Aussagen lässt/lassen sich aus dem Text ableiten?

1. Das Kapsid des Virus besteht aus nur vier verschiedenen Kapsidproteinen.
2. Das Poliovirus kommt nur bei Primaten vor.
3. Befallene Gebiete enthalten das Virus auch in Abwässern.
4. Das P1-Protein wird in die zwei strukturellen Proteine VP1 und VP4 aufgespalten.

A) 1., 2. und 3. sind richtig.
B) Nur 2. ist richtig.
C) 3. und 4. sind richtig.
D) 1., 3. und 4. sind richtig.
E) Alle genannten Aussagen lassen sich ableiten.

67. Welche der folgenden Aussagen lässt/lassen sich NICHT aus dem Text ableiten?

1. Die virale RNA wird innerhalb der Wirtszelle translatiert.
2. WPV2 gilt laut WHO seit 1999 als ausgerottet, da es seitdem nicht mehr nachgewiesen wurde.
3. Das Poliovirus stellt eine Subspezies des Enterovirus C (EV-C) dar.
4. Die virale RNA wird zu einem Polyprotein translatiert, welches die Fähigkeit hat sich selbst proteolytisch zu zerteilen.

A) Aussagen 2., 3. und 4.
B) Aussagen 1., 3. und 4.
C) Aussagen 3. und 4.
D) Nur Aussage 2.
E) Alle genannten Aussagen sind korrekt.

68. Welche der folgenden Aussagen lässt/lassen sich aus dem Text ableiten?

1. Die menschliche Magensäure kann das Virus unschädlich machen.
2. Seit dem Jahr 2015 gelten 2 Poliovirus-Typen laut WHO als ausgerottet.
3. Zur Freisetzung der innerhalb der Wirtszelle entstandenen Viren ist der Untergang der Wirtszelle nötig.
4. Die Viruspartikel des Poliovirus sind beinahe rund und im Durchmesser 28 bis 30 mm groß.

A) 1. und 4. sind richtig.
B) 1. und 2. sind richtig.
C) 1. und 3. sind richtig.
D) 2. und 3. sind richtig.
E) Keine der genannten Aussagen ist richtig.

Text 4: Dissoziative Persönlichkeitsstörung

Die dissoziative Identitätsstörung ist dadurch gekennzeichnet, dass verschiedene Persönlichkeitszustände (dissoziative Identitäten) abwechselnd die Kontrolle über das Denken, Fühlen und Handeln eines Menschen übernehmen. Diese Identitäten verfügen über eigene Charaktereigenschaften, Verhaltensweisen, Fähigkeiten, Wahrnehmungs- und Denkmuster. Zusätzlich treten Erinnerungslücken zu Ereignissen oder persönlichen Informationen auf, die nicht mehr durch gewöhnliche Vergesslichkeit erklärbar sind. Das früher als multiple Persönlichkeit(sstörung) bekannte Zustandsbild ist nicht zu verwechseln mit Persönlichkeitsstörungen oder psychotischen Störungen, und wird in der Regel von weiteren psychischen Symptomen begleitet.
Als Ursache werden Abweichungen von der typischen Gehirnentwicklung aufgrund extrem traumatischer Erlebnisse während der frühen Kindheit vermutet. Entsprechende funktionelle und anatomische Veränderungen im Gehirn sind bei Betroffenen in ihrem Erwachsenenalter inzwischen vielfach durch statistische Auswertungen nachgewiesen worden. Die Verbreitung der dissoziativen Identitätsstörung in der Allgemeinbevölkerung wird mit 1,1–1,5% angegeben. Es handelt sich nicht um eine seltene Erkrankung. Bei Patienten in psychiatrischen Kliniken, bei jugendlichen Krankenhauspatienten und bei Teilnehmern an Programmen gegen Drogenmissbrauch, Essstörungen und Zwangsstörungen lag die Verbreitung in Nordamerika, Europa und der Türkei bei 1–5%. Betroffene haben wechselnde Identitäten mit jeweils eigenem Selbstbild und -konzept, beispielsweise grundlegende Einstellungen und Gefühle betreffend. Hinzu kommen Erinnerungslücken und regelmäßig auch Symptome ähnlich denen der posttraumatischen Belastungsstörung. Unterschiedliche weitere Symptome, die denen anderer Störungen ähneln, sind häufig und bessern sich in der Regel nur, wenn die DIS in deren Behandlung mit einbezogen wird. Dazu gehören insbesondere Depressionen, Angst-, Schlaf-und Essstörungen, Sucht- und Zwangserkrankungen, somatoforme Störungen, ängstlich-vermeidendes und Borderline-Verhalten. Markante Unterschiede zwischen den einzelnen Identitäten sind dabei nicht ungewöhnlich. Auch das empfundene Alter oder Geschlecht, und die Handschriften können sich unterscheiden. Das gesamte Symptombild weist dadurch eine besondere Bandbreite und Variabilität auf. Des Weiteren nehmen die Betroffenen ihre Identitätswechsel in der Regel lange Zeit nicht als solche, sondern als unklare Störungen wahr. Auch deshalb bleibt eine DIS oft lange unerkannt oder falsch diagnostiziert. Mit dem Identitätswechsel gehen Wechsel körperlicher Werte des vegetativen Nervensystems (zum Beispiel Puls, Blutdruck, Muskelspannung, und Sehschärfe) und markante Wechsel in der Aktivität des Gehirns einher, wie mit bildgebenden Verfahren wiederholt nachgewiesen wurde. Bei derartigen Untersuchungen zeigten sich auch Unterschiede zwischen tatsächlicher und gespielter (simulierter) DIS. Auch bestimmte anatomische Abweichungen im Gehirn von Menschen mit DIS wurden wiederholt festgestellt, und werden als mögliches Hilfsmittel bei der individuellen Diagnose erforscht. Es gibt bisher kein Medikament, das zur Behandlung der dissoziativen Identitätsstörung zugelassen ist. Vorhandene Forschungsergebnisse sind noch von geringer Aussagekraft, und weitere Studien werden benötigt. Eine etwaige Medikation findet daher im Rahmen des Off-Label-Use statt. Sie orientiert sich sowohl an der individuellen Symptomatik, als auch an der individuellen Reaktion auf das Medikament.
Die individuellen Einschränkungen variieren stark: Einige Menschen können mit dissoziativen Identitäten hohe akademische und berufliche Leistungen erbringen, teils bereits bevor sie diagnostiziert wurden, andere hingegen nehmen spezialisierte Tageseinrichtungen wahr. Während der leitliniengerechten Behandlung von Erwachsenen steigt deren allgemeines Funktionsniveau. Auch können bei der Behandlung von Kindern und Jugendlichen gute Ergebnisse erzielt werden.

Fragen zu Text 4

69. Welche der folgenden Aussagen lässt/lassen sich aus dem Text ableiten?

1. Bei Patienten in verschiedensten Einrichtungen bzw. Teilnehmern an Programmen zur Behandlung psychischer Beschwerden ist die Häufigkeit einer DIS höher als bei der Allgemeinbevölkerung.
2. Auch nachweisbare körperliche Veränderungen sind bei Betroffenen möglich.
3. Die Persönlichkeitswechsel sind in manchen Fällen graphisch darstellbar bzw. nachweisbar.
4. Es gibt keine Medikationen zur Behandlung der Symptome der Betroffenen.

A) 1. ist richtig.
B) 1., 2. und 3. sind richtig.
C) 1., 2. und 4. sind richtig.
D) 2. und 3. sind richtig.
E) Alle genannten Aussagen sind richtig.

70. Welche der folgenden Aussagen lässt/lassen sich aus dem Text ableiten?

1. Die Schlafstörung einer von DIS betroffenen Person, bessert sich üblicherweise nur, wenn die DIS ebenfalls behandelt wird.
2. Mit verschiedenen bildgebenden Untersuchungen lässt sich meist eine vorgetäuschte von einer wirklichen DIS unterscheiden.
3. Betroffene erkennen ihre Identitätswechsel normalerweise verhältnismäßig schnell als solche.
4. Erinnerungslücken sind nach einem Persönlichkeitswechsel üblich.

A) 1., 3. und 4. sind richtig.
B) 1. und 2. sind richtig.
C) Nur 4. ist richtig.
D) 1., 2. und 4. sind richtig.
E) Keine der genannten Aussagen lässt sich ableiten.

Text 5: Parathormon

Das Parathormon, auch Parathyrin oder Nebenschilddrüsenhormon, ist ein Peptidhormon, bestehend aus 84 Aminosäuren, welches in den Hauptzellen der Nebenschilddrüsen (bzw. Epithelkörperchen) gebildet wird. Die Hauptfunktion des Parathormons ist die mittels Calciumverlagerung und Kontrolle der Calciumausscheidung erfolgende Aufrechterhaltung einer ausreichenden Calcium-Konzentration im Blutplasma zur Wahrung der Calciumhomöostase in den Körpergeweben. Eine Verminderung dieser Konzentration induziert vermehrte PTH-Sekretion. Verschiedene Ursachen können für einen zu hohen bzw. zu niedrigen Gehalt des Bluts an PTH verantwortlich sein (Hyperparathyreoidismus bzw. Hypoparathyreoidismus). Veränderungen im PTH-Gen, die zu Hypoparathyreoidismus führen, sind bekannt. Das Parathormon wird vom Gen PTH auf dem 11. Chromosom des Menschen codiert. Dieses Gen enthält drei Exons, von denen das erste jedoch nicht translatiert wird. Exon 2 codiert für eine 25 Aminosäure große Sequenz, die Teil des Prä-Prohormons ist, und für das eigentliche Hormon (84 Aminosäuren). Exon 3 codiert für sechs Aminosäuren, die dem Prohormon erhalten bleiben, und enthält darüber hinaus 351 Nukleotide, die jedoch nicht exprimiert werden. Das Parathormon wird als PräPro-Hormon (115 Aminosäuren) an membrangebundenen Ribosomen synthetisiert und cotranslational unter Abspaltung der aminoterminalen Signalsequenz (Prä-Sequenz) prozessiert, so dass Pro-Parathormon (90 Aminosäuren) entsteht. Durch Prozessierung im Golgi-Apparat entsteht das fertige Parathormon. Das Parathormon besitzt nur eine Halbwertzeit von wenigen Minuten und wird sowohl in den Epithelkörperchen selbst, als auch in der Leber und der Niere proteolytisch abgebaut. Da nur ein sehr kleiner Anteil des Parathormons für die biologische Aktivität verantwortlich ist, entstehen bei der Proteolyse teilweise Zwischenprodukte, die noch biologische Aktivität aufweisen und im Blut nachweisbar sind. Die PTH-Sekretionsrate wird in Abhängigkeit von der Plasma-Calcium-Konzentration (ionisierte Fraktion) reziprok reguliert, das heißt ein Anstieg über den Normalwert hemmt die PTH-Sekretion (negative Rückkopplung). Bei einer Konzentration von 1mmol/l ionisiertem Plasma-Calcium wird die maximale PTH-Sekretionsrate erreicht und bei 1,25mmol/l eine minimale Sekretionsrate von 10%. Ein Anstieg über 1,25mmol/l führt also zu keiner weiteren Senkung der PTH-Sekretionsrate (basale Sekretionsaktivität). Für diesen Regulationsmechanismus ist der 1993 entdeckte calciumsensitive Rezeptor verantwortlich. Dabei handelt es sich um einen G-Protein-gekoppelten Rezeptor, der bei Aktivierung durch den Liganden (hohe Calcium-Konzentration) den Inositolphosphatweg in Gang setzt, der zur Erhöhung der cytoplasmatischen Inositoltriphosphat- und Diacylglycerin-Konzentration führt. Wahrscheinlich hemmt Inositoltriphosphat die Adenylylcyclase, so dass die cytoplasmatische cAMP-Konzentration abfällt und dadurch die Sekretion von Parathormon sinkt.

Fragen zu Text 5

71. Welche der folgenden Aussagen lässt/lassen sich aus dem Text ableiten?

1. Beim Abbau des Parathormons entstehen Zwischenprodukte, die selbst noch eine Wirksamkeit aufweisen.
2. Auch bei extrem hohen Plasma-Calcium-Werten wird eine basale Menge Parathormon sezerniert.
3. Eine Genveränderung ist eine der möglichen Ursachen für Hyperparathyreoidismus.
4. Aus dem PräPro-Hormon entsteht durch Abspaltung der aminoterminalen Signalsequenz das Parathormon.

A) 1. und 3. sind richtig.
B) 1., 2. und 3. sind richtig.
C) 1. und 2. sind richtig.
D) 2. und 4. sind richtig.
E) Alle genannten Aussagen sind richtig.

72. Welche der folgenden Aussagen lässt/lassen sich NICHT aus dem Text ableiten?

1. Das Parathormon besteht aus 3 Exons, von denen jedoch das erste nicht translatiert wird.
2. Die minimale Sekretionsrate des Parathormons wird bei 1,25 mol/l ionisiertem Plasmacalcium erreicht und beträgt 10%.
3. Der Abbau des Parathormons erfolgt proteolytisch in Epithelzellen, Leber oder auch der Niere.
4. Die Calciumhomöostase wird rein durch die Kontrolle der Calciumausscheidung gewährleistet.

A) Aussagen 1., 3. und 4.
B) Aussagen 2. und 3.
C) Aussagen 2., 3. und 4.
D) Aussagen 1. und 3.
E) Keine der genannten Aussagen lässt sich ableiten.

Testsimulation G

- 12 Aufgaben
- 35 Minuten Bearbeitungszeit

Text 1: Epilepsie

Epilepsie bezeichnet eine Erkrankung mit mindestens einem spontan aufgetretenen epileptischen Anfall, der nicht durch eine aktuell bestehende, erkennbare Ursache (beispielsweise eine akute Entzündung des Gehirns, einen Schlaganfall oder eine Kopfverletzung) oder einen Auslöser (wie Entzug von Alkohol bei bestehender Alkoholabhängigkeit oder massiven Schlafmangel) hervorgerufen wurde. Voraussetzung für die Diagnosestellung schon nach einem Anfall ist ein erkennbar hohes Wiederholungsrisiko, ansonsten liegt definitionsgemäß erst nach zwei Anfällen im Abstand von mindestens 24 Stunden eine Epilepsie vor. Ein epileptischer Anfall ist eine Folge plötzlich auftretender, synchroner elektrischer Entladungen von Nervenzellen (Neuronengruppen) im Gehirn, die zu unwillkürlichen stereotypen Bewegungs- oder Befindensstörungen führen. Lassen sich für eine Epilepsie keine hirnorganischen oder metabolischen Ursachen finden, so sprach man früher auch von genuiner Epilepsie, bei identifizierbaren Ursachen (wie beispielsweise pränatale Schädigungen, Infektionen des Gehirns oder Schädelhirntraumata) von symptomatischer Epilepsie. Für beide Erkrankungsgruppen und auch für sog. Gelegenheitsanfälle, welche in Falle von Fieber, massivem Schlafentzug oder auch bei Drogenkonsum vorkommen können, lässt sich eine genetische Disposition feststellen. Mit der technischen Fortentwicklung der bildgebenden Verfahren und der Labordiagnostik tritt die Diagnose einer genuinen Epilepsie zahlenmäßig zurück. Obwohl das Wissen über die Entstehung von Epilepsien in den letzten Jahrzehnten deutlich zugenommen hat, sind die Zusammenhänge noch immer nicht vollständig geklärt. Zum Auftreten epileptischer Anfälle tragen zum einen eine Übererregbarkeit von Nervenzellen, zum anderen eine abnorme gleichzeitige elektrische Aktivität von größeren Nervenzellverbänden (neuronale Netze) bei. So nimmt man an, dass ein Ungleichgewicht von Erregung und Hemmung in diesen neuronalen Netzen epileptische Anfälle entstehen lässt. Verstärkte Erregung oder verminderte Hemmung können sowohl durch Veränderungen in den Membraneigenschaften der Nervenzellen als auch in der Erregungsübertragung von Nervenzelle zu Nervenzelle durch die Überträgersubstanzen (Neurotransmitter) bewirkt werden. So können sich Defekte in den Ionenkanälen für Natrium- und Calciumionen an der Entstehung und Ausbreitung von Anfallsentladungen beteiligen. Als erregende Neurotransmitter sind die Aminosäuren Glutamat und Aspartat beteiligt, die über eine Bindung an NMDA- oder AMPA-Rezeptoren Ionenkanäle öffnen. Gamma-Aminobuttersäure (GABA) stellt als hemmender Überträgerstoff sozusagen den Gegenspieler dar. Defekte in der Biosynthese, gesteigerter Abbau oder Hemmung der Rezeptoren (GABA-Rezeptoren) können ebenfalls zum Anfallsgeschehen beitragen. Elektrolytungleichgewichte aufgrund fortgesetzter Erregung hemmender GABA-verwendender Synapsen können diese zu erregenden Synapsen machen. Die zentral hemmende Wirkung einiger Neuropeptide, wie beispielsweise Neuropeptid Y und Galanin, wird als körpereigener Mechanismus der Verhütung epileptischer Krämpfe diskutiert. Die Mechanismen, die dazu führen, dass aus einzelnen Anfällen eine Epilepsie entsteht, sind weitaus komplexer und noch unbekannt. Da die Mehrzahl der Anfälle Einzelereignisse bleiben, scheinen sie nicht zwangsläufig epilepsieauslösende Veränderungen zu verursachen. Außerdem können Epilepsien auch bei Krankheiten auftreten, denen eine Veränderung des Erbgutes zu Grunde liegt, bei denen das Anfallsleiden aber nur ein Symptom der Erkrankung ist.

Beispiele hierfür sind die tuberöse Sklerose oder das Angelman-Syndrom. Epileptische Anfälle können sehr verschieden ablaufen. Die Internationale Liga gegen Epilepsie (ILAE) beschloss in den 1960er Jahren erstmals, eine einheitliche Klassifikation (Einteilung) der Anfälle sowie der Epilepsien und Epilepsie-Syndrome zu erstellen. Die 1970 veröffentlichte erste Fassung der Anfallsklassifikation wurde 1981 revidiert, die nächste Überarbeitung erfolgte erst 2017 zusammen mit einer Erläuterung zu ihrer Benutzung. In beiden wird grundsätzlich zwischen fokalen oder Herdanfällen und sogenannten generalisierten Anfällen unterschieden. Mit „generalisiert" ist dabei gemeint, dass beide Hälften des Gehirns am Anfall beteiligt sind, was man entweder an seinem Ablauf, einem während des Anfalls aufgezeichneten EEG oder an beidem erkennen kann. Es ist nicht ungewöhnlich, dass bei einer Epilepsie mehrere Anfallsformen auftreten, seien es mehrere fokale, mehrere generalisierte oder auch fokale und auch generalisierte.

Fragen zu Text 1

73. Welche der folgenden Aussagen lässt/lassen sich aus dem Inhalt dieses Textes ableiten?

1. Defekte von Magnesiumkanälen können zu Epilepsie führen.
2. Bei der genuinen Epilepsie sind hirnorganische oder metabolische Ursachen vorzufinden.
3. Epileptische Anfälle entstehen wahrscheinlich durch ein Ungleichgewicht von erregenden und hemmenden Impulsen.
4. Es wird immer nach mindestens zwei Anfällen von Epilepsie gesprochen.

A) 1., 2. und 4. sind richtig.
B) 3. und 4. sind richtig.
C) Nur 2. ist richtig.
D) Nur 3. ist richtig.
E) Alle Aussagen sind richtig.

74. Welche der folgenden Aussagen lässt/lassen sich aus dem Inhalt dieses Textes ableiten?

1. Die Ursachen für die Entstehung einer Epilepsie aus einzelnen Anfällen sind heutzutage bekannt.
2. Kommt es zu einer Entladung der Nervenzellen treten kontrollierbare Bewegungsstörungen auf.
3. Epilepsie als Krankheit ist erblich bedingt.
4. Glutamat und Gamma-Aminobuttersäure binden an NMDA- oder AMPA-Rezeptoren.
5. Einen generalisierten Anfall kann man an seinem Ablauf erkennen.

A) 1., 2. und 5. sind richtig.
B) 1., 2., 4. und 5. sind richtig.
C) Alle Aussagen sind richtig.
D) Nur 5. ist richtig.
E) 2. und 5. sind richtig.

75. Welche der folgenden Aussagen lässt/lassen sich NICHT aus dem Inhalt dieses Textes ableiten?

1. Tritt mehrmals ein Anfall während eines Alkoholentzugs auf, spricht man von Epilepsie.
2. Die ILAE beschloss erstmals 1960 eine Einteilung der Epilepsie zu erstellen.
3. In der Regel tritt bei Patienten nur einer Form der Epilepsie auf.
4. Neuropeptid Y und Galanin sind zur Behandlung von Epilepsien geeignet.

A) Alle Aussagen sind richtig.
B) Aussagen 1. und 3.
C) Aussagen 2. und 3.
D) Nur Aussage 2.
E) Keine der gegebenen Aussagen lässt sich ableiten.

Text 2: Genommutation

Eine Genommutation ist eine Veränderung in der Zahl der Chromosomen eines Organismus oder einer Zelle. Derartige Veränderungen in einer Zelle werden an die Tochterzellen weitergegeben. Entstehen aus diesen Zellen Tochterorganismen (bei Tieren also bei Zellen der Keimbahn) wird die Genommutation an den Nachwuchs vererbt.
Genommutationen werden mit Chromosomenmutationen, bei denen sich die lichtmikroskopisch sichtbare Struktur der Chromosomen ändert, zu den Chromosomenaberrationen zusammengefasst: Chromosomenmutationen werden dabei als strukturelle Chromosomenaberration bezeichnet, Genommutationen als numerische. Dagegen werden Mutationen, die nur ein einziges Gen betreffen und daher nicht lichtmikroskopisch sichtbar sind, als Genmutationen bezeichnet.
Bei einer Polyploidie liegen alle Chromosomen eines Chromosomensatzes nicht doppelt (diploid), sondern mehrfach (also mindestens verdreifacht/triploid) vor. Häufig wird sie durch fehlende Ausbildung eines Spindelapparates verursacht.
Diese Form der Genommutation kann beim Menschen auch auftreten, allerdings liegt die Letalität der Embryonen bei 100 %. Eine derartige Genommutation kann vom Menschen keinesfalls überlebt werden. Der menschliche Organismus kann maximal die Veränderung oder Vermehrung eines einzelnen Chromosoms überleben; allerdings treten bereits hier zum Teil schwerste Behinderungen auf.
Eine Aneuploidie ist immer ein fehlerhafter Vorgang. Durch die Vermehrung nur eines Chromosoms tritt nämlich keine erstrebenswerte Veränderung ein. Eine Hinzufügung von einzelnen Chromosomen führt stets zu einer Missbildung.
Bei einer Aneuploidie ist die Zahl einzelner Chromosomen vermehrt oder vermindert, was auf Unregelmäßigkeiten während der Zellteilung zurückgeführt wird. Ursache ist meistens eine fehlerhafte Trennung der Chromosomen während der Zellteilung (Non-Disjunction). Bekanntestes Beispiel ist das Down-Syndrom beim Menschen.
Im Gegensatz zur Polyploidie führt ein Hinzufügen einzelner Chromosomen (einer sogenannten Trisomie) nicht zwangsläufig zu einer Fehlgeburt. Ob es zu einer Fehlgeburt kommt oder nicht, ist ebenso wie die Art der körperlichen Veränderung von dem betroffenen Chromosom abhängig. Jedoch sind teilweise (je nach Lokation der Trisomie) massive körperliche und geistige Behinderungen zu erwarten.
Die Chromosomen 8, 13, 18 oder 21 können komplett betroffen sein, ohne dass unmittelbar ein Abort eintritt. Bei allen genannten Trisomien treten (in der Regel) schwerste Behinderungen der inneren Organe und des Gehirns auf. Die betroffenen Säuglinge weisen in der Regel eine ausgeprägte Entwicklungsverzögerung sowohl auf körperlicher, als auch auf geistiger Ebene auf. Die Betroffenen von Trisomie 13 und 18 erreichen selten das Alter von 10 Jahren. Der Eintritt ins Erwachsenenalter wurde bei diesen Trisomieformen im Gegensatz zur Trisomie 21 (die vor allem durch geistige Behinderung gekennzeichnet ist) noch nie beobachtet (wurde noch nie erfasst). Trotz des massiven medizinischen Fortschrittes ist auf Grund der massiven Organschäden, die mit Trisomie 13 und 18 einhergehen, auch ein späterer Eintritt dieser Säuglinge ins Erwachsenenalter in den nächsten Jahren so gut wie ausgeschlossen. Sind die Geschlechtschromosomen (Gonosomen) von der Trisomie getroffen, so ergeben sich in der Regel für die Betroffenen nicht so dramatische Folgen. So schwere Behinderungen, wie sie zum Beispiel bei der Trisomie 21 auftreten, wurden bei einer Gonosomentrisomie bisher nicht beobachtet. Häufig treten eine eingeschränkte Fruchtbarkeit (Fertilität) auf (teilweise bei zur Unfruchtbarkeit (Sterilität)). Die Möglichkeit eine Erektion aufzubauen und den Geschlechtsverkehr durchzuführen ist jedoch nicht eingeschränkt. Teilweise (vor allem beim Jacobs-Syndrom "Super-Mann-Syndrom") liegt sogar ein gesteigerter Geschlechtstrieb (Libido) auf. Auch sind männertypische Verhaltensweisen (zum Beispiel gesteigerte Aggressionsbereitschaft) auf Grund des pathologisch erhöhten Testosteronspiegels. Es können folgenden Gonosomtrisomien auftreten: XXY-Syndrom

(Klinefelter-Syndrom), XYY-Syndrom (Jacobs-Syndrom) und Triple-X-Syndrom (Super-Female-Syndrome). Die vergleichsweise geringen Auswirkungen einer Gonosomtrisomie sind mit der spezifischen Größe des Chromosoms zu erklären. Je größer ein Chromosom ist, desto größere Teile des Organismus werden von ihm codiert. Die Geschlechtschromosomen sind die kleinsten im menschlichen Genom vorkommenden Chromosomen und kodieren demnach nur sehr kleine Bereiche des menschlichen Gencodes. Bei den Chromosomen 3q, 9p, 10p und 12p ist eine Lebensfähigkeit gegeben, wenn das Chromosom nur teilweise (partiell) getroffen wurde. Ist das komplette Chromosom getroffen, ist ein Überleben der Frucht ausgeschlossen.
Ist ein anderes Chromosom getroffen, kommt es zwangsläufig zur Fehlgeburt, da der Embryo nicht lebensfähig ist.

Fragen zu Text 2

76. Welche der folgenden Aussagen lässt/lassen sich aus dem Inhalt dieses Textes ableiten?

1. Patienten mit Klinefelter-Syndrom besitzen zwei Y Chromosome.
2. Ist das Chromosom 12p komplett mutiert, so kommt keine normale Geburt zustande.
3. Trisomie 21 ist ein bekanntes Beispiel für eine Polyploidie.
4. Genmutationen sind mithilfe eines Elektronenmikroskops erkennbar.

A) 1. und 2. sind korrekt.
B) 1., 2. und 4. sind korrekt.
C) 2. und 4. sind korrekt.
D) Nur 2. ist korrekt.
E) Keine der gegebenen Aussagen ist korrekt.

77. Welche der folgenden Aussagen lässt/lassen sich NICHT aus dem Inhalt dieses Textes ableiten?

1. Die meisten Patienten mit Trisomie 13 und Trisomie 8 sterben vor dem 10. Lebensjahr.
2. Geschlechtschromosomen kodieren aufgrund ihres Durchmessers für eine Vielzahl an Informationen.
3. Genommutationen und Chromosomenmutationen gehören zu den Chromosomenaberrationen.
4. Bildet sich der Spindelapparat nicht aus, kann es zu einer Genommutation kommen.
5. Eine Gonosomentrisomie führt zu schweren geistigen Behinderungen.

A) Aussagen 1., 2. und 5.
B) Nur Aussage 4.
C) Aussagen 3. und 4.
D) Nur Aussage 3.
E) Keine der gegebenen Aussagen lässt sich ableiten.

Text 3: Mechanik des Herzens

Das menschliche Herz pumpt in Ruhe etwa das gesamte Blutvolumen des Körpers einmal pro Minute durch den Kreislauf, das sind bei Erwachsenen etwa fünf Liter pro Minute. Bei körperlicher Belastung kann die Pumpleistung etwa auf das Fünffache gesteigert werden, wobei sich der Sauerstoffbedarf entsprechend erhöht. Diese Steigerung wird durch eine Verdoppelung des Schlagvolumens und eine Steigerung der Herzfrequenz um den Faktor 2,5 erreicht. Bei jeder Pumpaktion fördert jede Kammer und jeder Vorhof etwas mehr als die Hälfte des maximalen Füllungsvolumens, also etwa 50–100 ml Blut. Das ist die Ejektionsfraktion, also der prozentuale Anteil am enddiastolischen Füllungsvolumen, welcher aus der Herzhöhle herausgeworfen wird. Die Herzfrequenz (Schläge/Minute) beträgt in Ruhe 50–80/min (bei Neugeborenen über 120–160) und kann unter Belastung auf über 200/min ansteigen. Liegt ein zu langsamer Herzschlag vor (unter 60/min im Ruhezustand), wird von einer Bradykardie gesprochen. Schlägt das Herz zu schnell (bei Erwachsenen über 100/min im Ruhezustand), spricht man von einer Tachykardie. Während eines Herzzyklus füllen sich zunächst die Vorhöfe, während gleichzeitig die Kammern das Blut in die Arterien auswerfen. Wenn sich die Kammermuskulatur entspannt, öffnen sich die Segelklappen und das Blut fließt, gesaugt durch den Druckabfall in den Kammern, aus den Vorhöfen in die Kammern. Unterstützt wird dies durch ein Zusammenziehen der Vorhöfe (Vorhofsystole). Es folgt die Kammersystole. Hierbei zieht sich die Kammermuskulatur zusammen, der Druck steigt an, die Segelklappen schließen sich und das Blut kann nur durch die nun geöffneten Taschenklappen in die Arterien ausströmen. Ein Rückfluss des Blutes aus den Arterien während der Entspannungsphase (Diastole) wird durch den Schluss der Taschenklappen verhindert. Die Strömungsrichtung wird also allein durch die Klappen bestimmt. Neben der Muskulatur, dem weitaus größten Teil der Gewebemasse des Herzens, besitzt das Herz ein sogenanntes Herzskelett. Es handelt sich hier um eine bindegewebige Struktur, die hauptsächlich aus den „Einfassungen" der Ventile besteht. Das Herzskelett hat drei wichtige Funktionen: Es dient als Ansatz für die Muskulatur, als Ansatz für die Herzklappen (daher auch als Ventilebene bezeichnet) und zur elektrischen Trennung von Vorhof- und Kammermuskulatur, um eine gleichzeitige Kontraktion zu verhindern. Das Herzskelett ist ausschlaggebend für die Mechanik der Herzaktion: Aufgrund des Rückstoßes bei der Blutaustreibung ist die Herzspitze im Laufe des gesamten Herzzyklus relativ fixiert und bewegt sich kaum. Somit wird folglich bei einer Kontraktion der Kammermuskulatur (Systole) die Ventilebene nach unten in Richtung der Herzspitze gezogen. In der Erschlaffungsphase der Kammermuskulatur (Diastole) bewegt sich die Ventilebene wieder in Richtung Herzbasis. Bei der Senkung der Ventilebene wird somit zum einen das Blut aus der Kammer in den Kreislauf ausgeworfen und zum anderen vergrößert sich auch der zugehörige Vorhof. Es kommt zu einem Unterdruck, wodurch Blut aus den großen Venen in die Vorhöfe strömt. Bei der Erschlaffung der Kammermuskulatur hebt sich nun die Ventilebene, wodurch die Kammern passiv über die Blutsäulen der Vorhöfe ausgedehnt werden und sich dadurch zu etwa 70–80 % füllen. Die anschließende Kontraktion der Vorhöfe pumpt nun das restliche Blut in die Kammern und leitet somit einen neuen Herzzyklus ein. Die Vorhofkontraktion ist daher nicht zwingend für das Funktionieren des Herzens nötig, was sich auch daran zeigt, dass (im Gegensatz zum Kammerflimmern) Patienten mit Vorhofflimmern durchaus lebensfähig sind.

Fragen zu Text 3

78. Welche der folgenden Aussagen lässt/lassen sich aus dem Inhalt dieses Textes ableiten?

1. Unter körperlicher Belastung wird das Schlagvolumen um den Faktor 2,5 erhöht.
2. Während des Herzzyklus bewegt sich die Herzbasis kaum.
3. Kontrahieren die Vorhöfe wird ein neuer Herzzyklus eingeleitet.
4. Patienten mit Bradykardie weisen eine Herzfrequenz von unter 60 Schlägen pro Minute auf.
5. Durch einen Unterdruck strömt das Blut von den Venen in die Vorhöfe.

A) 1. und 2. sind richtig.
B) 1., 2. und 3. sind richtig.
C) 3., 4. und 5. sind richtig.
D) 3. und 5. sind richtig.
E) Keine der genannten Aussagen ist richtig.

79. Welche der folgenden Aussagen lässt/lassen sich aus dem Inhalt dieses Textes ableiten?

1. Steigt der Druck in den Kammern werden die Taschenklappen geschlossen.
2. Durch die Kammernkontraktion wird die Ventilebene in Richtung der Herzbasis verschoben.
3. Eine Herzfrequenz in Ruhe von 120 Schlägen pro Minute ist in jedem Alter pathologisch.
4. Das Herz kann bei Belastung die Pumpleistung um 400% steigern.

A) Nur 1. ist richtig.
B) 2. und 3. sind richtig.
C) Nur 4. ist richtig.
D) 3. und 4. sind richtig.
E) Alle genannten Aussagen sind richtig.

Text 4: Diabetes Mellitus Typ 1

Beim Typ-1-Diabetes handelt es sich um eine chronische Autoimmunerkrankung mit absolutem Insulinmangel. Dabei zerstört das körpereigene Immunsystem im Rahmen einer als Insulitis bezeichneten Entzündungsreaktion die insulinproduzierenden β-Zellen der Bauchspeicheldrüse. Dieser Verlust der β-Zellen führt zu einem zunehmenden Insulinmangel. Erst wenn ca. 80–90 % der β-Zellen zerstört sind, manifestiert sich der Typ-1-Diabetes. In der Anfangsphase der Erkrankung ist möglicherweise noch eine kleine Insulinrestproduktion – messbar über das C-Peptid – vorhanden. Der Insulinmangel bewirkt folgendes:
Glukose kann nicht mehr in die insulinabhängigen Gewebe bzw. Zellen aufgenommen werden. Die Glukose fehlt innerhalb der Zellen als Energielieferant und häuft sich im Blut an. Die Glukoseneubildung in der Leber verläuft ungebremst. Es werden bis zu 500 g Glukose pro Tag in das Blut abgegeben. Da diese von den Zellen nicht verwertet werden kann, verbleibt sie im Blut, und der Blutzuckerspiegel steigt. Das Körperfett kann nicht mehr in seinen Depots gehalten werden und wird ans Blut abgegeben. Es kommt zu einer Überschwemmung des Blutes mit freien Fettsäuren. Da zur Verstoffwechselung von Fettsäuren Substrate aus dem Kohlenhydratstoffwechsel notwendig sind, können diese Fettsäuren nicht auf normalem Wege abgebaut werden, sondern werden über einen Nebenweg zu Ketonkörpern umgebaut (Aceton, Betahydroxybuttersäure, Acetessigsäure). Da sowohl die freien Fettsäuren als auch diese Ketonkörper (Aceton ausgenommen) Säuren sind, kommt es zu einer Übersäuerung des Blutes (Ketoazidose), durch die sämtliche Stoffwechselvorgänge im Körper beeinträchtigt werden.
Eine gesunde Nierenfunktion vorausgesetzt, wird nach Überschreiten der Nierenschwelle die Rückresorption in den Tubuli beeinträchtigt, sodass Glukose in den Urin ausgeschieden wird (Glukosurie). Um die anfallende Glukose ausscheiden zu können, muss sie über die verstärkte Diurese aus dem Körper geschafft werden. Es kommt zum ständigen Wasserlassen (= Polyurie) und in Folge zu einer Dehydration (Entwässerungszustand) mit ständigem Zwang zu trinken (Polydipsie), ansonsten wird schließlich (terminal) eine Exsikkose (Austrocknung) erfolgen. Zusammenfassend kommt es also im Insulinmangel zu einem Substratmangel in den Zellen, zu einem Blutzuckeranstieg, zum Wasser- und Nährstoffverlust, zu einer Übersäuerung des Blutes und zur Gewichtsabnahme. Im Extremfall kann es zu einem lebensgefährlichen Krankheitsbild kommen – dem ketoazidotischen Koma. Für den Typ-1-Diabetiker ist die Behandlung mit Insulin lebensnotwendig (Bereits nach acht Stunden kann ohne Insulinzufuhr die Entwicklung einer Ketoazidose einsetzen). Die Entstehung von Diabetes mellitus Typ-1 wird heute als multifaktorielles Geschehen verstanden, an dem sowohl genetische als auch Umweltfaktoren beteiligt sind. Epidemiologisch lässt sich weltweit ein Anstieg der Erkrankung feststellen: Nach dem EURODIAB-Registerdaten (2018) nimmt das Auftreten von Typ-1-Diabetes in Europa um 3,4 % pro Jahr zu, besonders in Polen (6,6 %). Für die USA wurde zuletzt ein Anstieg von 1,8 %, für Kanada ein Anstieg von 1,3 % berichtet. Besonders dramatisch ist der Anstieg in China mit 12 % / Jahr. Es gibt Hinweise, dass die seit 2013 bei Kleinkindern empfohlene Rotaviren-Impfung nebenbei einen Schutzeffekt gegen die autoimmunologisch vermittelte Entwicklung des Diabetes Typ-1 haben könnte. Bei Diabetes Typ-1 erkrankten Kinder korreliert die immunologische Antwort bekannter Antikörper gegen die Langerhans-Inselzellen des Pankreas (GAD65/anti-IA-2) mit dem IgG-Titer gegen Rotaviren. Ein ähnlicher Wirkmechanismus wird auch bei anderen Enteroviren und deren Schutzimpfung, wie z. B. den Coxsackie-B-Viren, vermutet. Es sind bislang mehr als 50 Gene identifiziert worden, denen ein Zusammenhang mit der Entstehung von Typ-1-Diabetes nachgewiesen werden konnte. Die meisten beschriebenen Genveränderungen bedingen eine polygenetische Entstehung, d. h. mehrere genetische Veränderungen müssen vorliegen, damit ein Typ-1-Diabetes entsteht. Nur in seltenen Fällen liegt eine monogenetische Erkrankung vor. Insbesondere genetische Veränderungen des kurzen Arms von Chromosom 6, der sogenannten MHC-Region, konnten für die Entstehung von Diabetes mellitus Typ 1 verantwortlich gemacht

werden. Der Diabetes Typ 1 tritt am meisten zwischen dem 11. und dem 13. Lebensjahr auf und wird daher auch Jugenddiabetes genannt. Charakteristisch für die Manifestation des Typ-1-Diabetes ist die ausgeprägte Gewichtsabnahme innerhalb von Tagen bis wenigen Wochen, verbunden mit Austrocknung (Exsikkose), ständigem Durstgefühl (Polydipsie), häufigem Wasserlassen (Polyurie), Erbrechen und gelegentlich auch Wadenkrämpfen und Bauchschmerzen. Allgemeine Symptome wie Müdigkeit, Antriebsarmut und Kraftlosigkeit, Leistungsminderung, Potenzstörungen, depressive Verstimmungen, Heißhunger, Schwitzen, Sehstörungen und Konzentrationsstörungen kommen hinzu. Kopfschmerzen sind auch nicht ungewöhnlich. Beim Typ-1-Diabetes muss das fehlende Hormon Insulin künstlich in Form von Insulinpräparaten zugeführt werden. Das Ziel dieser Insulintherapie ist nicht die Heilung von Typ-1-Diabetes, sondern Ersatz des fehlenden körpereigenen Insulins. Deshalb muss die Therapie kontinuierlich bis ans Lebensende durchgeführt werden. Eine Therapie zur Heilung ist bisher nicht verfügbar. Kontinuierlich messende Glucosesensoren allein oder in Kombination mit einer Insulinpumpe als künstliches Pankreas erlauben es, zur Therapiesteuerung durch den Patienten selbst oder über einen automatischen Regelalgorithmus mittels einer Insulinpumpe zeit- und bedarfsgerecht Insulin und ggf. auch Kohlenhydrate zu applizieren. Letzteres befindet sich noch im Experimentierstadium. Die kontinuierliche Blutzuckermessung ist technisch ausgereift. Sie wird zurzeit in Deutschland unter bestimmten Bedingungen von den gesetzlichen Krankenversicherungen bezahlt.

Fragen zu Text 4

80. Welche der folgenden Aussagen lässt/lassen sich aus dem Inhalt dieses Textes ableiten?

1. Bei einem Mangel an Insulin kann Glukose von den Zellen nicht verwertet werden.
2. Typ-1-Diabetiker nehmen beim Auftreten der Krankheit schnell an Gewicht zu.
3. Durch die entstandene Polydipsie kommt es zur Polyurie.
4. Die Genetik ist unter anderem ausschlaggebend für die Entstehung des Typ 1 Diabetes.

A) 1. und 4. sind richtig.
B) 3. und 4. sind richtig.
C) Nur 2. ist richtig.
D) Nur 4. ist richtig.
E) Alle Aussagen sind richtig.

81. Welche der folgenden Aussagen lässt/lassen sich NICHT aus dem Inhalt dieses Textes ableiten?

1. In Polen sind mit einer Steigerung von 6,6 Prozent pro Jahr die meisten Neuerkrankungen aufgezeichnet worden.
2. Bei einer optimalen Therapieeinstellung können Typ-1-DiabetikerInnen geheilt werden.
3. Die Erkrankung bricht erst aus, wenn eine bestimmte Anzahl an Zellen zerstört worden ist.
4. Die Erkrankung manifestiert sich meistens zwischen dem 13.- und 16. Lebensjahr.
5. Der hohe Blutzuckerspiegel führt zu einer Übersäuerung des Blutes.

A) Aussagen 1., 2. und 4.
B) Aussagen 2., 4. und 5.
C) Alle Aussagen lassen sich ableiten.
D) Aussagen 3. und 5.
E) Aussagen 2. und 5.

82. Welche der folgenden Aussagen lässt/lassen sich aus dem Inhalt dieses Textes ableiten?

1. Damit Diabetes Typ 1 entsteht müssen zwangsläufig mehrere Veränderungen in der Zelle vorliegen.
2. Ohne Therapie würden Patienten innerhalb kürzester Zeit in lebensgefährliche Situationen kommen.
3. Nicht verstoffwechselte Kohlenhydrate werden über einen Nebenweg in Ketonkörper umgebaut.
4. Die Therapie mittels einer kontinuierlichen Blutzuckermessung befindet sich gerade in der Testphase.

A) Alle Aussagen sind richtig.
B) 1. und 3. sind richtig.
C) 2. und 3. sind richtig.
D) Nur 2. ist richtig.
E) Keine der gegebenen Aussagen ist richtig.

Text 5: ELISA

Enzyme-linked Immunosorbent Assay (ELISA) bezeichnet ein antikörperbasiertes Nachweisverfahren (Assay). Wie der Radioimmunassay (RIA) gehört auch der ELISA zur Gruppe der Immunassay-Verfahren, basiert aber nicht auf einer Radioaktivitätsmessung, sondern auf einer enzymatischen Farbreaktion und gehört somit zu den enzymatischen Immunadsorptionsverfahren (EIA). Das nachzuweisende Antigen wurde ursprünglich über einen Erstantikörper an eine Mikrotiterplatte adsorptiv gebunden und angereichert, ein Enzym-gekoppelter Zweitantikörper führte zur Reaktion eines Farbstoffsubstrates.

Mit Hilfe des ELISA können Proteine (z. B. Antikörper) und Viren, aber auch niedermolekulare Verbindungen wie Hormone, Toxine und Pestizide in einer Probe (Blutserum, Milch, Urin etc.) nachgewiesen werden. Hierbei macht man sich die Eigenschaft spezifischer Antikörper zunutze, die an den nachzuweisenden Stoff (Antigen) binden. Ein Antikörper wird zuvor mit einem Enzym markiert. Die durch das Reporterenzym katalysierte Reaktion dient als Nachweis für das Vorhandensein des Antigens. Das sog. Substrat wird vom Enzym umgesetzt, das Reaktionsprodukt kann üblicherweise durch Farbumschlag, eventuell auch durch Chemolumineszenz nachgewiesen werden. Die Signalstärke ist eine mit einem Photometer sehr genau bestimmbare Funktion der Antigenkonzentration, so dass ELISA als Mehrfachmessungen ausgeführt auch für quantitative Nachweise verwendet werden kann. Als Reporterenzyme werden meistens die Meerrettichperoxidase (HRP, von engl. horseradish peroxidase), die Alkalische Phosphatase (AP) oder seltener auch die Glucose-Oxidase (GOD) verwendet. Im Falle der alkalischen Phosphatase wird als Farbstoffsubstrat (synonym: Chromogen) z. B. p-Nitrophenylphosphat (pNPP) zugegeben, während bei der Peroxidase meistens o-Phenylendiamin (oPD) verwendet wird. Die alkalische Phosphatase spaltet den Phosphatrest vom farblosen Nitrophenylphosphat ab und es entsteht p-Nitrophenol, welches schwach gelb ist. Die Konzentrationsänderung des durch die enzymatische Reaktion entstandenen Farbstoffs kann nach dem Lambert-Beerschen Gesetz mit einem Photometer verfolgt werden. Die Intensität der Farbe steigt dabei mit der Konzentration des entstandenen Nitrophenols und damit auch der Konzentration des zu bestimmenden Antigens in der Probe im Vergleich mit einer Verdünnungsreihe mit bekannten Konzentrationen (Standardreihe).

Der Vorläufer des ELISAs war seit 1960 der Radioimmunoassay. Für einen enzymatischen Nachweis war die direkte Kopplung von Proteinen notwendig, damit das Reportersignal auch nur gekoppelt mit dem spezifisch bindenden Antikörper auftritt. Die chemische Kopplung von Proteinen wurde gleichzeitig von Stratis Avrameas und G. B. Pierce entwickelt. Die Adsorption von Proteinen an Oberflächen war bereits 1966 durch Jerker Porath untersucht worden. Der ELISA wurde im Jahr 1971 gleichzeitig von zwei Arbeitsgruppen entwickelt, darunter Peter Perlmann und Eva Engvall in Schweden.

Fragen zu Text 5

83. Welche der folgenden Aussagen lässt/lassen sich aus dem Inhalt dieses Textes ableiten?

1. Der ELISA basiert auf einer Messung der Radioaktivität.
2. Die Farbintensität der Probe ist von der Konzentration des Antigens abhängig.
3. In dem Verfahren wird das Antigen zuerst mit einem Enzym markiert.
4. p-Nitrophenylphosphat wird bei der alkalischen Phosphatase verwendet.

A) 1., 2. und 4. sind richtig.
B) 2. und 4. sind richtig.
C) Nur 2. ist richtig.
D) Nur 4. ist richtig.
E) Alle Aussagen sind richtig.

84. Welche der folgenden Aussagen lässt/lassen sich aus dem Inhalt dieses Textes ableiten?

1. ELISA wurde 1971 von zwei Wissenschaftlern entwickelt: Peter Perlmann und Eva Engvall
2. Durch ELISA können Hormone im Blutserum nachgewiesen werden.
3. Als Reporterenzym kann Phenylendiamin verwendet werden.
4. ELISA ermöglicht es, Mehrfachmessungen durchzuführen.

A) Nur 2. ist richtig.
B) 1., 2. und 4. sind richtig.
C) 2., 3. und 4. sind richtig.
D) 3. und 4. sind richtig.
E) 2. und 4. sind richtig.

Testsimulation H

- 12 Aufgaben
- 35 Minuten Bearbeitungszeit

Text 1: Myasthenia gravis

Die Myasthenia gravis (pseudoparalytica) gehört zu einer Gruppe von neurologischen Erkrankungen, die durch eine gestörte Signalübertragung zwischen Nerv und Muskel gekennzeichnet sind und als Störungen der neuromuskulären Erregungsübertragung oder als myasthene Syndrome zusammengefasst werden. Sie ist eine Autoimmunerkrankung, bei der eine Störung an der motorischen Endplatte der quergestreiften Muskulatur (Skelettmuskulatur) vorliegt, deren Ursache aber nicht völlig erforscht ist. Das Krankheitsbild der Myasthenia gravis ist gekennzeichnet durch eine belastungsabhängige Muskelschwäche, die die oben genannte Muskulatur häufig asymmetrisch befällt, auch einzelne oder mehrere Muskeln, unabhängig von der Körperhälfte.
Zur Hauptsymptomatik gehört ihre wechselnde Ausprägung, beispielsweise kann sie, neben dem Wechsel betroffener Muskeln, oft im Tagesverlauf spontan ohne erkennbaren Grund zunehmen, und/oder es kann eine Erholung der betroffenen Muskeln in Ruhe ebenso plötzlich wieder eintreten. Eine andere, veraltete Bezeichnung der Erkrankung lautet Erb-Goldflam-Syndrom.
Die Myasthenia gravis ist eine relativ seltene Erkrankung. Die Krankheitshäufigkeit (Prävalenz) liegt bei etwa 100 bis 200 Erkrankungen pro 1 Million Einwohner. Die Krankheit kann sich in jedem Lebensalter manifestieren, sie hat jedoch zwei Manifestationsgipfel. Der erste Gipfel liegt zwischen der zweiten und dritten Lebensdekade mit Bevorzugung des weiblichen Geschlechts, der zweite Gipfel zwischen der sechsten und achten Lebensdekade mit Bevorzugung des männlichen Geschlechts. Die Myasthenia gravis kommt bei Frauen häufiger vor (Verhältnis 3:2). Die Myasthenia gravis ist eine Autoimmunerkrankung, das heißt, der Körper bildet Autoantikörper gegen körpereigene Strukturen. Bei der Myasthenia gravis sind es Antikörper, die gegen Strukturen der postsynaptischen Membran im Bereich der neuromuskulären Endplatte gerichtet sind.
Mit großem Abstand am häufigsten, in etwa 85 % der Fälle, sind Acetylcholinrezeptorantikörper nachweisbar, also Antikörper, die gegen den nikotinergen Acetylcholinrezeptor gerichtet sind.
Bei 1 bis 10 % der Betroffenen können Antikörper gegen die muskelspezifische Tyrosinkinase (MuSK) und bei einigen Betroffenen so genannte niedrigaffine Acetylcholinrezeptorantikörper oder Antikörper gegen lipoprotein receptor-related protein (LRP4) nachgewiesen werden. Bei einem Teil der Patienten, die mit hoher Wahrscheinlichkeit an einer Myasthenia gravis erkrankt sind, gelingt kein Antikörpernachweis (seronegative Myasthenia gravis). Es wird vermutet, dass es neben den genannten Antikörpern noch weitere myasthenierelevante Antikörper geben könnte. Nachgewiesen sind lediglich bestehende Zusammenhänge zu Myasthenie-relevanten Antikörpern und zum Thymus und der kausalen Basis der Erkrankung, der gestörten Signalübertragung zwischen Nerv und Muskel. Ungeklärt ist auch der Auslöser der schwankenden Symptomatik bei Umwelteinflüssen, Infekten, Entzündungen, seelischen und psychischen Belastungen. Am Morgen und nach Ruhepausen ist die Leistungsfähigkeit am besten, doch nach wenigen wiederholten Bewegungen sind verschiedene Muskeln oder auch ganze Muskelgruppen erschöpft. Von den Lähmungen bzw. anfänglich nur Einschränkungen der Beweglichkeit sind besonders kleine Muskeln betroffen, prinzipiell können aber alle quergestreiften (willkürlich bewegbaren) Muskeln betroffen sein.
Muskelgewebe ohne motorische Endplatten, wie der Herzmuskel und die glatte Muskulatur, sind

nicht von der Krankheit betroffen. Die Beteiligung letzterer ist allerdings wissenschaftlich bisher nie ausgeschlossen worden. In etwa 50 % der Fälle macht sich die Myasthenia gravis zuerst an den Augen, Augenlidern und/oder den äußeren Augenmuskeln bemerkbar: Durch Ermüden der Lidhebermuskeln kommt es zum typischen „Schlafzimmerblick“ (Ptosis), weil die Lider nicht mehr hochgehalten werden können. Die Patienten legen den Kopf zurück, um unter den Lidern hindurchschauen zu können. Typische Frühsymptome sind daher Ptosis sowie Diplopie (Doppelbilder) oder auch eine mangelnde oder unmögliche Schließfähigkeit eines oder beider Augenlider. Als „Signe des cils“ (Zilienzeichen) bezeichnet man in diesem Zusammenhang das Sichtbarbleiben der Wimpern bei schwachem Lidschluss (auch zu beobachten bei peripherer Fazialisparese). Weitere typischerweise früh betroffene Muskelgruppen sind die mimische Muskulatur, die Mund- und Zungenmuskulatur („lachendes“ starres Gesicht, verwaschenes oder unmögliches Sprechen), die Hals- und Nackenmuskulatur (Kopfhalteschwäche), die Kau- und die Rachenmuskulatur (Schluckstörung bis hin zur Unfähigkeit, Speichel abzuschlucken). Bei weiterem Fortschreiten sind in den meisten Fällen die Arme stärker betroffen als die Beine. Ferner kann die Atemmuskulatur so stark beeinträchtigt werden, dass Betroffene nur im Sitzen schlafen können oder in fortgeschrittenem Stadium beatmet werden müssen. Auch die Schluckmuskulatur kann so stark betroffen sein, dass eine unterstützende oder vollständige Versorgung über eine Magensonde indiziert ist. Gleichgewichts-, degenerative Gedächtnis- oder Sensibilitätsstörungen sind keine Anzeichen einer MG. Zur Charakteristik der Symptome ist zu sagen, dass sie wechselnd, nicht statisch und starr sind; wechselnd sowohl in Bezug auf Uhrzeit, auslösende Stärke der Belastung und der „Auswahl“ aktuell betroffener Muskeln bzw. Muskelgruppen – z. B. linke Hand rechtes Auge, einmal zusammen, einmal einzeln oder früh oder abends. Die Symptome sind nicht vorhersehbar und meist plötzlich „hereinbrechend“. Manche Muskeln bzw. Muskelgruppen sind lediglich in ihrer Beweglichkeit eingeschränkt, bei anderen kann wiederum die ganze Kraft fehlen, sie überhaupt zu bewegen. Da diese Wechselhaftigkeit des Verlaufs bei einem einzelnen Betroffenen bzw. im Vergleich von Patient zu Patient so vielfältig ist, kann eigentlich von einer generellen Klinik (Erscheinungsform) nicht gesprochen werden.

Fragen zu Text 1

85. Welche der folgenden Aussagen lässt/lassen sich aus dem Inhalt dieses Textes ableiten?

1. Bei Patienten mit Myasthenia gravis sind Antikörper gegen die präsynaptische Membran der neuromuskulären Endplatte nachweisbar.
2. Myasthenia gravis tritt mit einer Häufigkeit von 1-2 pro 10 000 Einwohner auf.
3. Im späteren Verlauf der Krankheit treten Gedächtnisprobleme auf.
4. Morgens werden gehäuft typische Krampfanfälle beobachtet.

A) 1., 2. und 4. sind richtig.
B) 3. und 4. sind richtig.
C) Nur 2. ist richtig.
D) Nur 3. ist richtig.
E) Alle Aussagen sind richtig.

86. Welche der folgenden Aussagen lässt/lassen sich NICHT aus dem Inhalt dieses Textes ableiten?

1. Patienten erleben belastungsunabhängige Krampfanfälle, welche einen oder auch mehrere Muskeln betreffen können.
2. Neudiagnostizierte im höheren Alter sind zumeist Frauen.
3. Die frühen Anzeichen der Erkrankung werden oftmals an einer Veränderung der Mimik beobachtet.
4. In aktuellen Fachzeitschriften wird Myasthenia gravis auch Erb-Goldflam-Syndrom genannt.
5. Ein Anfall von Muskelschwäche kann ohne Auslöser oder Vorwarnung auftreten.

A) Aussagen 1., 2. und 4.
B) Aussagen 1., 2., 4. und 5.
C) Alle Aussagen lassen sich ableiten.
D) Aussagen 3. und 5.
E) Aussagen 2. und 4.

87. Welche der folgenden Aussagen lässt/lassen sich aus dem Inhalt dieses Textes ableiten?

1. Dass die glatte Muskulatur des Gastrointestinaltrakts betroffen ist, kann ausgeschlossen werden.
2. Bei einer Ptosis können Patienten die Lider nicht mehr schließen.
3. Kinder sind von dieser Erkrankung nicht betroffen.
4. Die untere Extremität ist in der Regel mehr beeinträchtigt als die obere.

A) Alle Aussagen sind richtig.
B) 1. und 3. sind richtig.
C) 2. und 3. sind richtig.
D) Keine der gegebenen Aussagen ist richtig.
E) Nur 1. ist richtig.

Text 2: Eisenmangelanämie

Die Eisenmangelanämie ist eine durch Eisenmangel verursachte und weltweit die häufigste Form der Anämie und wahrscheinlich auch die häufigste Mangelkrankheit überhaupt. Ihre Prävalenz wird auf ca. 600 Millionen Menschen weltweit geschätzt. Durch den Eisenmangel wird die Produktion des roten Blutfarbstoffes, des Hämoglobins, gestört. Menschen mit einer Eisenmangelanämie fühlen sich oft müde und schlapp und neigen zu einer blassen Gesichtsfarbe. Die häufigsten Ursachen der Eisenmangelanämie sind Mangelernährungen und Blutungen. Ein Eisenmangel kann jedoch auch durch einen erhöhten Bedarf während des Wachstums oder im Rahmen einer Resorptionsstörung im Dünndarm entstehen. Oft sind neben einer zu niedrigen Aufnahme von Förderstoffen wie Vitamin C auch die Aufnahme von Hemmstoffen der Eisenaufnahme Ursache einer Anämie. Die Liste der Hemmstoffe umfasst beispielsweise Phytate (z. B. in Kleie, Erdnüssen, Hülsenfrüchten), Milchprodukte, Eier und Kaffee. Die Eisenmangelanämie ist eine mikrozytäre hypochrome Anämie, d. h. Hämoglobin ist erniedrigt (etwa Hb < 13,5 g/dl beim Mann und < 12,0 g/dl bei der Frau; die Normwerte sind je nach Quelle etwas unterschiedlich) und die Erythrozyten (roten Blutzellen) sind kleiner und enthalten weniger Hämoglobin als normal. Laborchemisch wird das durch die Parameter MCV (Mittleres Erythrozyteneinzelvolumen) und MCHC (Mittlere Korpuskuläre Hämoglobinkonzentration) ausgedrückt, die dann beide erniedrigt sind. Wenn allerdings gleichzeitig ein Vitamin-B12- oder Folsäuremangel vorliegt (häufig z. B. bei höhergradigem Alkoholkonsum) können MCV und MCHC normal sein. Ein weiterer Hinweis auf eine Eisenmangelanämie ist eine deutlich erhöhte Größenvariation der roten Blutkörperchen (RDW) im Blutbild (Anisozytose). Eisen im Serum unterliegt starken ernährungsabhängigen Schwankungen und ist deshalb als alleiniger Parameter zur Diagnosesicherung ungeeignet. Am Eisenwert lässt sich in der Regel jedoch erkennen, ob ein Patient die verordneten – in hoher Dosierung gelegentlich schlecht verträglichen – Eisentabletten auch tatsächlich am Tag vor der Blutabnahme eingenommen hat. Ein erniedrigter Ferritinwert dagegen zeigt immer einen Eisenmangel an. Ein normaler oder gar erhöhter Wert schließt ihn jedoch nicht aus, da Ferritin als Akute-Phase-Protein im Rahmen einer Entzündungsreaktion verstärkt freigesetzt werden kann. Zuverlässiger ist die Transferrinsättigung, die sich aus Transferrinspiegel und Eisenspiegel berechnet und die beim Eisenmangel erniedrigt ist. Eine Anämie ohne Eisenmangel deutet auf andere Ursachen hin wie beispielsweise einen Mangel an Vitamin B6, B12 oder Folsäure oder einen Erythropoetin-Mangel (renale Anämie), die für die Blutbildung notwendig sind (siehe Anämie). Insbesondere bei Menschen aus dem Mittelmeerraum und Südostasien ist auch an eine Thalassämie zu denken, die bei Mitteleuropäern nur selten vorkommt. Grundsätzlich wird die Eisenmangelanämie wie ein Eisenmangel allgemein behandelt und es gibt die zwei wesentlichen Behandlungsmodalitäten 1. Umstellung der Ernährung, 2. medikamentöse Eisentherapie (entweder peroral oder intravenös). Zusätzlich zu den o. g. Behandlungsmöglichkeiten besteht noch eine spezifische Möglichkeit der Behandlung einer Eisenmangelanämie und zwar die Gabe von Bluttransfusionen (genau gesprochen Erythrozytenkonzentraten). Falls eine schwere, u. U. lebensbedrohliche Anämie vorliegt, müssen, um eine schnelle Änderung dieses Zustandes herbeizuführen, Bluttransfusionen verabreicht werden. Grundsätzlich sollte jedoch der Eisenmangel ausgeglichen werden und so wenig wie nötig Bluttransfusionen verabreicht werden. Ein konsequenter und rechtzeitiger Ausgleich eines Eisenmangels kann Bluttransfusionen „einsparen". Bei häufigen wiederholten Bluttransfusionen (ab etwa über 20–50) kommt es zu einer erhöhten Eisenzufuhr und dem Risiko einer Eisenüberladung, da der Körper das Eisen nur begrenzt wieder ausscheiden kann. Dadurch können Organschäden auftreten. Einer Eisenüberladung kann durch Eisenchelatoren entgegengewirkt werden. Diese binden das Eisen im Körper und führen es ab.

Fragen zu Text 2

88. Welche der folgenden Aussagen lässt/lassen sich aus dem Inhalt dieses Textes ableiten?

1. Ermittelt man das Eisen im Blutserum kann man eine Eisenmangelanämie feststellen.
2. Zur Therapie der Wahl zählen Bluttransfusionen.
3. Gründe für eine Eisenmangelanämie können Blutungen jeglicher Art, Aufnahmestörung im Dünndarm oder Kaffeekonsum sein.
4. Überschüssiges Eisen wird vom Körper bedingungslos ausgeschieden.

A) 2. und 3. sind korrekt.
B) 1., 3. und 4. sind korrekt.
C) 3. und 4. sind korrekt.
D) Nur 3. ist korrekt.
E) Keine der gegebenen Aussagen ist korrekt.

89. Welche der folgenden Aussagen lässt/lassen sich aus dem Inhalt dieses Textes ableiten?

1. Ferritin stellt einen wichtigen Diagnoseparameter für die Eisenmangelanämie dar.
2. Weitere Folgen von Eisenmangel sind Blässe und Thalassämien.
3. Bei einem zusätzlichen Vitamin-B12 Mangel ist MCV erniedrigt.
4. Eisenchelatoren werden eingesetzt, wenn Bluttransfusionen als Therapieform nicht mehr wirksam sind.
5. Ein Eisenmangel kann auch bei erhöhtem Ferritinwert vorliegen.

A) 1., 2. und 5. sind korrekt.
B) Nur 2. ist korrekt.
C) 1. und 5. sind korrekt.
D) Nur 1. ist korrekt.
E) Alle Aussagen sind falsch.

Text 3: Ikterus

Der Ikterus, auch Gelbsucht genannt, ist eine Gelbfärbung von Haut, Schleimhäuten sowie der Lederhäute der Augen durch eine erhöhte Konzentration von Bilirubin im Blut. Es handelt sich um ein bereits im Altertum in Vorderasien beschriebenes Symptom, das bei unterschiedlichen Erkrankungen auftreten kann. Im Sprachgebrauch werden Gelbsucht und Leberentzündung oft gleichgesetzt. Eine Gelbsucht bezeichnet jedoch heute keine Krankheit, sondern ein Symptom, welches bei vielen Krankheiten, u. a. auch bei der Hepatitis (zum Beispiel Virushepatitis) und Erkrankungen der Gallenwege, auftreten kann. Dem Ikterus liegt eine Störung im Bilirubinstoffwechsel zugrunde. Bilirubin ist ein Abbauprodukt des roten Blutfarbstoffs Hämoglobin. Durch vermehrten Anfall oder verminderte Ausscheidung des Bilirubins kommt es zunächst zum Ansteigen der Serumkonzentration (sogenannte Hyperbilirubinämie) und anschließend zum Austritt durch das Gefäßendothel mit Einlagerung im Körpergewebe. Ab einem Serumspiegel von mehr als 35 µmol/l (= 2 mg/dl) tritt die Farbveränderung zuerst an der (sonst weißen) Lederhaut des Auges (Sklera) in Erscheinung. Mit weiter zunehmenden Werten kann man schließlich auch an der Haut und den Schleimhäuten die gelblichen Veränderungen beobachten. Auch die Körperflüssigkeiten sowie andere Organe sind davon betroffen. So kann der Urin dunkelbraun (Bilirubinurie), der Stuhl dagegen hell oder weiß verfärbt sein. Da die Leber eine zentrale Rolle im zugrundeliegenden Bilirubin-Stoffwechsel spielt, kann man, abhängig von der Lokalisation der Störung, folgende Ursachen des Ikterus unterscheiden: Den prähepatischen Ikterus (mit Ursache „vor der Leber", in der Regel verbunden mit einem erhöhten Anfall von Bilirubin durch Hämolyse), den intrahepatischen Ikterus (aufgrund einer Leberschädigung oder Leberfunktionsstörung) sowie den posthepatisch (bei Störung des der Leber nachgeschalteten Gallengangsystems; in der Regel eine Störung des Galleabflusses) Ikterus.
Da mehrere Schritte des Bilirubinstoffwechsels in der Leber ablaufen, gibt es dementsprechend auch unterschiedliche Entstehungsmöglichkeiten für einen (intra)hepatischen Ikterus. Im Wesentlichen können folgende Abläufe gestört werden: die Bilirubinaufnahme in die Leberzellen, die Bilirubinkonjugation (Umwandlung von wasserunlöslichem, unkonjugiertem in wasserlösliches, konjugiertes Bilirubin mithilfe von Glucuronsäure), der Transport von konjugiertem Bilirubin aus der Leberzelle heraus und der Abfluss aus den Gallenkanälchen der Leber in die intrahepatischen Gallenwege. Des Weiteren ist bei etwa fünf Prozent der Bevölkerung aufgrund eines Gendefektes die Bilirubin-Aufnahme in die Leber leicht chronisch erhöht. Diese Störung wird als Gilbert-Syndrom bezeichnet. In diesen Fällen kommt es regelmäßig zu leichten Formen einer Gelbsucht, insbesondere einer Gelbfärbung im Bereich der Bindehaut. Diese Art der Gelbsucht ist, so keine anderen körperlichen Auffälligkeiten zu beobachten sind, harmlos und muss nicht behandelt werden. Die Behandlung einer Gelbsucht hängt vom Auslöser ab. Gallensteine beispielsweise können durch spezielle Endoskope entfernt werden. In manchen Fällen muss eine erkrankte Gallenblase auch operativ entfernt werden. Haben Medikamente die Leber geschädigt, verschwindet die Gelbsucht meist, wenn diese nicht mehr eingenommen werden. Gegen eine durch Viren ausgelöste Gelbsucht können antivirale Wirkstoffe helfen.

Fragen zu Text 3

90. Welche der folgenden Aussagen lässt/lassen sich aus dem Inhalt dieses Textes ableiten?

1. Die Krankheit Gelbsucht wird auch Ikterus genannt.
2. Bei eingeschränkter Leberfunktion kann es zu einem intrahepatischen Ikterus kommen.
3. Für den Ikterus gibt es keine einheitliche Therapie.
4. Die Niere ist für die essentiellen Schritte im Bilirubinstoffwechsel verantwortlich.

A) 1., 2. und 3. sind richtig.
B) 2. und 3. sind richtig.
C) Nur 1. ist richtig.
D) Nur 3. ist richtig.
E) Alle Aussagen sind richtig.

91. Welche der folgenden Aussagen lässt/lassen sich aus dem Inhalt dieses Textes ableiten?

1. Ein Ikterus kann unter Umständen unbehandelt bleiben.
2. Eine gelbe Sklera stellt das erste Anzeichen der Gelbsucht dar.
3. Mit Hilfe von Glucuronsäure wird unkonjugiertes Bilirubin in wasserlösliches, konjugiertes Bilirubin umgewandelt.
4. Bilirubin tritt bei hoher Konzentration durch das Gefäßendothel aus.

A) Aussagen 1. und 2.
B) Aussagen 1., 2., und 4.
C) Alle Aussagen lassen sich ableiten.
D) Aussagen 1., 3. und 4.
E) Aussagen 2. und 4.

Text 4: Sekundenschlaf

Sekundenschlaf ist die Bezeichnung für Müdigkeitsattacken. Hierbei handelt es sich um ein ungewolltes Einschlafen für mehrere Sekunden. Im Blickpunkt steht das lange bekannte Problem im Zusammenhang mit Verkehrssicherheit und Arbeitsunfällen. Nach Angaben des Deutschen Verkehrssicherheitsrats wird etwa „jeder vierte Unfall mit Todesfolge auf Autobahnen durch kurzes Einnicken verursacht". Ursachen sind zu wenig Schlaf oder ein Schlafdefizit über Tage oder Wochen, Fahren oder Arbeiten in Zeiten, in denen man normalerweise schläft, lange Wachzeiten, lange Fahrten ohne Erholungspausen, Alkohol und schweres Essen, wechselnder Schlafrhythmus bei Schichtarbeitern und auch Erkrankungen, die den Schlaf beeinträchtigen (Schlafstörungen) und Tagesschläfrigkeit zur Folge haben. Zu den bekanntesten zählt das Schlafapnoe-Syndrom. Verstärkend auf die Müdigkeit wirkt sich das Verrichten monotoner Tätigkeiten aus. Entgegen landläufiger Meinung kann der Sekundenschlaf jedoch auch mit offenen Augen ablaufen und in körperlich ausgeruhtem Zustand vorkommen. Die Ursache ist z. B. in einer bequemen Sitzhaltung zu sehen, bei der Barorezeptoren längs der Wirbelsäule einen Ruhezustand signalisieren und dadurch im Gehirn das Weckzentrum ausgeschaltet wird. Wenn die Sinneswahrnehmung der Augen zusätzlich durch monotone Bildeindrücke die Aufmerksamkeit unterfordert, wird die Gehirnaktivität soweit zurückgefahren, dass Reaktionszeiten von mehreren Sekunden die Folge sind. Anzeichen für einen bevorstehenden Sekundenschlaf können sein: schwer werdende Augenlider, brennende oder schmerzende Augen, trockene Mundschleimhaut, Gähnen, das sich kaum mehr unterdrücken lässt, das Bedürfnis, sich die Nasenwurzel zu massieren, leichtes Frösteln, wiederholtes Aufschrecken aus Unaufmerksamkeit oder entspannen des Musculus ciliaris (Blick ins 'Unendliche' durch Aufmerksamkeitsverlust). Das einzige wirksame Mittel gegen Müdigkeit ist genügend erholsamer Schlaf. Die möglicherweise wirkungsvollste Form zur Vorbeugung gegen einen gefährlichen Sekundenschlaf ist ein zehn- bis zwanzigminütiger Schlaf sofort nach Auftreten der Müdigkeitssymptome. Auf keinen Fall sollte man sich bei Autofahrten durch die Erhöhung der Lautstärke des Radios, Öffnen des Seitenfensters oder eine Unterhaltung mit dem Beifahrer wachhalten. Der spontanen Müdigkeit kann nur durch eine ausreichende Schlaf-Pause entgegengewirkt werden. Abhilfe bei wenig erholsamem Schlaf verschafft oft eine verstärkte Beachtung der Schlafhygiene und Beobachtung der eigenen Verhaltensweisen, durch beispielsweise eine Untersuchung im Schlaflabor. Seit 2009 bieten verschiedene Fahrzeughersteller Warnsysteme gegen den Sekundenschlaf als Teil ihrer Fahrerassistenzsysteme an. Die Müdigkeitserkennung versucht hierzu durch Auswertung verschiedener Parameter, wie z. B. dem Einhalten der Spur oder Lenkbewegungen, Rückschlüsse auf die Schläfrigkeit des Fahrers zu ziehen und nach Bedarf verschiedene Warnmaßnahmen auszulösen. Wie alle unterstützenden Systeme ersetzen sie ein verantwortungsvolles Verhalten nicht. Sie können den Fahrer nur auf eventuell notwendige Fahrtunterbrechungen aufmerksam machen, nicht aber verlässlich Schlaf verhindern.

Fragen zu Text 4

92. Welche der folgenden Aussagen lässt/lassen sich aus dem Inhalt dieses Textes ableiten?

1. Sekundenschlaf ist für 25% aller Unfälle auf deutschen Autobahnen verantwortlich.
2. Die Therapie für Sekundenschlaf gestaltet sich unterschiedlich.
3. Mittlerweile sind Warnsysteme für Autos erhältlich.
4. Zu den Auslösern zählen monotone Tätigkeiten oder schweres Essen.

A) 1. und 3. sind richtig.
B) 1., 3. und 4. sind richtig.
C) 3. und 4. sind richtig.
D) Nur 3. ist richtig.
E) Alle genannten Aussagen sind richtig.

93. Welche der folgenden Aussagen lässt/lassen sich NICHT aus dem Inhalt dieses Textes ableiten?

1. Eine Pause von 20 Minuten kann effizienter sein als 3 Stunden Schlaf.
2. Sekundenschlaf findet auch im ausgeruhten Zustand statt.
3. Frühe Symptome von Müdigkeitsattacken stellen plötzliches Aufschrecken oder ein angespannter Musculus ciliaris dar.
4. Unterstützende Autosysteme können zuverlässig vor Sekundenschlaf schützen.

A) Aussagen 3. und 4.
B) Nur Aussage 2.
C) Aussagen 1. und 2.
D) Aussagen 2. und 3.
E) Alle genannten Aussagen lassen sich ableiten.

Text 5: Lymphe

Als Lymphe wird die in den Lymphgefäßen enthaltene wässrige hellgelbe Flüssigkeit bezeichnet, die das Zwischenglied zwischen der Gewebsflüssigkeit (Interzellularflüssigkeit) und dem Blutplasma bildet. Das Lymphsystem mit den Lymphgefäßen als Leitungsbahnen ist neben dem Blutkreislauf das wichtigste Transportsystem im menschlichen Körper. Es ist auf den Transport von Nähr- und Abfallstoffen spezialisiert und entsorgt in den Lymphknoten auch Krankheitserreger wie Bakterien und Fremdkörper. Lymphe besteht aus Zellen und Lymphplasma.
Die Lymphe ist anfangs ähnlich wie die Gewebsflüssigkeit zusammengesetzt, aus der sie sich bildet. So enthält sie Harnstoff, Kreatinin, Glucose, Natrium-, Kalium-, Phosphat- und Calciumionen. Hinzu kommen zahlreiche Enzyme wie Amylasen, Katalase, Dipeptidasen und Lipasen, außerdem Fibrinogen und Fibrinvorläufer. Fibrinogen und Fibrin sind für die Gerinnung bei länger stehender Lymphe verantwortlich. Dabei werden die Lymphozyten eingeschlossen, die überstehende Flüssigkeit wird Lymphserum genannt. Die Konzentration von Eiweißen (Proteinen) in der Gewebsflüssigkeit beträgt etwa zwei Gramm pro Liter. In den Lymphgefäßen des Verdauungstraktes kann diese Konzentration auf bis zu vier, in denen der Leber auf bis zu sechs Gramm pro Liter ansteigen. Durch Vermischung beträgt der durchschnittliche Eiweißgehalt der Lymphe drei bis fünf Gramm pro Liter. Nach einer fettreichen Mahlzeit kann die Konzentration der Lipide in der Lymphe ein bis zwei Prozent betragen. Fettreiche Lymphe sieht milchig aus und wird als Chylus (im Anklang an Chymus, den Speisebrei) bezeichnet. Das Lymphsystem transportiert Stoffe, deren große molare Masse oder Hydrophobie ihren direkten Transport aus dem Gewebe durch die Blutgefäßwände in den Blutkreislauf nicht zulässt. Dazu gehören Proteine und Lipide aus dem Verdauungstrakt, letztere in Form der Chylomikrone. Dabei übernimmt die Lymphe die wichtige Aufgabe, einen Großteil der nach der Verdauung vom Darm resorbierten Lipide über den Ductus thoracicus der Blutbahn zuzuführen. Weiterhin kommt ihr eine zentrale Rolle im Immunsystem zu, da sie Fremdkörper und Krankheitserreger zu den Lymphknoten transportiert. Dort wird die Immunantwort eingeleitet, indem sich die für die betreffenden Fremdkörper spezifischen Lymphozyten vermehren. Die Vermehrung von spezifischen T- und B-Zellen im Lymphknoten wird als Keimzentrumsreaktion bezeichnet. Auch die Lymphozyten werden aufgenommen und der Zirkulation zugeführt. Dies gewährleistet, dass Fremdkörper überall im Körper bekämpft werden können. Lymphknoten gehören zu den lymphatischen Organen und finden sich überall im Körper außer im zentralen Nervensystem. Gehäuft findet man sie im Hals, der Achsel und in der Leistengegend, wo sie als Sammelstellen für die Lymphgefäße aus den Gliedmaßen und dem Kopf- und Halsbereich dienen. In den Lymphknoten wird die Lymphe auf schädliche Stoffe untersucht und gefiltert. Bei einer Infektion im Einzugsgebiet eines Lymphknotens gelangen mit der Lymphe Antigene in den Lymphknoten. Hier treffen sie auf für diese Antigene spezifische Lymphozyten und regen deren Vermehrung an, was zu einer Schwellung des Lymphknotens führen kann. Die gebildeten Lymphozyten werden zur Bekämpfung der Infektion im gesamten Körper verteilt. Bei einer Störung des Lymphabflusses durch Verstopfung der Lymphgefäße kommt es zu Lymphödemen, Flüssigkeitsansammlungen im Interstitium (Zwischenzellraum). Diese können auch auftreten, wenn im Rahmen einer Tumorresektion die benachbarten Lymphstationen entfernt wurden. Eine weitere Ursache ist die vorwiegend in tropischen Regionen auftretende Elephantiasis, bei der durch Insekten übertragene parasitäre Würmer (Filarien) den Abfluss der Lymphe behindern. Betroffen sind dabei meist die Beine und die äußeren Geschlechtsteile.

Fragen zu Text 5

94. Welche der folgenden Aussagen lässt/lassen sich aus dem Inhalt dieses Textes ableiten?

1. Lymphknoten sind im ganzen Körper vorzufinden.
2. Die Lymphe hat eine bedeutende Rolle im Immunsystem.
3. Das Lymphgefäßsystem zählt zu den wichtigsten Transportsystemen des menschlichen Körpers.
4. Als Chymus bezeichnet man lipidreiche Lymphflüssigkeit.

A) 1. und 2. sind richtig.
B) 2. und 3. sind richtig.
C) Nur 2. ist richtig.
D) Nur 3. ist richtig.
E) Alle Aussagen sind richtig.

95. Welche der folgenden Aussagen lässt/lassen sich aus dem Inhalt dieses Textes ableiten?

1. Die Aufnahme der Lymphozyten in die Lymphbahn wird als Keimzentrumsreaktion bezeichnet.
2. Kämpft der Körper gegen eine Infektion an, können Lymphknoten anschwellen.
3. Ist der Lymphabfluss beeinträchtigt kann die Flüssigkeit in den Zwischenzellräumen ansteigen.
4. In der Lymphflüssigkeit sind Zellen und Gewebsflüssigkeit enthalten.

A) 1., 2. und 3. sind richtig.
B) 2. und 4. sind richtig.
C) Alle Aussagen sind richtig.
D) 2. und 3. sind richtig.
E) 3. und 4. sind richtig.

96. Welche der folgenden Aussagen lässt/lassen sich NICHT aus dem Inhalt dieses Textes ableiten?

1. Im Gegensatz zur Gewebsflüssigkeit enthält die Lymphe Amylasen, Fibrinogen und Calciumionen.
2. Das Lymphsystem ist ein Transportsystem für Bakterien und Nährstoffe.
3. Der Ductus thoracicus verbindet den Darm und den Blutkreislauf.
4. Der Proteingehalt ist in der Lymphe höher als in der Gewebsflüssigkeit.

A) Alle Aussagen lassen sich ableiten.
B) Nur Aussage 1.
C) Aussagen 1. und 4.
D) Aussagen 2. und 3.
E) Aussagen 2., 3. und 4.

Testsimulation I

12 Aufgaben
35 Minuten Bearbeitungszeit

Text 1: Chronische myeloische Leukämie

Die chronische myeloische Leukämie (CML), auch chronische Myelose genannt, ist eine chronische Leukämie, die mit einer starken Vermehrung von Leukozyten, speziell von Granulozyten und ihren Vorstufen, im Blut und im blutbildenden Knochenmark einhergeht. Die Erkrankung ist in der Anfangsphase häufig symptomlos. Die CML gehört zur Gruppe der myeloproliferativen Neoplasien (MPN), also Krankheiten, die aus einer Störung der im Knochenmark vorzufindenden hämatopoetischen Stammzellen resultieren. Bei der von Rudolf Virchow im Jahr 1845 beschriebenen und erstmals mit dem Namen Leukämie belegten Erkrankung handelte es sich mit hoher Wahrscheinlichkeit um eine CML. Durch den Einsatz neuerer tumorspezifischer Medikamente, den sogenannten Tyrosinkinase-Inhibitoren, seit etwa der Jahrtausendwende haben sich die Prognose und die Behandlungsformen der CML deutlich gewandelt und die Erkrankung ist in vielen Fällen gut und verhältnismäßig nebenwirkungsarm behandelbar geworden. Die CML ist durch diesen Einsatz sogenannter zielgerichteter Therapien geradezu zu einer Modellerkrankung für die ganze Hämatologie oder Tumortherapie im Allgemeinen geworden. Die CML hat eine Inzidenz von etwa 1,6 Neuerkrankungen pro 100.000 Erwachsenen im Jahr und macht etwa 20 Prozent aller Leukämien aus. Sie ist ganz überwiegend eine Erkrankung des Erwachsenenalters und weist eine stetige Zunahme mit zunehmendem Alter auf. Männer sind etwa 1,4-mal häufiger betroffen als Frauen. Die Diagnose wird im Mittel (Median) mit 65 Jahren gestellt, etwa zehn Prozent der Patienten sind bei Diagnosestellung jünger als 35 Jahre. Für ganz Deutschland schätzt man etwa 1.700 Neuerkrankungen pro Jahr, für die Schweiz kann man etwa 160 und für Österreich etwa 175 Neuerkrankungen pro Jahr annehmen. Ursache der Erkrankung ist die Veränderung und anschließende Proliferation (Vermehrung) einer einzigen multipotenten hämatopoetischen Vorläuferzelle. In fast allen Fällen findet man als Ursache eine reziproke Translokation zwischen den Chromosomen 9 und 22 (geschrieben: t(9;22)(q34;q11), oder abgekürzt t(9;22)). Bei beiden beteiligten Chromosomen ist der Bruchpunkt auf dem längeren Arm (q-Arm) lokalisiert, beim Chromosom 9 dichter zum Ende hin als beim Chromosom 22. Der Chromosomenbruch liegt auf beiden Chromosomen im Bereich von Genen, nämlich ABL auf Chromosom 9 und BCR ("breakpoint cluster region") auf Chromosom 22. Durch die Translokation kommt es also zur Bildung von Fusionsgenen: BCR-ABL auf dem veränderten Chromosom 22 und ABL-BCR auf dem veränderten Chromosom 9. Die Chromosomentranslokation ist zytogenetisch als verkürztes Chromosom 22, als sogenanntes "Philadelphia-Chromosom" sichtbar. Das ABL-Gen kodiert für eine Tyrosinkinase und spielt eine wichtige Rolle bei der zellulären Wachstumsregulation. Kommt es zur Bildung des Fusionsgens BCR-ABL, dann ist ABL entscheidend in seiner Funktion gestört, die Tyrosinkinase-Aktivität ist dauerhaft aktiviert. Das BCR-ABL-Gen wirkt damit als Onkogen und führt zu einer gesteigerten und unkontrollierten Vermehrung der betroffenen Zelle. Die Translokation ist im Laufe des Lebens erworben und nicht vererbt oder vererbbar, da die Keimbahnzellen davon unberührt sind. Warum sie auftritt, ist nicht verstanden. Als Risikofaktoren für das Auftreten der Veränderung werden, wie bei Mutationen allgemein, ionisierende Strahlung oder Chemikalien diskutiert.

Nicht bei allen CML-Patienten ist ein Philadelphia-Chromosom nachweisbar. In einer großen prospektiven Studie des Medical Research Councils konnte bei etwa 15 Prozent der Fälle zytogenetisch kein Philadelphia-Chromosom nachgewiesen werden. Bei zwei Dritteln dieser Philadelphia-Chromosom-negativen Patienten war jedoch das BCR-ABL-Onkogen nachweisbar und das klinische Bild unterschied sich nicht wesentlich von dem der Philadelphia-Chromosom-positiven Patienten. Diese Patienten hatten zum Teil komplexe Chromosomenveränderungen, die die Translokation t(9;22) maskiert hatten. Bei einem Drittel, das heißt bei etwa fünf Prozent aller CML-Patienten, ergab sich kein Nachweis der t(9;22)-Translokation oder der BCR-ABL-Fusion. Das klinische Bild dieser Form unterschied sich deutlicher von der „typischen" CML und hatte eine deutlich schlechtere Prognose. Die CML verläuft klassischerweise in drei Krankheitsphasen, der chronischen Phase, der Akzelerationsphase und der Blastenkrise (oder Blastenschub). Vor dem Aufkommen neuerer Medikamente und bevor die Option einer Stammzelltransplantation von Zellen gesunder Spender gegeben war, nahm der Krankheitsverlauf geradezu regelhaft diesen Verlauf. Die Blastenkrise war dabei das Endstadium der Erkrankung und führte zum Tod des Erkrankten. Auch heute ist nicht sicher vorauszusehen, wann bei einem Patienten die akzelerierte Phase und wann die Blastenkrise auftritt. Es sind Einzelfälle von CML-Patienten bekannt, die mehr als 20 Jahre in chronischer Phase gelebt haben. Bei anderen Patienten trat die akzelerierte Phase und Blastenkrise schon kurz nach Diagnosestellung auf. Heute sind Blastenkrisen seltener geworden, da gute Behandlungsmöglichkeiten für die chronische Phase bestehen. Gelegentlich werden sie aber immer noch diagnostiziert.

Fragen zu Text 1

97. Welche der folgenden Aussagen lässt/lassen sich aus dem Inhalt dieses Textes ableiten?

1. Durch den Chromosomenabbruch und die erneute Fusion entstehen neue Kombinationen der Gene.
2. Die chronische Phase dauert in der Regel etwa 20 Jahre an.
3. Die CML ist eine genetische, vererbbare Mutation, die auf der Translokation zweier Chromosomen beruht.
4. In Österreich gibt es etwa 175 Krankheitsfälle.

A) 1., 2. und 4. sind richtig.
B) 2. und 3. sind richtig.
C) 1. und 4. sind richtig.
D) Nur 1. ist richtig.
E) Alle genannten Aussagen lassen sich ableiten.

98. Welche der folgenden Aussagen lässt/lassen sich aus dem Inhalt dieses Textes ableiten?

1. Die CML tritt immer in drei Krankheitsphasen auf: chronische Phase, Akzelerationsphase, Blastenkrise
2. Die Inzidenz der CML beträgt etwa 1,6% Neuerkrankungen pro Jahr.
3. Bei der CML ist im Falle eines klassischen Verlaufs beim Chromosom 22 ein längeres Stück abgebrochen als beim Chromosom 9.
4. Der jemals erste als Leukämie beschriebene Krankheitsfall war erwiesenermaßen eine CML.

A) Nur 3. ist richtig.
B) Nur 4. ist richtig.
C) 1., 3. und 4. sind richtig.
D) 1., 2. und 4. sind richtig.
E) Alle genannten Aussagen lassen sich ableiten.

99. Welche der folgenden Aussagen lässt/lassen sich aus dem Inhalt dieses Textes ableiten?

1. Die typische CML lässt sich an einer Verkürzung der Chromosomen 9 und 22 erkennen.
2. Durch die guten Medikationsmöglichkeiten lässt sich die CML mittlerweile nebenwirkungsfrei behandeln.
3. Krankheitsursache der CML ist eine einzelne veränderte und vermehrte Zelle.
4. Eine CML der keine Translokation oder BCR-ABL Fusion zugrunde liegt, hat in der Regel einen fataleren Krankheitsverlauf.

A) 1., 2. und 4. sind richtig.
B) Nur 3. ist richtig.
C) 3. und 4. sind richtig.
D) 1., 3. und 4. sind richtig.
E) Alle der genannten Antwortmöglichkeiten sind richtig.

Text 2: Influenza

Die Influenza, auch (echte) Grippe oder Virusgrippe genannt, ist eine überwiegend durch Viren aus der Gruppe der Orthomyxoviridae und den Gattungen Influenzavirus A oder B ausgelöste fieberhafte Infektionskrankheit bei Menschen. Die Grippe tritt meist epidemisch und unter Beteiligung der Atemwege auf. Die Influenzaviren und die durch sie ausgelösten Erkrankungen existieren weltweit, allerdings kommen im Gegensatz zu den anderen Virustypen (insbesondere A) die Influenza-C- und -D-Viren nur sehr selten als Erreger der Virusgrippe vor. Es handelt sich um eine auch „sporadisch“, also außerhalb von Epidemien und Pandemien, sehr häufige Infektion: Jährlich sind nach Schätzungen der World Health Organization (WHO) 10 bis 20% der Weltbevölkerung betroffen. Bereits mit sechs Jahren haben nahezu alle Kinder beispielsweise in den Niederlanden Infektionen mit mindestens einem der Virus-Subtypen durchgemacht. In Deutschland wurden zu Ende der Saison 2017/2018, in der seit 2001 die höchsten Fallzahlen gemeldet wurden, insgesamt etwa 334.000 Fälle von ambulant Erkrankten mit Virus-Nachweis gemeldet. Die Influenzaviren „zirkulieren“ auf der Nordhemisphäre meist von Anfang Oktober bis Mitte Mai. Das Virus dringt über die Schleimhaut der Atemwege, des Mundes und der Augen in den Körper ein. Es erreicht diese Eintrittsorte durch Tröpfcheninfektion, also über den Kontakt der Schleimhaut mit Exspirationströpfchen, die beim Niesen, Husten, Sprechen oder Atmen von infizierten Personen entstehen. Die größeren infektiösen Tröpfchen sinken innerhalb von etwa zwei Metern nach unten und verkleben besonders fest an rauen Oberflächen. Wenn die Exspirationströpfchen jedoch bereits in der Luft trocknen, können die darin enthaltenen sehr kleinen Viren von ca. 0,1 µm Durchmesser als Aerosol über weite Strecken in der Luft schweben und stundenlang infektiös bleiben. Trockene Raumluft in geheizten Räumen begünstigt diese Aerosolbildung und kann ein Grund für das Auftreten von Grippewellen im Winter sein. Infizierte Personen können durch Tragen von Atemmasken den Tröpfchenausstoß stark vermindern, da die frischen Tröpfchen direkt vor deren Mund gut im Filtermaterial kleben bleiben. Gegen eine Infektion über das Aerosol kann man sich durch eine Gegenluftströmung schützen. Einfache Atemmasken über Mund und Nase halten die als Aerosol übertragenen Viren teilweise zurück, aber nicht zuverlässig, weil die Filtermaterialien Viren nicht vollständig zurückhalten können, die Masken nicht dicht genug anliegen und die Augen überhaupt nicht abdecken. Lüften kann das Infektionsrisiko durch Verdünnen der Aerosolkonzentration im Raum verringern, wenn dabei das Aerosol nicht in andere Wohnräume des Gebäudes gelangt. Eine weitere Möglichkeit der Infektion ist die Kontaktinfektion oder Schmierinfektion mit Viren, die in Exspirationströpfchen oder durch verschmiertes Nasensekret oder Berührung von Infizierten auf Gegenstände gelangen und dort innerhalb von zwei Tagen besonders leicht von glatten Oberflächen über die Hände auf die eigenen Schleimhäute übertragen werden. Weiters ist die Infektion noch möglich durch Kotpartikel erkrankter Wirte und Vektoren, durch Viren auf Hautschuppen, Haaren, Gefieder und Staub oder durch Kontakt mit Speichel erkrankter Personen. Das Virus ist unempfindlich gegen Austrocknung und bleibt bei niedriger Temperatur und niedriger Luftfeuchtigkeit länger infektiös. Das Gefährliche an der Influenza sind oftmals nicht die Viren selbst, sondern die bakterielle Sekundärinfektion, die auf eine Grippeerkrankung folgen kann. Da der Organismus durch den Virus-Infekt bereits geschwächt ist, können Bakterien leichter in den Körper eindringen, sich vermehren und zu weiteren Krankheiten führen. Besonders häufig ist die Besiedelung der durch das Virus vorgeschädigten Luftwege mit Pneumokokken. Die dann entstehende Pneumokokken-Pneumonie kann vor allem bei Patienten mit chronischen Krankheiten und bei Älteren lebensgefährlich verlaufen. Pneumokokkenimpfungen in Verbindung mit Grippeimpfungen senken das Risiko von Pneumokokken-Pneumonien und tödlichen Verläufen im Vergleich zu Pneumokokken-Impfungen allein, zu Grippeimpfungen allein und zu Placebo. Als weitere Komplikationen kommen primär virusbedingte Lungenentzündungen (Influenzapneumonien), Gehirnentzündungen (Enzephalitiden), Entzündungen der Skelettmuskulatur (Myositiden) sowie

Herzmuskelentzündungen (Myokarditiden) und Herzinfarkte vor. Sie treten in erster Linie bei Menschen mit einem Risikofaktor auf wie chronischen Herz-Lungen-Erkrankungen, Stoffwechselerkrankungen und Immundefekten und können innerhalb weniger Stunden (perakut) zum Tod führen. In der Schwangerschaft ist die Immunabwehr herabgesetzt, was überschießende Immunreaktionen gegen das Fremdprotein des Embryos verhindert. Deswegen ist für Schwangere das Risiko, während einer Influenza-Epidemie mit dem Virus angesteckt zu werden, größer als bei nicht-schwangeren Frauen. Zudem gibt es Anhaltspunkte dafür, dass die Influenza-Infektion bei Schwangeren schwerer verlaufen kann.

Fragen zu Text 2

100. Welche der folgenden Aussagen lässt/lassen sich NICHT aus dem Inhalt dieses Textes ableiten?

1. Besonders Personen mit durch Pneumokokken vorgeschädigten Luftwegen sind von einem schwereren Verlauf durch das Influenzavirus gefährdet.
2. Die WHO (World Health Organization) hat belegt, dass jährlich etwa 10-20% der Weltbevölkerung mit Influenza infiziert sind.
3. Schwangere haben erwiesenermaßen ein höheres Infektionsrisiko und schwerere Krankheitsverläufe.
4. Tröpfcheninfektion, Kontakt-/Schmierinfektion sowie die Infektion über Kotpartikel, Hautschuppen, Haare, Gefieder, Staub und Speichel sind möglich.

A) Aussagen 1., 2. und 3.
B) Nur Aussage 2.
C) Nur Aussage 4.
D) Aussagen 1. und 3.
E) Alle genannten Aussagen lassen sich ableiten.

101. Welche der folgenden Aussagen lässt/lassen sich aus dem Inhalt dieses Textes ableiten?

1. Die Bildung von Aerosolen könnte durch feuchtere Raumluft zumindest teilweise vermindert werden.
2. Viele Komplikationen treten hauptsächlich bei vorbelasteten Personen auf.
3. Niedrige Temperaturen sowie trockene Luft begünstigen die Infektiosität des Influenza Virus.
4. In den Niederlanden hat jeder Mensch über 6 Jahren schon Infektionen mit mindestens einem der vier Subtypen durchgemacht.

A) 2. ist richtig.
B) 3. und 4. sind richtig.
C) 1., 2. und 3. sind richtig.
D) 1. und 4. sind richtig.
E) Alle genannten Aussagen sind richtig.

Text 3: Multiple Sklerose

Die multiple Sklerose (MS) oder Encephalomyelitis disseminata (ED) ist eine autoimmune, chronisch-entzündliche neurologische Erkrankung mit unterschiedlichen Verlaufsformen. Bei ihr werden die Markscheiden, die elektrisch isolierende äußere Schicht der Nervenfasern im Zentralnervensystem, angegriffen. Die genauen Ursachen dieser Entmarkungserkrankung sind trotz großer Forschungsanstrengungen noch nicht geklärt. Bei der multiplen Sklerose entstehen in der weißen Substanz von Gehirn und Rückenmark verstreut viele (multiple) entzündliche Entmarkungsherde, die vermutlich durch den Angriff körpereigener Immunzellen auf die Myelinscheiden der Nervenzellfortsätze verursacht werden. Da die Entmarkungsherde fast im gesamten ZNS auftreten können, kann die multiple Sklerose fast jedes neurologische Symptom verursachen. Sehstörungen mit Minderung der Sehschärfe bis hin zur Blindheit und Störungen der Augenbewegungen (internukleäre Ophthalmoplegie) sind typisch, aber nicht spezifisch für die multiple Sklerose. Der Schweregrad der Behinderungen des Patienten wird häufig anhand einer Skala (EDSS) angegeben. Die MS ist neben der Epilepsie eine der häufigsten neurologischen Krankheiten bei jungen Erwachsenen und von erheblicher sozialmedizinischer Bedeutung. Die Krankheit ist nicht heilbar, jedoch kann der Verlauf durch verschiedene Maßnahmen oft günstig beeinflusst werden. Entgegen der landläufigen Meinung führt die multiple Sklerose nicht zwangsläufig zu schweren Behinderungen. Auch viele Jahre nach Beginn der Erkrankung bleibt die Mehrzahl der Patienten noch gehfähig. Die multiple Sklerose ist in Mitteleuropa die häufigste chronisch-entzündliche Erkrankung des Zentralnervensystems. Frauen sind ungefähr doppelt so häufig betroffen wie Männer. Noch im Jahr 2000 ging man von einer Krankheitshäufigkeit (Prävalenz) in Deutschland von 149 Erkrankten pro 100.000 Einwohnern aus, woraus sich eine Gesamtzahl von etwa 122.000 Erkrankten ergäbe. Die Auswertung der den Gesetzlichen Krankenkassen vorliegenden Daten durch das Bundesversicherungsamt (2014) ergibt jedoch eine Zahl von mindestens 200.000–220.000 MS-Diagnostizierten. Für Österreich werden vergleichbare Zahlen angegeben, woraus eine Gesamtzahl von etwa 8150 Erkrankten resultiert. Für die Gesamtschweiz liegen keine epidemiologischen Untersuchungen vor, für den Kanton Bern wurde jedoch mit 110 Erkrankten pro 100.000 Einwohner eine vergleichbare Prävalenz ermittelt. Weltweit sind etwa 2,5 Millionen Menschen an der MS erkrankt. Die Erkrankung tritt typischerweise im jungen Erwachsenenalter auf, aber 3–5% erkranken in der Kindheit oder als Heranwachsende. Für eine kindliche Multiple Sklerose ist der schubweise Verlauf mit Remissionen typisch. Die Rezidive sind bei Kindern in den ersten sechs Jahren der Erkrankung mehr als doppelt so häufig wie bei Erwachsenen. Die Rezidive sind schwerer als bei Erwachsenen, die Remission aber besser. Insbesondere bei Patienten, die keine höhergradigen Behinderungen aufweisen, ist die Mortalität (Sterblichkeit) nicht wesentlich erhöht. Die Lebenserwartung von MS-Patienten liegt in Gegenden, für die ein vollerhebendes MS-Register existiert (wie zum Beispiel Dänemark und Teile Kanadas), unter der von Nichterkrankten vergleichbaren Alters. In den letzten Jahrzehnten ist in Dänemark jedoch ein deutlicher Rückgang der Sterblichkeit zu verzeichnen. Eine Ausnahme ist hier die maligne Form der MS, die sogenannte Marburg-Variante (nach Otto Marburg), von der vor allem junge Patienten betroffen sind. Schon zu Beginn treten bei diesem MS-Typ schwere Schübe auf. Der schnelle Verlauf führt innerhalb von Wochen oder wenigen Monaten zu einer hochgradigen Behinderung und häufig auch zum Tod des betroffenen Menschen, letzteres insbesondere in den Fällen, in denen Herde im Hirnstamm auftreten. Die Abgrenzung der malignen Sonderform der MS von der akuten disseminierten Enzephalomyelitis (ADEM) ist schwierig, jedoch fehlt im Gegensatz zur ADEM bei der Marburg-Variante oft eine vorausgegangene Virusinfektion.

Fragen zu Text 3

102. Welche der folgenden Aussagen lässt/lassen sich aus dem Inhalt dieses Textes ableiten?

1. Es wird fälschlicherweise angenommen, dass die MS zwangsläufig zu schweren Behinderungen führt.
2. Bei kindlichem Verlauf sind die Rückfälle schwerer als bei Erwachsenen mit der Krankheit, dafür ist die vorübergehende Abschwächung der Symptome auch stärker.
3. Obwohl für die gesamte Schweiz keine Daten vorliegen, wurde für den Kanton Bern eine Erkrankungszahl von etwa 110 ermittelt.
4. Bei der MS entstehen in der gesamten Gehirn- und Rückenmarkssubstanz multiple entzündliche Entmarkungsherde.

A) 1., 3. und 4. sind richtig.
B) 1. und 2. sind richtig.
C) Nur 1. ist richtig.
D) 2. und 4. sind richtig.
E) Alle Antwortmöglichkeiten sind richtig.

103. Welche der folgenden Aussagen lässt/lassen sich aus dem Inhalt dieses Textes ableiten?

1. Die 2014 ermittelte Prävalenz ist beinahe doppelt so hoch wie die Prävalenz, die im Jahre 2000 angenommen wurde.
2. Sehstörungen und Störungen der Augenbewegungen geben alleine keinen Aufschluss auf das Vorliegen einer multiplen Sklerose.
3. Der akuten disseminierten Enzephalomyelitis (ADEM) geht in der Regel eine Virusinfektion voraus.
4. Bei der MS werden aus noch nicht genau ermittelten Gründen die Markscheiden des zentralen Nervensystems angegriffen.

A) 2. und 3. sind richtig.
B) Nur 4. ist richtig.
C) 1., 2. und 3. sind richtig.
D) Alle genannten Aussagen sind richtig.
E) Keine der genannten Aussagen ist richtig.

104. Welche der folgenden Aussagen lässt/lassen sich aus dem Inhalt dieses Textes ableiten?

1. Ein geringer Prozentsatz erkrankt in der Kind- oder Jugendzeit.
2. Die Mortalität von MS-Patienten ist nicht erhöht.
3. Die multiple Sklerose ist nicht medikamentös behandelbar.
4. Die neurologischen Symptome der MS sind aufgrund der zahlreichen Möglichkeiten der Entmarkungsherd-Positionen vielfältig.

A) 1. und 3. sind richtig.
B) 2., 3. und 4. sind richtig.
C) 1. und 4. sind richtig.
D) 2. und 4. sind richtig.
E) Alle genannten Aussagen lassen sich ableiten.

Text 4: Endokarditis

Die Endokarditis ist eine Entzündung der Herzinnenhaut (Endokard), die die Herzhöhlen und den herznahen Anteil der Arterien und Venen auskleidet und auch die Struktur der Herzklappensegel bildet. Unbehandelt ist der Krankheitsverlauf meist tödlich. In Westeuropa ist die Endokarditis bei herzgesunden Menschen selten geworden und seit der Einführung von Antibiotika auch behandelbar. Seit einigen Jahren steigt die Zahl der Todesfälle durch Endokarditis infolge der Ausbreitung von nosokomialen Infektionen mit multiresistenten Erregern allerdings wieder an. Eine erhöhte Gefahr, an einer Endokarditis zu erkranken, besteht ferner bei Vorliegen von angeborenen oder erworbenen Herzfehlern. Bei allen Herzfehlern, bei denen der Blutstrom im Herzen nicht „normal“ ist, kann es durch Verwirbelungen des Blutstromes an immer wieder den gleichen Stellen zu kleinsten Verletzungen der Herzinnenhaut kommen. Diese Stellen sind dann anfällig für eine Entzündung, wenn Bakterien ins Blut kommen und von dort aus eine Infektion beginnt, die auf weitere Anteile der Herzinnenhaut und eine oder mehrere Herzklappen übergreift. Durch Wunden (darunter auch invasive ärztliche Maßnahmen), Verletzungen innerhalb der Mundhöhle, fieberhafte Erkrankungen (z. B. Bronchitis, Lungenentzündung, Mandelentzündung und Harnwegsinfekte) können Bakterien ins Blut gelangen und, insbesondere nach Herzklappenersatz, die Basis für eine Endokarditis bilden, die bei herzgesunden Menschen durch das lymphoretikuläre System (Leber, Milz, Lymphknoten, Fresszellen) rechtzeitig verhindert wird. Eine verminderte Immunabwehr, etwa durch HIV-Infektion, begünstigt das Auftreten einer Endokarditis. Zu Beginn des 21. Jahrhunderts wurde die Infektion mit nosokomialen Keimen auch in Bezug auf Endokarditis ein zunehmend ernstes Problem. In Deutschland ist für fast jede zweite Endokarditis S. aureus verantwortlich, wobei die Keime etwa 50% nosokomial erworben wurden und verschiedene Multiresistenzen aufwiesen. Infolge dieser Entwicklung stieg die Letalität bei Endokarditis wieder deutlich an, in Deutschland von 1105 (1990) auf 1790 Todesfälle im Jahre 2013. Einen zentralen Stellenwert in der Diagnostik der Endokarditis nehmen die (modifizierten) Duke-Kriterien ein. Für die Diagnostik einer Endokarditis stehen die Echokardiografie, Blutkulturen zur bakteriologischen Untersuchung, feingewebliche Untersuchungen und die klinische Untersuchung zur Verfügung, zum Teil mit weiteren bildgebenden Methoden. Der Nachweis von Herzklappenveränderungen oder neu aufgetretenen Vegetationen im Herzen oder der Nachweis von Keimen in der Blutkultur sind sichere Zeichen. Beide Nachweise sind aber manchmal schwer zu erbringen, weil sich trotz vorliegender Endokarditis noch keine Klappenveränderungen/Vegetationen gebildet haben oder der Nachweis von Keimen in der Blutkultur nicht gelingt, weil der Patient vorher schon Antibiotika bekommen hat. Gelingt der Nachweis von Bakterien in der Blutkultur nicht (5 bis 10% der Fälle) oder ist er noch nicht bekannt, dann muss bei der akuten Infektion und beim Vorliegen der klinischen Zeichen kalkuliert („blind“) behandelt werden. Hierbei wird bei der Auswahl der Antibiotika das unterschiedliche Erregerspektrum bei Vorliegen von natürlichen Herzklappen (Nativklappen) und Klappenprothesen berücksichtigt. Man führt klinisch unter anfänglich strenger Bettruhe eine breit wirksame intravenöse antibiotische Therapie über eine Zeit von vier bis sechs Wochen durch, wobei mindestens die ersten zwei Therapiewochen unter stationärer Kontrolle erfolgen. Danach folgt eine ein- bis zweiwöchige kritische Beobachtung. Bei einem subakuten Verlauf kann das Vorliegen mikrobiologischer Untersuchungsergebnisse gegebenenfalls abgewartet werden und dann gezielt antibiotisch behandelt werden. Eine einmal durchgemachte Endokarditis bewirkt ein erhöhtes Risiko für eine weitere Erkrankung. Deshalb ist die Prophylaxe von besonderer Wichtigkeit. Bei aktiver Endokarditis kommt auch eine chirurgische Therapie in Betracht, zum Beispiel bei lebensbedrohlichen Herzklappeninsuffizienzen, Abszessen oder größeren bzw. sich ausbreitenden Vegetationen im Bereich von Herzklappen, schwer therapierbaren Erregern oder trotz Therapie weiterbestehendem Fieber bzw. weiterbestehener Keimzahl im Blut, Sepsis und septischem Schock, akuter Embolie im Gehirn und bei Endokarditis durch Infektion einer Gelenkprothese.

Fragen zu Text 4

105. Welche der folgenden Aussagen lässt/lassen sich aus dem Inhalt dieses Textes ableiten?

1. Die Diagnostik einer Endokarditis kann über bildgebende Methoden erfolgen.
2. Können die Bakterien im Blut nicht nachgewiesen werden, so wird kalkuliert behandelt, wobei immer zwei Wochen der Behandlung stationär erfolgen.
3. Die Herzklappensegel des Menschen sind aus Endokard aufgebaut.
4. Die Verwirbelungen des Blutstromes können für kleinste Verletzungen des Endokards sorgen, wodurch Bakterien ins Blut gelangen können.

A) 1., 3. und 4. sind richtig.
B) 1., 2. und 4. sind richtig.
C) 1., 2, und 3. sind richtig.
D) 1. und 4. sind richtig.
E) Alle genannten Antwortmöglichkeiten sind richtig.

106. Welche der folgenden Aussagen lässt/lassen sich NICHT aus dem Inhalt dieses Textes ableiten?

1. Innerhalb von 23 Jahren ist die Zahl der Todesfälle durch Endokarditis merklich angestiegen.
2. Jemand, der eine Endokarditis bereits überstanden hat, wird mit einer geringeren Wahrscheinlichkeit erneut erkranken, als jemand, der noch nie zuvor eine Endokarditis hatte.
3. Die Leber spielt bei der Abwehr einer Endokarditis eine Rolle.
4. Bei Menschen mit Herzfehlern besteht eine erhöhte Letalität bei Endokarditis.

A) Aussagen 2. und 3.
B) Aussagen 1., 3. und 4.
C) Aussagen 1. und 3.
D) Aussagen 2. und 4.
E) Aussagen 2., 3. und 4.

Text 5: Nebenschilddrüse

Die Nebenschilddrüsen (lateinisch Glandulae parathyroideae), auch als Epithelkörperchen bezeichnet, sind kleine endokrine Drüsen der Säugetiere und Vögel. Es handelt sich um zwei Organpaare die beim Menschen etwa linsengroß sind und sich rückwärts und seitlich von den Schilddrüsenlappen befinden. Sie bilden das Parathormon, ein Hormon, welches unter anderem den Calciumspiegel im Blut mitreguliert. Man unterscheidet jeweils ein äußeres und ein inneres Epithelkörperchen. Bei Vögeln können auch drei Paare vorkommen. Gesunde Nebenschilddrüsen wiegen zwischen ungefähr 30 mg bei Männern und 35 mg bei Frauen. Diese Drüsen sind nicht sichtbar und bei der körperlichen Untersuchung nicht tastbar. Die Nebenschilddrüsen sind wegen ihrer Nähe zur Schilddrüse benannt, haben funktionell aber nichts mit ihr zu tun. Zudem ist diese Lagebeziehung zur Schilddrüse vor allem beim Menschen ausgeprägt, bei vielen Säugetieren ist die Lage dagegen viel variabler, weshalb in der vergleichenden Anatomie der Ausdruck Epithelkörperchen bevorzugt wird. Das äußere oder obere Epithelkörperchen (Glandula parathyroidea externa/superior) entsteht embryonal aus der vierten Schlundtasche der Kiemenbogen. Bei einigen Arten liegt es relativ weit von der Schilddrüse entfernt, beim Pferd vor dem Brusteingang, bei Paarhufern an der Aufzweigung der Halsschlagader. Das innere oder untere Epithelkörperchen (Glandula parathyroidea interna/inferior) entsteht aus der dritten Schlundtasche und liegt meist in, beim Menschen häufig etwas unterhalb der Schilddrüse. Die Epithelkörperchen sind von einer zarten Bindegewebskapsel umgeben, von der feine Septen ausgehen. Die Epithelzellen sind strangartig angeordnet. Die Hauptzellen produzieren das Parathormon (PTH). Parathormon, als Antagonist des Calcitonins, erhöht die Calciumkonzentration im Blut durch indirekte Aktivierung von Osteoklasten. Neben den Hauptzellen kommen oxyphile Zellen vor, deren Zahl mit steigendem Lebensalter zunimmt. Ihre Funktion ist nicht bekannt. Die Hauptfunktion der Nebenschilddrüsen ist die Calcium- und Phosphatniveaus des Körpers in einem engen Bereich zu halten. Arteriell wird jedes Epithelkörperchen von einer eigenen Arterie versorgt, nämlich der Arteria parathyroidea. Diese kommt aus einer Schilddrüsenarterie, in den meisten Fällen aus der unteren Schilddrüsenarterie. Wichtigste Erkrankung der Nebenschilddrüse ist eine Überfunktion, der Hyperparathyreoidismus (HPT). Die häufigsten Ursachen sind Tumore und Hyperplasien des Drüsengewebes. Dabei können sowohl gutartige Adenome oder bösartige Adenokarzinome auftreten. Beim Haushund sind etwa ein Drittel der Nebenschilddrüsentumoren bösartig. Seltener kommen Unterfunktionen der Nebenschilddrüse vor (Hypoparathyreoidismus), diese sind in der Regel iatrogen, z. B. nach Schilddrüsenoperationen oder Überversorgung mit Vitamin D. Autoimmunerkrankungen können ebenfalls einen Hypoparathyreodismus auslösen. Symptom ist ein Mangel an Parathormon, welcher zu einer Hypocalcämie mit Krämpfen und Herzversagen führen kann.

Fragen zu Text 5

107. Welche der folgenden Aussagen lässt/lassen sich aus dem Inhalt dieses Textes ableiten?

1. Calcitonin bewirkt im Körper eine Erhöhung der Calciumkonzentration durch indirekte Aktivierung der Osteoklasten.
2. Äußeres und unteres Epithelkörperchen weisen in der embryologischen Entstehung Unterschiede auf.
3. Tumore oder Hyperplasien des Drüsengewebes können Hyperthyreoidismus verursachen.
4. In bestimmten Fällen sind auch sechs Epithelkörperchen physiologisch.

A) 1., 2. und 4. sind richtig.
B) 2. und 4. sind richtig.
C) 2., 3. und 4. sind richtig.
D) Nur 3. ist richtig.
E) Alle genannten Aussagen sind richtig.

108. Welche der folgenden Aussagen lässt/lassen sich aus dem Inhalt dieses Textes ableiten?

1. Alle Nebenschilddrüsen werden gemeinsam von der Arteria parathyroidea versorgt.
2. Es können als Grund für den Hypoparathyreoidismus sowohl bösartige als auch gutartige Adenokarzinome auftreten.
3. Hypoparathyreoidismus tritt aufgrund eines Mangels an Parathormon auf, infolgedessen können eine Hypocalcämie mit Krämpfen und Herzversagen auftreten.
4. Der Mensch hat in der Regel 4 Epithelkörperchen.

A) 1. und 3. sind richtig.
B) 2., 3. und 4. sind richtig.
C) Nur 1. ist richtig.
D) Nur 4. ist richtig.
E) Alle der genannten Aussagen lassen sich ableiten.

Testsimulation J

- 12 Aufgaben
- 35 Minuten Bearbeitungszeit

Text 1: Leberzirrhose

Die Leberzirrhose ist das Endstadium chronischer Leberkrankheiten. Dieses Stadium gilt als irreversibel, auch wenn einzelne Berichte über Heilungen existieren. Typischerweise entwickelt sich eine Zirrhose über Jahre bis Jahrzehnte, seltener sind schnellere Verläufe von unter einem Jahr. Fast alle chronischen Leberkrankheiten führen im Endstadium zu einer Leberzirrhose. In Europa sind Alkoholmissbrauch, Nicht-alkoholische Fettleber und chronische Virushepatitis die häufigsten Ursachen. Durch den chronischen Ablauf von Untergang und Regeneration des Lebergewebes entsteht eine gestörte Gewebearchitektur mit knotigen Veränderungen. Zusätzlich bildet sich übermäßig Bindegewebe (Fibrosierung). Diese narbigen Areale können mehr als 50% des gesamten Gewebes einer zirrhotischen Leber einnehmen. Dadurch ist die Durchblutung der Leber gestört, im Bereich der Pfortader staut sich das Blut vor der Leber (portale Hypertension). Die Inzidenz, d. h. die Anzahl der Neuerkrankungen, beträgt in den Industrieländern 250 pro 100.000 Einwohnern im Jahr. Das Verhältnis erkrankter Männer zu Frauen liegt bei 2:1. Schätzungen zufolge leiden rund eine Million Menschen in Deutschland an einer Leberzirrhose. Die Ursache der Zirrhose ist die Nekrose (Absterben) von Leberzellen, verursacht z. B. durch Viren oder Gifte. Die Zellen setzen dabei Zytokine frei, die einerseits Leber-Makrophagen (Kupffer-Zellen) und Fettspeicherzellen der Leber (Ito-Zellen) und andererseits Monozyten und Granulozyten aus dem Blut aktivieren. Durch diese Zellen wird die Organstruktur mit Parenchym-Nekrosen, Herausbildung von Regeneratknoten (Pseudolobuli) und Bindegewebssepten destruktiv umgebaut. Durch diese Bindegewebsknoten werden die Kanäle der Leber unterbrochen, welche die Galle über die Gallenkanälchen (Canaliculi und Ductus) zur Gallenblase bringen, Nährstoffe aus dem portalen Blut in den Körper führen, den Hepatozyten Schadstoffe zum Entgiften anschwemmen und die Leber mit sauerstoffreichem Blut versorgen. Gallenkanäle bilden sich zwar neu aus, enden aber blind. Als Folge entsteht ein Blutstau zwischen Leber und Verdauungstrakt (Portale Hypertension), durch welchen sich Aszites bildet und die Milz sich vergrößert. Im schlimmsten Fall kommt es zu Ösophagusvarizenblutungen. Der Ausfall der Hepatozyten bedingt auch die hepatische Enzephalopathie: Bei einer Leberzirrhose ist die Ammoniakverstoffwechselung um bis zu 80% reduziert, wobei das im Darm gebildete Ammoniak über Gefäßkollateralen an der Leber vorbeigeleitet wird. Durch den mangelnden Abbau steigt die Toxinkonzentration im Blut und Ammoniak passiert die Blut-Hirn-Schranke. Die Astrozyten im Gehirn schwellen an und es kann ein Hirnödem entstehen, was zu meist episodisch verlaufenden kognitiven Defiziten führen kann. Letztlich kann die unzureichende Entgiftungsfunktion einer zirrhotischen Leber bis hin zum Leberkoma führen. Dabei gilt die Hepatische Enzephalopathie als Indikator für einen besonders schwerwiegenden Verlauf der Leberzirrhose. So starben in einer Studie nahezu die Hälfte aller Leberzirrhose-Patienten mit hepatischer Enzephalopathie innerhalb eines Monats nach Diagnosestellung. Studiendaten zeigen im Rahmen einer Therapie der hepatischen Enzephalopathie auch eine Risikosenkung für weitere Leberzirrhose-Komplikationen wie spontan bakterielle Peritonitis (SBP) oder Varizenblutungen.

Der Pathologe unterscheidet nach dem äußeren Erscheinungsbild des Organs die mikronoduläre, die makronoduläre und die gemischtknotige Zirrhose. Die Leber schrumpft, ihre Oberfläche wird runzlig und knotig. Mikroskopisch lassen sich aktive oder floride (d. h. voranschreitende) und inaktive Zirrhosen unterscheiden. Die Vorstufe der Leberzirrhose ist die Leberfibrose. Frühe, allerdings unspezifische Symptome der Leberzirrhose können Leistungsminderung, Konzentrationsschwäche und Müdigkeit sein. Hinzu können die so genannten Leberhautzeichen auftreten, welche sich unter anderem durch rot gefärbte Kleinfingerballen, durch eine gelbliche Haut (Ikterus) sowie Spider naevi bemerkbar machen. Eine Leberzirrhose beeinträchtigt das subjektive Empfinden des betroffenen Patienten häufig erst in einem recht späten Stadium der Erkrankung. Die Leberfunktion kann dabei hinsichtlich der Synthesefunktion (Gerinnungsfaktoren, Albumin) und der Entgiftungsfunktion (Leberkoma) sehr unterschiedlich beeinträchtigt sein. Typische Symptome der Leberzirrhose sind Rötungen der Handinnenflächen (Palmarerythem), Caput medusae, Spider-Naevi (Naevus araneus), Rhagaden, Lackzunge und Ödeme. In der sogenannten Child-Pugh-Score-Klassifikation werden mehrere dieser Faktoren einbezogen (Bilirubin, Quick-Wert, Albumin, hepatische Enzephalopathie und Aszites) und daraus ein Score errechnet. Die daraus resultierende Einteilung in die Stadien A bis C erlaubt eine Aussage über die Prognose der Erkrankung, Patienten im Stadium C nach Child-Pugh haben eine sehr schlechte Prognose hinsichtlich der Überlebenszeit. Die hepatische Enzephalopathie und der Aszites werden nur in drei Schweregrade eingeschätzt, was zu mehr oder weniger subjektiven, ungenauen Werten führt. Darum nutzt man seit 2002 auch den MELD-Score, der nach einer bestimmten Formel aus Laborparametern (Kreatinin, Bilirubin und INR) berechnet wird. Leberzirrhosen gelten als fakultative Präkanzerose, d. h., dass sich auf dem Boden einer Leberzirrhose ein bösartiger Tumor entwickeln kann, das hepatozelluläre Karzinom (HCC).

Fragen zu Text 1

109. Welche der folgenden Aussagen lässt/lassen sich aus dem Inhalt dieses Textes ableiten?

1. Ein schwerer Verlauf der Leberzirrhose beinhaltet in jedem Fall eine hepatische Enzephalopathie.
2. Die Ammoniakverstoffwechselung ist bei einer Leberzirrhose um 80% reduziert.
3. Es gibt doppelt so viele erkrankte Männer wie Frauen.
4. Personen in Stadium A erkranken seltener als Personen im Stadium C.

A) 1. und 3. sind richtig.
B) Nur 3. ist richtig.
C) 2. und 4. sind richtig.
D) 1., 2. und 3. sind richtig.
E) Keine der genannten Aussagen ist richtig.

110. Welche der folgenden Aussagen lässt/lassen sich NICHT aus dem Inhalt dieses Textes ableiten?

1. Die Wahrnehmung der Patienten ist initial beeinträchtig.
2. Der Leberzirrhose liegt primär eine Fibrosierung zugrunde.
3. Bei schweren Verläufen liegt der Leberzirrhose gelegentlich eine Ösophagusvarizenblutung zugrunde.
4. Laut durchgeführter Studie starb die Hälfte der unter Leberzirrhose leidenden Patienten, die auch eine hepatische Enzephalopathie durchleben, innerhalb eines Monats nach Ausbruch der Krankheit.

A) Aussagen 1., 3. und 4.
B) Aussagen 2. und 3.
C) Aussage 4.
D) Alle der genannten Aussagen sind richtig.
E) Keine der genannten Aussagen lässt sich ableiten.

111. Welche der folgenden Aussagen lässt/lassen sich aus dem Inhalt dieses Textes ableiten?

1. Wird das Ammoniak nicht normal in der Leber abgebaut, so kann eine Leberzirrhose ebenfalls die geistige Funktion eines Patienten negativ beeinträchtigen.
2. Beinahe alle vergänglichen und permanenten Leberkrankheiten führen im letzten Stadium zu einer Leberzirrhose.
3. Pathologisch lassen sich aktive, floride sowie inaktive Zirrhosen differenzieren.
4. Vernarbungen der Leber können über Durchblutungsstörungen zu einer portalen Hypotension führen.

A) 1. und 3. sind richtig.
B) 2. ist richtig.
C) 1. und 4. sind richtig.
D) Nur 1. ist richtig.
E) Alle genannten Aussagen sind richtig.

Text 2: Gleichgewichtsorgan

Im Gleichgewichtsorgan von Lebewesen dienen verschiedene Sensoren der Wahrnehmung von linearen Beschleunigungen (einschließlich der Fallbeschleunigung) und Winkelbeschleunigungen. Der Reiz wird meist über Sinneszellen aufgenommen, die an einen oder – wie beim Menschen – mehrere speziell aufgehängte oder aufliegende Festkörper gekoppelt sind, so genannte Statolithen. Für die Drehbewegungen dient häufig eine Flüssigkeit in einem Röhrensystem als träge Masse. Bei allen Wirbeltieren einschließlich des Menschen ist der Vestibularapparat das wichtigste Gleichgewichtsorgan. Das paarige Vestibularorgan (Organon vestibulare, Vestibularapparat) der Wirbeltiere und des Menschen befindet sich im Innenohr. Es unterteilt sich meist in jeweils fünf Bestandteile: Drei Bogengänge und die beiden als Maculaorgane bezeichneten Strukturen Sacculus und Utriculus. Fische und Amphibien besitzen als zusätzlichen Bestandteil eine Lagena, die ebenfalls ein Maculaorgan ist. Auch bei der Anzahl der Bogengänge gibt es Ausnahmen, allerdings nur bei sehr ursprünglichen Wirbeltieren. Neunaugen haben nur zwei Paar Bogengänge, Schleimaale gar nur ein Paar.
Die mit Endolymphe gefüllten Bogengänge bilden das Drehsinnorgan und stehen nahezu senkrecht zueinander und erfassen so die Vektorkomponenten der Drehbeschleunigungen des Kopfes im Raum. Sie bestehen jeweils aus dem eigentlichen Bogen und aus einer Erweiterung, der Ampulle. In ihr liegen die Haarzellen der Bogengänge, die Sinneszellen des Gleichgewichtsorgans. Deren Haare ragen in einen Gallertkegel, die Cupula, die den Flüssigkeitsring unterbricht. Bei einer Drehbeschleunigung des Kopfes drehen sich die Bogengänge mit. Die Endolymphe kann sich als Flüssigkeit aufgrund ihrer Massenträgheit, bei entsprechender Ausrichtung des Bogenganges, dieser Drehbewegung mehr oder weniger entziehen. Durch diese relative Bewegung der Endolymphe gegenüber dem Bogengang drückt die Endolymphe die Cupula zur Seite. Dadurch werden die „Haare" der Sinneshaarzellen abgebogen. Je nach Richtung der Abbiegung kommt es zu einer Beschleunigung oder Verlangsamung der Ruhefrequenz der Sinneshaarzellen. Die elektrischen Signale gelangen über den Bogengangnerv zum Gehirn.
Sacculus und Utriculus erfassen die translatorische Beschleunigung des Körpers im Raum. Sie stehen ebenfalls senkrecht zueinander, sodass der Sacculus auf vertikale und der Utriculus auf horizontale Beschleunigungen anspricht. Die Sinneszellen ragen mit ihren Fortsätzen (Sinneshärchen, vor allem Stereozilien) in eine gallertige Membran, die Otolithen (Statolithen) enthält. Otolithen sind feine Kalziumkarbonatkristalle, welche die Dichte der Membran erhöhen und damit wiederum einen Trägheitseffekt ermöglichen, sodass die Erfassung linearer Beschleunigungen überhaupt ermöglicht wird. Von den Sinneszellen gelangt die Sinnesinformation über den VIII. Hirnnerv (Nervus vestibulocochlearis) zu entsprechenden Nervenkernen im Hirnstamm. Diese erhalten zusätzliche Informationen von den Augen, vom Kleinhirn und vom Rückenmark. Die Verschaltung des Gleichgewichtsorgans mit den Augenmuskeln (Vestibulookulärer Reflex) ermöglicht die visuelle Wahrnehmung eines stabilen Bildes während gleichzeitiger Kopfbewegungen. Für die bewusste Orientierung im Raum sind neben dem Gleichgewichtssystem (vestibuläres System) auch das visuelle System und das propriozeptive System (Tiefensensibilität) verantwortlich. Ist die Funktion eines dieser Systeme gestört, kann dies widersprüchliche Informationen aus den einzelnen Sinnesorganen zur Folge haben. Dies kann zu einem Schwindelanfall führen. Funktionsstörungen der Otolithen können den gutartigen Lagerungsschwindel hervorrufen. Neuere Untersuchungen zeigen, dass das Gleichgewichtsorgan im Innenohr nicht nur für die Orientierung im Raum zuständig ist: Eine weitere wichtige Rolle spielt es bei der präzisen Steuerung der Körperbewegungen. Insbesondere bei Bewegungen im Dunkeln oder bei komplexen Bewegungsabfolgen, wie sie etwa Turner oder Artisten ausführen, scheint diese Funktion eine wichtige Rolle zu spielen.

Fragen zu Text 2

112. Welche der folgenden Aussagen lässt/lassen sich aus dem Inhalt dieses Textes ableiten?

1. Der Mensch besitzt 2 Vestibularorgane.
2. Nur eine Bewegung der Endolymphe selbst, ohne Cupula-Bewegung löst noch keinen Reiz in den Bogengängen aus.
3. Leiten vestibuläres und propriozeptives System unterschiedliche Informationen an das Gehirn weiter, so kann dies zu Schwindel führen.
4. Das Drehsinnorgan besteht aus drei genau senkrecht zueinander stehenden Bogengängen.

A) Nur Aussage 1.
B) Aussagen 2., 3. und 4.
C) Aussagen 1. und 3.
D) Aussagen 2. und 3.
E) Alle genannten Aussagen lassen sich ableiten.

113. Welche der folgenden Aussagen lässt/lassen sich aus dem Inhalt dieses Textes ableiten?

1. Die Sinneszellen befinden sich gänzlich in einer Membran, die ebenfalls Otolithen enthält.
2. Maculaorgane bestehen bei Fischen und Amphibien aus sechs Teilen.
3. Trägheit ist gegebenenfalls mitwirkend an der Reizentstehung von Drehbewegungen.
4. In den Bogen der Bogengänge befinden sich Haarzellen zur Registrierung von Drehbewegungen.

A) 1., 3. und 4. sind richtig.
B) 2. und 3. sind richtig.
C) 2., 3. und 4. sind richtig.
D) Nur 2. ist richtig.
E) Alle genannten Aussagen sind richtig.

Text 3: Handgelenk

Das Handgelenk ist das aus mehreren Teilgelenken zusammengesetzte Gelenk (Articulatio composita) an der Hand der Säugetiere. Bei den vierfüßigen Tieren wird es auch als Vorderfußwurzelgelenk bezeichnet. Es gehört neben den Fingergelenken zu den Gelenken der Hand. Beim Menschen werden als Handgelenk das Gelenk zwischen Speiche und Handwurzelknochen (Articulatio radiocarpalis, „proximales Handgelenk") sowie das zwischen den beiden Reihen der Handwurzelknochen (Articulatio mediocarpalis, „distales Handgelenk") bezeichnet. Im weiteren Sinne werden auch die übrigen Gelenke der Handwurzel unter diesem Begriff eingeordnet, die als so genannte straffe oder Wackelgelenke (Amphiarthrosen) die beiden Hauptgelenke in ihrer Funktion unterstützen, allerdings nur einen geringen Bewegungsumfang zeigen. Bei den meisten Tieren gibt es auch eine Verbindung zwischen Elle und den Handwurzelknochen (Articulatio ulnocarpea). Darüber hinaus zählt man die straffen Gelenke zwischen den einzelnen Handwurzelknochen (Articulationes intercarpales) sowie zwischen Handwurzel- und Mittelhandknochen (Articulationes carpometacarpales) generell zum Vorderfußwurzelgelenk (Articulatio carpi).
Alle Teilgelenke wirken gemeinsam als funktionelle Einheit und ermöglichen Beugung (Flexion) Richtung Handinnenfläche (Palmarflexion), Streckung (Extension) Richtung Handrückseite (Dorsalextension) sowie Abspreizbewegungen (Abduktion) Richtung Daumen (Radialabduktion) und Richtung Kleinfinger (Ulnarabduktion). Das der Körpermitte näher gelegene (proximale) Handwurzelgelenk bezeichnet beim Menschen die gelenkige Verbindung zwischen dem der Körpermitte entfernt gelegenen (distalen) Ende der Speiche (Facies articularis carpi radialis) und drei der proximalen Handwurzelknochen (Ossa carpalia), dem Kahnbein (Os scaphoideum), dem Mondbein (Os lunatum) und dem Dreiecksbein (Os triquetrum). Zudem ist die Zwischengelenkscheibe (Discus triangularis) des distalen Speichen-Ellen-Gelenkes an der Gelenkbildung beteiligt, die zwischen den Handwurzelknochen und der Elle vermittelt. Bei den meisten Wirbeltieren stehen jedoch sowohl Elle (Articulatio ulnocarpea) als auch Speiche (Articulatio radiocarpea) mit den Handwurzelknochen in Verbindung.
An den Knorpelrändern der Knochen und an der Zwischengelenkscheibe ist eine dünne, schlaffe Gelenkkapsel befestigt, die durch zahlreiche einstrahlende Bänder verstärkt wird. Der Gelenkspalt ist unverzweigt und enthält manchmal Fettfalten (Plicae synoviales).
Das proximale Handgelenk des Menschen ist funktionell betrachtet ein Ellipsoid- oder Eigelenk(Articulatio ellipsoidea), das zwei Freiheitsgrade besitzt. Das der Körpermitte entfernter gelegene Handwurzelgelenk (Articulatio mediocarpalis) – selten auch als mittleres Handwurzelgelenk bezeichnet, bei Tieren die mittlere Gelenketage des Vorderfußwurzelgelenks darstellend – zeigt einen in etwa s-förmigen Gelenkspalt zwischen der proximalen und distalen Reihe der Handwurzelknochen. Es setzt sich aus den einzelnen Gelenken zwischen jeweils zwei benachbarten Knochen zusammen und wirkt funktionell mit den gelenkigen Verbindungen der Handwurzelknochen einer Reihe untereinander (Articulationes intercarpales) als Einheit. Die Gelenkkapsel ist auf der Handinnenfläche straff, hingegen auf der Handrückseite schlaff und bildet zahlreiche Fettfalten aus. Das der Körpermitte entfernter gelegene Handgelenk ist ein verzahntes Scharniergelenk (Articulatio ginglymus). Es ist in seinem Bewegungsausmaß durch seine gebogene Form sowie durch Bänder und Gelenkkapseln eingeschränkt. Es wirkt zusammen mit dem proximalen Handgelenk als funktionelle Einheit. Die Karpometakarpalgelenke, die Verbindung der distalen Handwurzelknochen mit dem zweiten bis fünften Mittelhandknochen (Articulationes carpometacarpales II–V) werden beim Menschen nicht direkt dem Handgelenk zugeordnet, bei Tieren jedoch stets zum Vorderfußwurzelgelenk gerechnet. Sie sind – wie die Interkarpalgelenke – so genannte Wackelgelenke, die durch zahlreiche Bandzüge so versteift sind, dass sie kaum beweglich sind. Es handelt sich um Nebengelenke, welche die Verschieblichkeit zwischen den Handwurzelknochen und den Mittelhandknochen erhöhen und damit die Beweglichkeit der benachbarten Hauptgelenke (Articulatio radiocarpalis und Articulatio mediocarpalis) steigern.

Das Daumensattelgelenk bildet eine Ausnahme der fünf Karpometakarpalgelenke, da es im Gegensatz zu den anderen kein Wackelgelenk, sondern ein echtes und somit frei bewegliches Gelenk bildet. Es bezeichnet die gelenkige Verbindung zwischen dem großen Vieleckbein (Os trapezium) und dem Mittelhandknochen des ersten Fingers, also des Daumens (Os metacarpale I oder Os metacarpale pollicis). Es handelt sich um ein Sattelgelenk (Articulatio sellaris) und wird vor allem für die Gegenüberstellung (Opposition) des Daumens gegenüber den anderen Fingern benötigt und hat daher beim Menschen eine zentrale Bedeutung für das Greifen. Die Intermetakarpalgelenke (Articulationes intermetacarpales) sind die gelenkigen Verbindungen zwischen den Mittelhandknochen einer Reihe untereinander. Sie sind – wie die Interkarpalgelenke und die Karpometakarpalgelenke – Amphiarthrosen, die durch zahlreiche Bandzüge so versteift sind, dass sie kaum beweglich sind. Sie erhöhen die Verschieblichkeit der Mittelhandknochen untereinander und damit die Beweglichkeit der benachbarten Hauptgelenke (Articulatio radiocarpalis und Articulatio mediocarpalis).

Fragen zu Text 3

114. Welche der folgenden Aussagen lässt/lassen sich aus dem Inhalt dieses Textes ableiten?

1. Das Handgelenk ist eines von insgesamt 2 Gelenken, die der Hand zugehörig sind.
2. Es gibt fünf Karpometakarpalgelenke, von denen vier zu den Wackelgelenken gehören.
3. Die Gelenkkapsel weist auf beiden Seiten einer Hand unterschiedliche Beschaffenheit auf.
4. Beim Menschen ist nur die Elle unmittelbar mit den Handwurzelknochen verbunden.

A) 2., 3. und 4. sind richtig.
B) 3. und 4. sind richtig.
C) 2. und 3. sind richtig.
D) 1. und 3. sind richtig.
E) Alle genannten Aussagen lassen sich ableiten.

115. Welche der folgenden Aussagen lässt/lassen sich aus dem Inhalt dieses Textes ableiten?

1. Das von der Körpermitte entfernter gelegene Handgelenk wird auch als mittleres Handgelenk bezeichnet.
2. Ein Amphiarthrosen-Gelenk ist selbst nur in geringem Ausmaß beweglich.
3. Die Teilgelenke des Handgelenks ermöglichen als funktionelle Einheit unter anderem die Flexion.
4. Als Intermetakarpalgelenke sind die Verbindungen zwischen beiden Reihen der Mittelhandknochen bekannt.

A) 1., 3. und 4. sind richtig.
B) 2. und 3. sind richtig.
C) 1. und 4. sind richtig.
D) Nur 4. ist richtig.
E) Alle genannten Aussagen lassen sich ableiten.

Text 4: Fettverdauung

Die Fettverdauung ist die Verdauung von Fetten und fettähnlichen Substanzen im Körper. Die im Zusammenhang mit der Energiebereitstellung relevanten Fette sind dabei die sogenannten Triglyceride, durch Wasserabspaltung entstanden aus je einem Molekül Glycerin und – daher ihr Name – drei identischen oder verschiedenen Molekülen Fettsäure. Durch die Nahrung nimmt der Mensch insgesamt drei Lipide auf: Triglyceride (Fette, pflanzliche Öle etc.), Fettsäuren unterschiedlicher Größe und Sättigung, sowie Cholesterin (in Eiern, Fleisch etc.). Im Magen werden die Fette aus der Nahrung durch die Magenperistaltik im Chymus (Speisebrei) emulgiert. Gleichzeitig werden durch die Lipase die Fette schon zu 15% zerlegt. Im Darm wird durch die peristaltischen Bewegungen des Darmes eine weitere Emulgierung der Fette ermöglicht. Dabei bilden sich durch den Gallensaft (der in der Leber gebildet und in der Gallenblase gespeichert wird) kleinste Fetttröpfchen. Durch diese Konfiguration können die Lipasen optimal arbeiten, außerdem wird so die Oberfläche, an der die Lipase angreift, beträchtlich vergrößert. Die Pankreaslipase arbeitet in Anwesenheit von Colipase (aus Pro-Colipase durch Einwirkung von Trypsinen entstanden) und Calciumionen. Dabei werden vom Triacylglycerid schrittweise ein bis zwei Fettsäuremoleküle hydrolytisch abgetrennt, so dass schließlich zwei freie Fettsäuremoleküle und ein 2-Monoacylglycerid entstehen. Die zweite wichtige im Dünndarm arbeitende Lipase ist die Gallensalz-aktivierte Lipase, die auch Triglyceride, vor allem aber Cholesterinester spaltet. Aus den Fettsäuremolekülen und den 2-Monoacylglyceriden entstehen im Darmlumen Mizellen, die sich an die Bürstensaummembran anlagern, von wo aus ihr Inhalt entweder passiv oder bei freien Fettsäuren auch Carrier-vermittelt durch die Phospholipidmembran in die Enterozyten aufgenommen wird. Fettlösliche Vitamine wie Vitamin A, D, E und K können dabei nur auf diese Weise, also zusammen mit Fetten absorbiert werden. In den Darmzellen findet anschließend eine Reveresterung statt, d. h. die freien Fettsäuren werden wieder mit den Monoglyceriden unter Wasserabspaltung zu Triglyceriden verestert. Hydrophobe Stoffe aber können im Blut als einem wässrigen Medium nicht ohne weiteres weitertransportiert werden. Aus den entstandenen Triglyceriden, Cholesterin, Cholesterinestern, Phospholipiden, Apolipoprotein und fettlöslichen Vitaminen werden daher zunächst einmal naszierende Chylomikronen gebildet, die anschließend in Vesikel des Golgi-Apparates aufgenommen und durch Exozytose in das lymphatische System ausgeschieden werden. Etwa 80% der Chylomikronen gelangen so über das lymphatische System ins Blut, von wo aus die Triglyceride schließlich zu unterschiedlichen Bestimmungsorten gelangen. Einerseits in die Leber zur Speicherung, Verarbeitung und Oxidation. Außerdem zu den Myozyten (Muskelzellen), u. a. Organe, wo die Fette zur Energiegewinnung oxidiert werden. Die Muskulatur ist außerdem in der Lage, eine gewisse Menge an Triglyceriden zu speichern. Und zusätzlich in die Fettzellen zur Speicherung.

Fragen zu Text 4

116. Welche der folgenden Aussagen lässt/lassen sich aus dem Inhalt dieses Textes ableiten?

1. Für den Menschen sind nur drei Lipide von Bedeutung: Triglyceride, verschiedenste Fettsäuren, sowie Cholesterin.
2. Die im Darm gebildeten Mizellen entstehen aus zwei Stück Monoacylglyceriden und Fettsäuren.
3. Sind im Darm keine Fette vorhanden, so wird Vitamin K nicht vom Körper absorbiert.
4. Eine Emulsion ermöglicht eine Vergrößerung der Kontaktfläche für die Lipase.

A) 1., 2. und 4. sind richtig.
B) Nur 2. ist richtig.
C) 1., 3. und 4. sind richtig.
D) 3. und 4. sind richtig.
E) Alle genannten Aussagen sind richtig.

117. Welche der folgenden Aussagen lässt/lassen sich NICHT aus dem Inhalt dieses Textes ableiten?

1. Der Mensch kann Triglyceride im Muskelgewebe speichern.
2. Die Fettverdauung des Menschen beginnt im Magen.
3. Die ganzen Mizellen werden passiv oder Carrier-vermittelt in die Enterozyten aufgenommen.
4. Colipase ist eine Vorstufe, deren Anwesenheit für die Arbeit der Pankreaslipase unbedingt notwendig ist.

A) Aussagen 1., 2. und 4.
B) Aussagen 3. und 4.
C) Aussagen 1. und 2.
D) Aussagen 2. und 4.
E) Alle genannten Aussagen lassen sich ableiten.

Text 5: Akromegalie

Als Akromegalie wird eine ausgeprägte chronische, durch einen Überschuss an Wachstumshormon (Somatotropin) verursachte Vergrößerung von Akren (periphere Enden der Extremitäten und vorspringende Teile des Körpers) bezeichnet. Dazu zählen z. B. Hände, Füße, Kinn, Ohren, Nase und die äußeren Genitalien.
Ihren Namen erhielt die Krankheit 1886 von dem französischen Neurologen Pierre Marie, weswegen sie manchmal auch (Pierre-)Marie-Syndrom genannt wird. Ein weiteres, gelegentlich gebrauchtes Synonym ist Pachyakrie. Die Akromegalie ist eine endokrinologische Erkrankung, die durch eine Überproduktion des Wachstumshormons Somatropin hervorgerufen wird. In 95 Prozent der Fälle liegt der Krankheit ein wachstumshormon-produzierendes Adenom in der Adenohypophyse zugrunde, nur selten ein maligner (bösartiger) Tumor. Sehr selten tritt eine Akromegalie im Rahmen von erblichen Krankheiten auf, z. B. bei der Lipodystrophie Typ Berardinelli. Die Anwendung von Somatropin bei Menschen ohne vorliegenden Mangel führt zu Akromegalie mit schwersten Nebenwirkungen, die oft irreversibel sind. Die Inzidenz (Neuerkrankungsrate) liegt im Jahr bei etwa drei bis vier Menschen pro eine Million Einwohner, die Krankheitshäufigkeit in Deutschland bei ungefähr 3.000 bis 6.000 Menschen. Die Symptomatik der Akromegalie wird davon geprägt, ob die Erkrankung in der Zeit vor oder nach dem Schluss der Epiphysenfugen eintritt, d. h. vor oder nach der Pubertät. Vor Abschluss des Längenwachstums kommt es zum sogenannten Gigantismus oder hypophysären Riesenwuchs. Die normalen Körperproportionen bleiben weitgehend erhalten, d. h. der Mensch wächst dann auch weiterhin in die Länge. Nach Verschluss der Epiphysenfugen ist ein Wachstum nur noch an den knöchernen Akren, Weichteilen wie dem Kehlkopf und inneren Organen möglich. Die Organe vergrößern sich insgesamt, Viszeromegalie genannt. Ein Beispiel hierfür stellt der Kropf dar. Die Haut gewinnt an Dicke, und der Haarwuchs wird angeregt. Unkoordinierter Überschuss der Gelenkknorpel prädisponiert zu degenerativen Gelenkerkrankungen. Die Körperproportionen wirken durch dieses Wachstum insgesamt unharmonisch und vergröbert. Weitere Symptome entstehen durch eine Zuckerkrankheit oder zumindest verminderte Glukosetoleranz. Als belastend mag sich das allmähliche Nachlassen der Fähigkeit zu einem aktiven Sexualleben erweisen, hervorgerufen durch eine Erektionsschwäche, abgemildert durch ein gleichzeitiges Desinteresse daran. Bei Frauen kommt es selten zu einer sekundären Amenorrhoe, also einem Ausbleiben der Regelblutung, bei gleichzeitig scheinbar unmotivierter eigener Milchproduktion, sogenanntes Galaktorrhö-Amenorrhö-Syndrom. 30% der Patienten messen dauerhaft einen erhöhten Blutdruck. Die Patienten klagen häufig über Kopfschmerzen und allgemeine Abgeschlagenheit sowie Knochenschmerzen. Eine vermehrte Neigung zum Schwitzen ist nicht selten. Taubheitsgefühl oder Kribbeln in den Händen weisen auf ein Karpaltunnelsyndrom hin. Bei bis zu 64% der Patienten mit Akromegalie findet man eine beidseitige Manifestation, die in der Regel nach Behandlung der Akromegalie verschwindet. Mehr als 90% der Patienten hat ein Schlaf-Apnoe-Syndrom mit Schnarchen, nächtlichen Atemstillständen und kaum erholsamem Nachtschlaf. Den Betroffenen fällt die langsame Umgestaltung ihrer Physiognomie selten selbst auf, aufschlussreich kann aber der Vergleich mit alten Fotografien sein. Ein anderer Hinweis ist eine Zunahme der Hut- oder Schuhgrößen im Erwachsenenalter. Kieferorthopädische Konsultationen wegen einer zunehmenden Fehlstellung des Gebisses (etwa durch einen im Vergleich zum Oberkiefer vergrößerten Unterkiefer, Progenie) sind nicht selten. Kommt es durch das Wachstum des Hypophysentumors infolge lokaler Druckwirkungen zu Gesichtsfeldausfällen oder anderen Hirnnervenausfällen, ist erkennbar das Stadium ernsthafter Komplikationen erreicht. Die Lebenserwartung von Menschen mit Akromegalie ist deutlich eingeschränkt, und die Sterblichkeit im Vergleich zum Durchschnittskollektiv um das Zwei- bis Vierfache erhöht. Dies liegt einerseits an den direkten Manifestationen der Erkrankung, andererseits aber an den Folgeerscheinungen wie begleitendem Bluthochdruck und Zuckerkrankheit, die zu einer erhöhten Rate an Herzkreislauferkrankungen führen. Ob eine verstärkte

Bereitschaft zur Entstehung von Krebserkrankungen, namentlich Darmkrebs, besteht, gilt derzeit als umstritten. Die Therapie der Wahl besteht in der chirurgischen Entfernung des Tumors der Hirnanhangsdrüse bzw. eines Teils der Hypophyse. Für die Operation stehen ein transsphenoidaler (durch die Nase und Teile der Nasennebenhöhlen) und ein transkranieller Zugang (durch die Schädeldecke) zur Verfügung. Nach einer Operation wird eine medikamentöse Behandlung erforderlich, wenn das hormonproduzierende Gewebe nicht vollständig entfernt werden konnte. Mehrere Wirkstoffgruppen stehen für die medikamentöse Behandlung zur Verfügung: die Dopaminagonisten Cabergolin und Bromocriptin, die Somatostatinanaloga Octreotid, Lanreotid und Pasireotid sowie der Wachstumshormonantagonist Pegvisomant. Gegebenenfalls kann bei einem großen Tumor eine medikamentöse Therapie vor einer chirurgischen Entfernung angewendet werden. Das Ziel einer Vorbehandlung mit den genannten Medikamenten ist, den Tumor zu verkleinern und den Allgemeinzustand der Patienten zu verbessern. Die allein medikamentöse Behandlung sollte nur einer kleinen Gruppe von Patienten vorbehalten bleiben. Bei großen nicht-operierbaren Hormontumoren oder zur Behandlung von Resttumoren nach Operation werden auch unterschiedliche Methoden der Bestrahlungstherapie (insbesondere mit Röntgenstrahlen) mit Erfolg eingesetzt.

Fragen zu Text 5

118. Welche der folgenden Aussagen lässt/lassen sich aus dem Inhalt dieses Textes ableiten?

1. Bei Betroffenen führt ein Überschuss an Gelenkknorpel unmittelbar zu degenerativen Gelenkerkrankungen.
2. Die erhöhte Sterblichkeit bei Erkrankten lässt sich ausschließlich auf die unmittelbaren Symptome der Krankheit zurückführen.
3. In Deutschland erkranken jährlich zwischen 3 000 und 6 000 Menschen.
4. Ein einseitiges Auftreten des Karpaltunnelsyndroms bei Akromegalie-Patienten ist möglich.

A) 1. und 3. sind richtig.
B) 2., 3. und 4. sind richtig.
C) 2. und 3. sind richtig.
D) Nur 4. ist richtig.
E) Keine der genannten Aussagen lässt sich ableiten.

119. Welche der folgenden Aussagen lässt/lassen sich aus dem Inhalt dieses Textes ableiten?

1. Manifestiert sich die Krankheit vor Pubertätsende, so kommt es zum hypophysären Riesenwuchs.
2. Die allein medikamentöse Behandlung der Akromegalie beschränkt sich auf nicht-operable Tumore.
3. Es gibt zwei verschiedene Ansätze, die der operativen Behandlung zur Verfügung stehen.
4. Eine Akromegalie ist auch medikamentös herbeizuführen.

A) 1., 3. und 4. sind richtig.
B) 2. und 4. sind richtig.
C) 3. ist richtig.
D) 1. und 2. sind richtig.
E) Alle genannten Aussagen sind richtig.

120. Welche der folgenden Aussagen lässt/lassen sich NICHT aus dem Inhalt dieses Textes ableiten?

1. Ein mögliches Medikament zur Behandlung von Akromegalie ist unter anderem ein Wachstumshormon-Antagonist.
2. Der Krankheitsverlauf ist sehr stark vom Zeitpunkt des Beginns der Manifestation der Krankheit abhängig.
3. Diabetes (Zuckerkrankheit) löst zusätzliche Symptomatik aus.
4. Die Wahrnehmung der Veränderung des eigenen Körpers der Betroffenen ist durch den schleichenden Krankheitsverlauf beeinträchtigt.

A) Aussagen 1. und 3.
B) Aussagen 2., 3. und 4.
C) Nur Aussage 1.
D) Aussagen 2. und 4.
E) Alle genannten Aussagen lassen sich ableiten.

Lösungen

Soziales Entscheiden

Simulation A
1. A4-B3-C2-D5-E1
2. A2-B1-C4-D3-E5
3. A4-B2-C3-D5-E1
4. A1-B5-C4-D2-E3
5. A5-B1-C2-D4-E3
6. A2-B3-C4-D1-E5
7. A4-B5-C3-D2-E1
8. A5-B4-C3-D1-E2
9. A5-B3-C1-D2-E4
10. A3-B2-C5-D1-E4

Simulation B
11. A4-B3-C1-D5-E2
12. A3-B2-C4-D1-E5
13. A2-B3-C5-D1-E4
14. A5-B4-C1-D2-E3
15. A1-B2-C3-D5-E4
16. A1-B3-C4-D2-E5
17. A3-B4-C5-D1-E2
18. A5-B1-C3-D4-E2
19. A1-B3-C2-D4-E5
20. A3-B1-C2-D5-E4

Simulation C
21. A1-B3-C5-D2-E4
22. A5-B4-C3-D2-E1
23. A5-B4-C1-D2-E3
24. A2-B5-C3-D4-E1
25. A4-B2-C3-D5-E1
26. A4-B1-C3-D2-E5
27. A3-B4-C1-D2-E5
28. A4-B3-C1-D5-E2
29. A2-B5-C4-D3-E1
30. A5-B4-C3-D1-E2

Simulation D
31. A3-B2-C1-D5-E4
32. A2-B1-C4-D5-E3
33. A4-B5-C2-D3-E1
34. A1-B3-C5-D2-E4
35. A1-B4-C3-D5-E2
36. A2-B3-C5-D4-E1
37. A1-B2-C3-D5-E4
38. A2-B4-C3-D1-E5
39. A2-B4-C5-D3-E1
40. A5-B1-C4-D3-E2

Simulation E
41. A5-B3-C4-D2-E1
42. A5-B1-C2-D3-E4
43. A1-B3-C5-D4-E2
44. A5-B3-C4-D2-E1
45. A5-B2-C4-D3-E1
46. A4-B3-C2-D1-E5
47. A3-B2-C4-D5-E1
48. A5-B3-C4-D1-E2
49. A5-B3-C1-D2-E4
50. A3-B1-C2-D4-E5

Simulation F
51. A1-B5-C3-D2-E4
52. A4-B3-C2-D1-E5
53. A2-B3-C4-D1-E5
54. A4-B1-C5-D3-E2
55. A1-B5-C2-D4-E3
56. A4-B5-C1-D2-E3
57. A4-B3-C5-D1-E2
58. A3-B5-C4-D1-E2
59. A4-B1-C2-D3-E5
60. A2-B5-C3-D4-E1

Simulation G
61. A3-B4-C1-D2-E5
62. A4-B2-C5-D1-E3
63. A4-B3-C5-D1-E2
64. A1-B3-C2-D5-E4
65. A4-B5-C2-D1-E3
66. A1-B2-C5-D3-E4
67. A5-B1-C2-D4-E3
68. A1-B2-C5-D4-E3
69. A4-B3-C2-D5-E1
70. A2-B3-C5-D4-E1

Simulation H
71. A5-B1-C4-D2-E3
72. A4-B5-C1-D2-E3
73. A2-B5-C3-D4-E1
74. A5-B2-C3-D4-E1
75. A5-B1-C3-D2-E4
76. A4-B1-C2-D5-E3
77. A5-B4-C3-D2-E1
78. A5-B1-C2-D3-E4
79. A4-B2-C5-D1-E3
80. A5-B3-C2-D4-E1

Simulation I
81. A1-B5-C2-D3-E4
82. A3-B5-C2-D1-E4
83. A5-B3-C4-D1-E2
84. A5-B4-C3-D2-E1
85. A5-B4-C2-D3-E1
86. A3-B4-C5-D2-E1
87. A3-B4-C1-D2-E5
88. A2-B4-C5-D3-E1
89. A5-B3-C1-D4-E2
90. A1-B3-C5-D2-E4

Simulation J
91. A5-B2-C4-D3-E1
92. A3-B5-C2-D4-E1
93. A4-B5-C1-D3-E2
94. A5-B3-C4-D1-E2
95. A1-B5-C2-D4-E3
96. A2-B1-C4-D5-E3
97. A1-B2-C5-D3-E4
98. A1-B2-C5-D3-E4
99. A4-B1-C3-D5-E2
100. A2-B5-C3-D4-E1

Emotionen erkennen

Simulation A
1. Markus ist verärgert (Ärger) und bereut etwas (Reue).
2. Lena ist neidisch (Neid) und eifersüchtig (Eifersucht).
3. Peter fühlt sich schuldig (Schuld) und bereut etwas (Reue).
4. Lisa liebt ihre Kinder (Liebe), fühlt sich schuldig (Schuld) und hat Angst.
5. Max ist besorgt (Sorge) und empfindet Mitleid.
6. Anna ist enttäuscht (Enttäuschung) und überrascht (Überraschung).
7. Eva bereut etwas (Reue) und ärgert sich (Ärger).
8. Josef schämt sich (Scham) und ist enttäuscht (Enttäuschung).
9. Julia ist traurig (Trauer), fühlt sich schuldig (Schuld) und bereut etwas (Reue).
10. Nina ist enttäuscht (Enttäuschung), wütend (Wut) und traurig (Trauer).

Simulation B
11. Yvonne ist überrascht (Überraschung), freut sich (Freude) und ist stolz (Stolz).
12. Petra freut sich (Freude), ist überrascht (Überraschung) und erleichtert (Erleichterung).
13. Luise ist erleichtert (Erleichterung) und stolz (Stolz).
14. Marie und Markus freuen sich (Freude), sind glücklich (Glück) und zuversichtlich (Zuversicht).
15. Lena ist zuversichtlich (Zuversicht).
16. Franz ist dankbar (Dankbarkeit), zuversichtlich (Zuversicht) und motiviert (Motivation).
17. Franziska freut sich (Freude), ist zufrieden (Zufriedenheit) und glücklich (Glück).
18. Valerie ist hoffnungsvoll (Hoffnung), freut sich (Freude) und ist überrascht (Überraschung).
19. Tobias ist dankbar (Dankbarkeit), freut sich (Freude) und ist überrascht (Überraschung).
20. Melissa ist gerührt (Rührung) und stolz (Stolz).

Simulation C
21. Maja freut sich (Freude) und ist überrascht (Überraschung).
22. Vinzenz ist überrascht (Überraschung) und erleichtert (Erleichterung).
23. Hannah ist zuversichtlich (Zuversicht), erleichtert (Erleichterung) und liebt ihre Mutter (Liebe).
24. Christina und Klara sind hoffnungsvoll (Hoffnung) und zuversichtlich (Zuversicht).
25. Karl ist enttäuscht (Enttäuschung), schämt sich (Scham) und ist traurig (Trauer).
26. Johannes ist enttäuscht (Enttäuschung) und neidisch (Neid).
27. Jakob ist traurig (Trauer) und ärgert sich (Ärger).
28. Klaudia ist enttäuscht (Enttäuschung), traurig (Trauer) und frustriert (Frust).
29. Anita hat Angst und ist frustriert (Frust).
30. Lucia ärgert sich (Ärger) und ist enttäuscht (Enttäuschung).

Simulation D
31. Roman liebt seine Frau (Liebe) und ist besorgt (Sorge).
32. Michaela freut sich (Freude) und ist erleichtert (Erleichterung).
33. Magdalena ist dankbar (Dankbarkeit), stolz (Stolz) und freut sich (Freude).
34. Karina ist zuversichtlich (Zuversicht) und glücklich (Glück).
35. Simon ist zuversichtlich (Zuversicht) und motiviert (Motivation).
36. Florian ist überrascht (Überraschung) und zuversichtlich (Zuversicht).
37. Florentina ist überrascht (Überraschung) und freut sich (Freude).
38. Jana freut sich (Freude) und ist überrascht (Überraschung).
39. Rosalie ist motiviert (Motivation) und freut sich (Freude).
40. Mario ist erleichtert (Erleichterung), motiviert (Motivation) und interessiert (Interesse).

Simulation E
41. Stefanie schämt sich (Scham) und ist enttäuscht (Enttäuschung).
42. Rosa ist enttäuscht (Enttäuschung), ärgert sich (Ärger) und ist überrascht (Überraschung).
43. Caroline hat Angst und ist geschockt (Schock).
44. Sebastian empfindet Mitleid und ist traurig (Trauer).
45. Klaus hat Angst und fühlt sich schuldig (Schuld).
46. Marko ist überrascht (Überraschung) und ist enttäuscht (Enttäuschung).
47. Ingrid ist enttäuscht (Enttäuschung) und schämt sich (Scham).
48. Karin bereut etwas (Reue) und fühlt sich schuldig (Schuld).
49. Laura ist überrascht (Überraschung), verärgert (Ärger) und enttäuscht (Enttäuschung).
50. Susanne ist wütend (Wut) und verärgert (Ärger).

Simulation F

51. Magdi ist glücklich (Glück), erleichtert (Erleichterung) und zuversichtlich (Zuversicht).
52. Simon bereut etwas (Reue), ist verärgert (Ärger) und schämt sich (Scham).
53. Marlene ist frustriert (Frust) und enttäuscht (Enttäuschung).
54. Tom ist enttäuscht (Enttäuschung) und ärgert sich (Ärger).
55. Rainer bereut etwas (Reue), fühlt sich schuldig (Schuld) und empfindet Mitleid.
56. Lisa ist überrascht (Überraschung), empfindet Mitleid und ist besorgt (Sorge).
57. David bereut etwas (Reue) und hat Angst.
58. Trudi ist besorgt (Sorge), liebt ihre Tochter (Liebe) und hat Angst.
59. Carmen ärgert sich (Ärger), ist enttäuscht (Enttäuschung) und neidisch (Neid).
60. Magdi hat Angst und ist frustriert (Frust).

Simulation G

61. Maria ist motiviert (Motivation), herausgefordert (Herausforderung), freut sich (Freude) und ist stolz (Stolz).
62. Karl freut sich (Freude), ist dankbar (Dankbarkeit) und überrascht (Überraschung).
63. Lucia ist zuversichtlich (Zuversicht) und freut sich (Freude).
64. Laura ist gerührt (Rührung), liebt ihr Kind (Liebe) und ist ausgeglichen (Ausgeglichenheit).
65. Claudia freut sich (Freude) und ist mit ihrem Leben zufrieden (Zufriedenheit).
66. Kristina freut sich (Freude) und ist zuversichtlich (Zuversicht).
67. Patricia ist erleichtert (Erleichterung).
68. Philipp ist überrascht (Überraschung), freut sich (Freude) und ist gerührt (Rührung).
69. Sonja ist hoffnungsvoll (Hoffnung) und zuversichtlich (Zuversicht).
70. Pia freut sich (Freude) und ist erleichtert (Erleichterung).

Simulation H

71. Franzi ist traurig (Trauer) und enttäuscht (Enttäuschung).
72. Hubert hat Angst und ist frustriert (Frust).
73. Julian ist neidisch (Neid).
74. Karli ist traurig (Trauer) und bereut etwas (Reue).
75. Anna ist enttäuscht (Enttäuschung) und verärgert (Verärgerung).
76. Karla ist schockiert (Schock), traurig (Trauer) und enttäuscht (Enttäuschung).
77. Sophie bereut etwas (Reue), fühlt sich schuldig (Schuld) und schämt sich (Scham).
78. Markus ist überrascht (Überraschung) und bereut etwas (Reue).
79. Karin hat Angst und ist geschockt (Schock).
80. Christian fühlt sich einsam (Einsamkeit), ist eifersüchtig (Eifersucht) und traurig (Trauer).

Simulation I

81. Nico freut sich (Freude) und ist dankbar (Dankbarkeit).
82. Leni freut sich (Freude) und ist erleichtert (Erleichterung).
83. Markus ist traurig (Trauer), verärgert (Ärger) und enttäuscht (Enttäuschung).
84. Karl ist wütend (Wut) und enttäuscht (Enttäuschung).
85. Franzi liebt ihre Kinder (Liebe), ist besorgt (Sorge) und hat Angst.
86. Nico bereut etwas (Reue), ärgert sich (Ärger) und ist geschockt (Schock).
87. Carina ist schockiert (Schock), überrascht (Überraschung) und bereut etwas (Reue).
88. Luzia ist schockiert (Schock), wütend (Wut) und überrascht (Überraschung).
89. Melissa ist überrascht (Überraschung) und verärgert (Verärgerung).
90. Andreas ist enttäuscht (Enttäuschung) und überrascht (Überraschung).

Simulation J

91. Flora freut sich (Freude), ist überrascht (Überraschung) und gerührt (Rührung).
92. Marie freut sich (Freude), ist glücklich (Glück) und überrascht (Überraschung).
93. Yannick ist schockiert (Schock), wütend (Wut), verärgert (Ärger) und überrascht (Überraschung).
94. Lukas ist verärgert (Ärger) und überrascht (Überraschung).
95. Karin ist unzufrieden (Unzufriedenheit), überrascht (Überraschung) und enttäuscht (Enttäuschung).
96. Valerie und Lisa sind erleichtert (Erleichterung) und dankbar (Dankbarkeit).
97. Chris ist verärgert (Verärgerung), hat Angst und ist frustriert (Frust).
98. Miriam freut sich (Freude) und ist erleichtert (Erleichterung).
99. Die Dame freut sich (Freude) und ist dankbar (Dankbarkeit).
100. Patrick ist neidisch (Neid), herausgefordert (Herausforderung) und motiviert (Motivation).

Textverständnis

Testsimulation A:
1. D
2. E
3. D
4. A
5. D
6. E
7. B
8. A
9. C
10. A
11. E
12. C

Testsimulation B
13. C
14. C
15. D
16. A
17. B
18. B
19. A
20. E
21. C
22. C
23. D
24. A

Testsimulation C
25. D
26. E
27. D
28. A
29. E
30. E
31. B
32. E
33. D
34. C
35. D
36. E

Testsimulation D
37. A
38. D
39. E
40. D
41. C
42. B
43. A
44. D
45. A
46. C
47. B
48. E

Testsimulation E
49. B
50. C
51. D
52. E
53. B
54. C
55. E
56. E
57. B
58. B
59. C
60. A

Testsimulation F
61. C
62. A
63. D
64. B
65. E
66. A
67. D
68. C
69. B
70. D
71. C
72. E

Testsimulation G
73. D
74. D
75. E
76. D
77. A
78. C
79. C
80. A
81. A
82. D
83. B
84. E

Testsimulation H
85. C
86. A
87. D
88. D
89. C
90. B
91. D
92. D
93. A
94. B
95. D
96. B

Testsimulation I
97. D
98. A
99. C
100. A
101. C
102. B
103. D
104. C
105. A
106. D
107. B
108. D

Testsimulation J
109. B
110. E
111. D
112. C
113. B
114. C
115. B
116. D
117. B
118. D
119. A
120. E

Dein Zugang zu den 120 Textverständniserklärungen:
Wir haben auf unserer E-Learning-Seite eine Sektion errichtet. In diesem Bereich kannst du die Erklärungen zu den Textverständnisaufgaben nachlesen und überprüfen. Besuche uns auf **www.medat-vorbereitung/buch-inhalte/** und melde dich an, um diese Erklärungen zu erhalten.
Dein Zugangscode: fasdkwqe

Quellen der Textverständnis-Artikeln

Die verwendeten Textverständnis-Inhalte wurden unter der Creative Commons Attribution-Share-Alike License 3.0 publiziert. Eine Liste der AutorInnen befindet sich jeweils auf der gegebenen Wikipedia-Webseite.
Weitere Infos zur Lizenz findest du auf: https://creativecommons.org/licenses/by-sa/3.0/

Seite „Stütz- und Bewegungsapparat“. In: Wikipedia, Die freie Enzyklopädie. Bearbeitungsstand: 13. April 2020, 18:13 UTC. URL: https://de.wikipedia.org/w/index.php?title=St%C3%BCtz-_und_Bewegungsapparat&oldid=198832641 (Abgerufen: 27. April 2020, 15:55 UTC)

Seite „Auge“. In: Wikipedia, Die freie Enzyklopädie. Bearbeitungsstand: 19. April 2020, 13:54 UTC. URL: https://de.wikipedia.org/w/index.php?title=Auge&oldid=199051652 (Abgerufen: 27. April 2020, 17:37 UTC)

Seite „Immunsystem“. In: Wikipedia, Die freie Enzyklopädie. Bearbeitungsstand: 17. April 2020, 08:35 UTC. URL: https://de.wikipedia.org/w/index.php?title=Immunsystem&oldid=198964089 (Abgerufen: 29. April 2020, 13:01 UTC)

Seite „Lunge“. In: Wikipedia, Die freie Enzyklopädie. Bearbeitungsstand: 14. März 2020, 14:12 UTC. URL: https://de.wikipedia.org/w/index.php?title=Lunge&oldid=197758407 (Abgerufen: 2. Mai 2020, 10:08 UTC)

Seite „Gehirn“. In: Wikipedia, Die freie Enzyklopädie. Bearbeitungsstand: 29. April 2020, 17:48 UTC. URL: https://de.wikipedia.org/w/index.php?title=Gehirn&oldid=199429611 (Abgerufen: 2. Mai 2020, 10:07 UTC)

Seite „Thyreotroper Regelkreis“. In: Wikipedia, Die freie Enzyklopädie. Bearbeitungsstand: 22. Januar 2019, 19:36 UTC. URL: https://de.wikipedia.org/w/index.php?title=Thyreotroper_Regelkreis&oldid=184978520 (Abgerufen: 2. Mai 2020, 10:06 UTC)

Seite „Antikörper“. In: Wikipedia, Die freie Enzyklopädie. Bearbeitungsstand: 30. April 2020, 11:44 UTC. URL: https://de.wikipedia.org/w/index.php?title=Antik%C3%B6rper&oldid=199451685 (Abgerufen: 4. Mai 2020, 07:20 UTC)

Seite „Zahn“. In: Wikipedia, Die freie Enzyklopädie. Bearbeitungsstand: 9. Januar 2020, 16:26 UTC. URL: https://de.wikipedia.org/w/index.php?title=Zahn&oldid=195657868 (Abgerufen: 5. Mai 2020, 06:46 UTC)

Seite „Hypochondroplasie“. In: Wikipedia, Die freie Enzyklopädie. Bearbeitungsstand: 16. Juli 2019, 08:14 UTC. URL: https://de.wikipedia.org/w/index.php?title=Hypochondroplasie&oldid=190472847 (Abgerufen: 5. Mai 2020, 07:07 UTC)

Seite „Nagel (Anatomie)“. In: Wikipedia, Die freie Enzyklopädie. Bearbeitungsstand: 31. März 2020, 06:28 UTC. URL: https://de.wikipedia.org/w/index.php?title=Nagel_(Anatomie)&oldid=198295007 (Abgerufen: 5. Mai 2020, 07:06 UTC)

Seite „Niere“. In: Wikipedia, Die freie Enzyklopädie. Bearbeitungsstand: 24. April 2020, 22:49 UTC. URL: https://de.wikipedia.org/w/index.php?title=Niere&oldid=199249783 (Abgerufen: 7. Mai 2020, 07:01 UTC)

Seite „Humanes Choriongonadotropin“. In: Wikipedia, Die freie Enzyklopädie. Bearbeitungsstand: 31. März 2020, 19:42 UTC. URL: https://de.wikipedia.org/w/index.php?title=Humanes_Choriongonadotropin&oldid=198323691 (Abgerufen: 7. Mai 2020, 06:58 UTC)

Seite „Leistenbruch“. In: Wikipedia, Die freie Enzyklopädie. Bearbeitungsstand: 27. März 2020, 13:53 UTC. URL: https://de.wikipedia.org/w/index.php?title=Leistenbruch&oldid=198162383 (Abgerufen: 7. Mai 2020, 07:00 UTC)

Seite „Allergische Rhinitis“. In: Wikipedia, Die freie Enzyklopädie. Bearbeitungsstand: 26. April 2020, 23:19 UTC. URL: https://de.wikipedia.org/w/index.php?title=Allergische_Rhinitis&oldid=199323103 (Abgerufen: 7. Mai 2020, 07:07 UTC)

Seite „Edwards-Syndrom“. In: Wikipedia, Die freie Enzyklopädie. Bearbeitungsstand: 3. März 2020, 04:27 UTC. URL: https://de.wikipedia.org/w/index.php?title=Edwards-Syndrom&oldid=197363652 (Abgerufen: 7. Mai 2020, 08:07 UTC)

Seite „Chorea Huntington“. In: Wikipedia, Die freie Enzyklopädie. Bearbeitungsstand: 5. Mai 2020, 04:52 UTC. URL: https://de.wikipedia.org/w/index.php?title=Chorea_Huntington&oldid=199628934 (Abgerufen: 13. Mai 2020, 09:12 UTC)

Seite „Hämostase“. In: Wikipedia, Die freie Enzyklopädie. Bearbeitungsstand: 24. April 2020, 22:11 UTC. URL: https://de.wikipedia.org/w/index.php?title=H%C3%A4mostase&oldid=199249218 (Abgerufen: 11. Mai 2020, 15:48 UTC)

Seite „Osmoregulation“. In: Wikipedia, Die freie Enzyklopädie. Bearbeitungsstand: 22. Februar 2020, 18:41 UTC. URL: https://de.wikipedia.org/w/index.php?title=Osmoregulation&oldid=197064811 (Abgerufen: 11. Mai 2020, 15:49 UTC

Seite „Reflex“. In: Wikipedia, Die freie Enzyklopädie. Bearbeitungsstand: 11. März 2020, 14:40 UTC. URL: https://de.wikipedia.org/w/index.php?title=Reflex&oldid=197667920 (Abgerufen: 11. Mai 2020, 15:57 UTC)

Seite „Calcium- und Phosphathaushalt“. In: Wikipedia, Die freie Enzyklopädie. Bearbeitungsstand: 22. Februar 2020, 11:02 UTC. URL: https://de.wikipedia.org/w/index.php?title=Calcium-_und_Phosphathaushalt&oldid=197050162 (Abgerufen: 11. Mai 2020, 16:04 UTC)

Seite „Mukoviszidose". In: Wikipedia, Die freie Enzyklopädie. Bearbeitungsstand: 1. April 2020, 12:46 UTC. URL: https://de.wikipedia.org/w/index.php?title=Mukoviszidose&oldid=198351365 (Abgerufen: 16. Mai 2020, 08:35 UTC)

Seite „Gallenblase". In: Wikipedia, Die freie Enzyklopädie. Bearbeitungsstand: 14. Mai 2020, 10:38 UTC. URL: https://de.wikipedia.org/w/index.php?title=Gallenblase&oldid=199944142 (Abgerufen: 17. Mai 2020, 09:34 UTC)

Seite „Bauchspeicheldrüsenkrebs". In: Wikipedia, Die freie Enzyklopädie. Bearbeitungsstand: 27. März 2020, 11:48 UTC. URL: https://de.wikipedia.org/w/index.php?title=Bauchspeicheldr%C3%BCsenkrebs&oldid=198157802 (Abgerufen: 17. Mai 2020, 09:44 UTC)

Seite „Kohlenstoffmonoxidintoxikation". In: Wikipedia, Die freie Enzyklopädie. Bearbeitungsstand: 27. Januar 2020, 18:20 UTC. URL: https://de.wikipedia.org/w/index.php?title=Kohlenstoffmonoxidintoxikation&oldid=196243961 (Abgerufen: 18. Mai 2020, 16:27 UTC)

Seite „Bizepssehnenruptur". In: Wikipedia, Die freie Enzyklopädie. Bearbeitungsstand: 29. Februar 2020, 11:11 UTC. URL: https://de.wikipedia.org/w/index.php?title=Bizepssehnenruptur&oldid=197280778 (Abgerufen: 18. Mai 2020, 16:37 UTC)

Seite „Hyaluronsäure". In: Wikipedia, Die freie Enzyklopädie. Bearbeitungsstand: 27. März 2020, 18:56 UTC. URL: https://de.wikipedia.org/w/index.php?title=Hyalurons%C3%A4ure&oldid=198170848 (Abgerufen: 18. Mai 2020, 16:48 UTC)

Seite „Cobalamine". In: Wikipedia, Die freie Enzyklopädie. Bearbeitungsstand: 25. April 2020, 13:11 UTC. URL: https://de.wikipedia.org/w/index.php?title=Cobalamine&oldid=199270692 (Abgerufen: 18. Mai 2020, 16:47 UTC)

Seite „Poliovirus". In: Wikipedia, Die freie Enzyklopädie. Bearbeitungsstand: 23. April 2020, 14:39 UTC. URL: https://de.wikipedia.org/w/index.php?title=Poliovirus&oldid=199201837 (Abgerufen: 18. Mai 2020, 16:56 UTC)

Seite „Dissoziative Identitätsstörung". In: Wikipedia, Die freie Enzyklopädie. Bearbeitungsstand: 8. Juni 2020, 16:26 UTC. URL: https://de.wikipedia.org/w/index.php?title=Dissoziative_Identit%C3%A4tsst%C3%B6rung&oldid=200760153 (Abgerufen: 11. Juni 2020, 16:15 UTC)

Seite „Parathormon". In: Wikipedia, Die freie Enzyklopädie. Bearbeitungsstand: 23. Januar 2020, 19:18 UTC. URL: https://de.wikipedia.org/w/index.php?title=Parathormon&oldid=196108433 (Abgerufen: 18. Mai 2020, 16:58 UTC)

Seite „Epilepsie". In: Wikipedia, Die freie Enzyklopädie. Bearbeitungsstand: 5. Mai 2020 um 14:04UTC. URL: https://de.wikipedia.org/wiki/Epilepsie (Abgerufen: 21. Mai 2020, 11:05 UTC)

Seite „Genommutation". In: Wikipedia, Die freie Enzyklopädie. Bearbeitungsstand: 4. März 2020 um 21:55UTC. URL: https://de.wikipedia.org/wiki/Genommutation (Abgerufen: 22. Mail 2020, 16:01 UTC)

Seite „Herz". In: Wikipedia, Die freie Enzyklopädie. Bearbeitungsstand: 21. April 2020 um 16:05 UTC. URL: https://de.wikipedia.org/wiki/Herz#Mechanik_der_Herzaktion (Abgerufen: 22. Mai 2020, 16:39 UTC)

Seite „Diabetes Mellitus". In: Wikipedia, Die freie Enzyklopädie. Bearbeitungsstand: 27. April 2020 um 11:21 UTC. URL: https://de.wikipedia.org/wiki/Diabetes_mellitus (Abgerufen: 22. Mai 2020, 17:17 UTC)

Seite „Enzyme-linked Immunosorbent Assay". In: Wikipedia, Die freie Enzyklopädie. Bearbeitungsstand: 24. April 2020 um 2:11 UTC. URL: https://de.wikipedia.org/wiki/Enzyme-linked_Immunosorbent_Assay (Abgerufen: 24. Mai 2020, 13:02 UTC)

Seite „Myasthenia gravis". In: Wikipedia, Die freie Enzyklopädie. Bearbeitungsstand: 25. Mai 2020 um 8:49UTC. URL: https://de.wikipedia.org/wiki/Myasthenia_gravis (Abgerufen: 26. Mai 2020, 10:20 UTC)

Seite „Eisenmangelanämie". In: Wikipedia, Die freie Enzyklopädie. Bearbeitungsstand: 12. August 2019 um 16:24UTC. URL: https://de.wikipedia.org/wiki/Eisenmangelanämie (Abgerufen: 26. Mai 2020, 10:30 UTC)

Seite „Ikterus". In: Wikipedia, Die freie Enzyklopädie. Bearbeitungsstand: 11. Mai 2020 um 20:50 UTC. URL: https://de.wikipedia.org/wiki/Ikterus (Abgerufen: 26. Mai 2020, 10:38 UTC)

Seite „Sekundenschlaf". In: Wikipedia, Die freie Enzyklopädie. Bearbeitungsstand: 8. September 2019 um 12:26 UTC. URL: https://de.wikipedia.org/wiki/Sekundenschlaf (Abgerufen: 26. Mai 2020, 22:28 UTC)

Seite „Lymphe". In: Wikipedia, Die freie Enzyklopädie. Bearbeitungsstand: 7. Mai 2020 um 12:20 UTC. URL: https://de.wikipedia.org/wiki/Lymphe (Abgerufen: 26. Mai 2020, 20:41 UTC)

Seite „Chronische myeloische Leukämie". In: Wikipedia, Die freie Enzyklopädie. Bearbeitungsstand: 2. April 2020, 12:42 UTC. URL: https://de.wikipedia.org/w/index.php?title=Chronische_myeloische_Leuk%C3%A4mie&oldid=198387237 (Abgerufen: 11. Juni 2020, 16:14 UTC)

Seite „Influenza". In: Wikipedia, Die freie Enzyklopädie. Bearbeitungsstand: 1. Juni 2020, 17:26 UTC. URL: https://de.wikipedia.org/w/index.php?title=Influenza&oldid=200532459 (Abgerufen: 11. Juni 2020, 16:13 UTC)

Seite „Multiple Sklerose". In: Wikipedia, Die freie Enzyklopädie. Bearbeitungsstand: 9. Mai 2020, 09:53 UTC. URL: https://de.wikipedia.org/w/index.php?title=Multiple_Sklerose&oldid=199766666 (Abgerufen: 11. Juni 2020, 16:12 UTC)

Seite „Endokarditis". In: Wikipedia, Die freie Enzyklopädie. Bearbeitungsstand: 22. Dezember 2019, 16:54 UTC. URL: https://de.wikipedia.org/w/index.php?title=Endokarditis&oldid=195138945 (Abgerufen: 11. Juni 2020, 16:23 UTC)

Seite „Nebenschilddrüse". In: Wikipedia, Die freie Enzyklopädie. Bearbeitungsstand: 7. Oktober 2019, 08:44 UTC. URL: https://de.wikipedia.org/w/index.php?title=Nebenschilddr%C3%BCse&oldid=192923324 (Abgerufen: 11. Juni 2020, 16:22 UTC)

Seite „Leberzirrhose". In: Wikipedia, Die freie Enzyklopädie. Bearbeitungsstand: 8. Mai 2020, 05:21 UTC. URL: https://de.wikipedia.org/w/index.php?title=Leberzirrhose&oldid=199728200 (Abgerufen: 17. Juni 2020, 07:15 UTC)

Seite „Gleichgewicht". In: Wikipedia, Die freie Enzyklopädie. Bearbeitungsstand: 29. April 2020, 14:55 UTC. URL: https://de.wikipedia.org/w/index.php?title=Gleichgewicht&oldid=199424316 (Abgerufen: 17. Juni 2020, 07:25 UTC)

Seite „Handgelenk". In: Wikipedia, Die freie Enzyklopädie. Bearbeitungsstand: 11. Februar 2020, 09:51 UTC. URL: https://de.wikipedia.org/w/index.php?title=Handgelenk&oldid=196716264 (Abgerufen: 17. Juni 2020, 07:35 UTC)

Seite „Fettverdauung". In: Wikipedia, Die freie Enzyklopädie. Bearbeitungsstand: 1. September 2019, 10:26 UTC. URL: https://de.wikipedia.org/w/index.php?title=Fettverdauung&oldid=191872921 (Abgerufen: 17. Juni 2020, 07:56 UTC

Seite „Akromegalie". In: Wikipedia, Die freie Enzyklopädie. Bearbeitungsstand: 2. April 2020, 11:53 UTC. URL: https://de.wikipedia.org/w/index.php?title=Akromegalie&oldid=198385770 (Abgerufen: 17. Juni 2020, 08:05 UTC)

Die Autorinnen

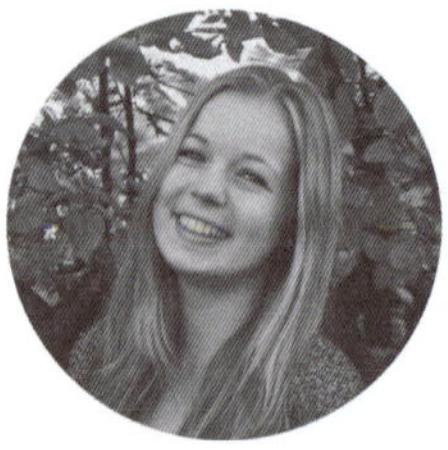

Annika Marktl

Ich bin Annika Marktl und studiere seit 2019 Medizin an der MedUni Wien. Als Co-Autorin der MEDBREAKER-Bücher unterstütze ich dich mit Übungsbeispielen, Lernplänen und Schritt-für-Schritt-Anleitungen. Wie ich zur Medizin gekommen bin? Nun, anders als viele meiner Mitstudierenden habe ich nicht schon als Kind mit einem Arztkoffer gespielt. Meine Leidenschaft für Medizin wurde erst vor einigen Jahren während eines Auslandsaufenthalts entfacht. Wieder in Österreich angekommen, habe ich dann direkt den ersten Versuch beim MedAT gewagt – ohne Erfolg. Trotzdem ließ ich mich nicht entmutigen. Ich habe das folgende Jahr für intensive Vorbereitungen mithilfe von Büchern aus der MEDBREAKER-Reihe genutzt. Daneben habe ich mein Wissen regelmäßig mit der eLearning-Plattform MEDBREAKER One getestet. Und siehe da: Der Aufwand hat sich gelohnt. Beim MedAT 2019 belegte ich den ersten Platz. Damit auch du schon bald einen solchen Erfolg feiern kannst, habe ich meine Lernstrategie in der neuen Med-Breaker-Auflage detailliert beschrieben. Außerdem findest du dort strukturierte Lernpläne und sogar einen Notfall-Lernplan, wenn es mit der Zeit bis zum Test doch einmal knapp werden sollte. In diesem Sinne: Nur Mut, you can do it!

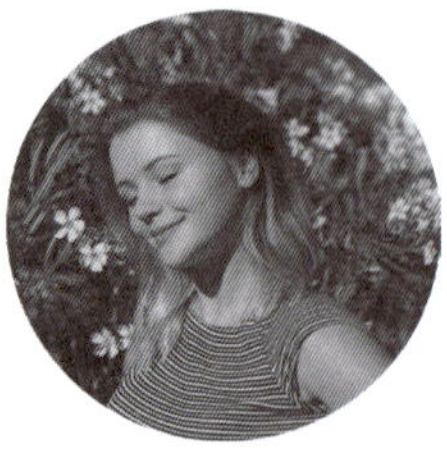

Tanja Päuerl

Ich bin Tanja Päuerl und studiere an der medizinischen Universität Wien Humanmedizin. Der MedAT ist bei mir noch nicht allzu lange her und ist zu meiner Freude mit einem Top 30 Ergebnis recht positiv ausgefallen. Das Interesse zur Medizin war bei mir in gewissem Maße schon lange vorhanden. Für das Medizinstudium habe ich mich erst endgültig entschieden, nachdem ich dem freiwilligen Rettungsdienst beigetreten bin. Die erste Hürde, die es nun zu überwinden galt, hatte es in sich: der MedAT. Da ich selbst erlebt habe, wie surreal die Möglichkeit den MedAT tatsächlich zu schaffen erscheint, freut es mich umso mehr, dir die Angst bei der Vorbereitung zu nehmen. Ich weiß, dass der Beginn der Vorbereitung super hart sein kann, gerade für anfängliche BMS-Nullen wie mich. Das Durchhalten aber lohnt sich. Mit den richtigen Aufgaben, Strategien und dem nötigen Ehrgeiz und Lerneifer kannst du dir deinen Studienplatz sichern. Und wer weiß, vielleicht trifft man sich ja schon bald auf der Uni!

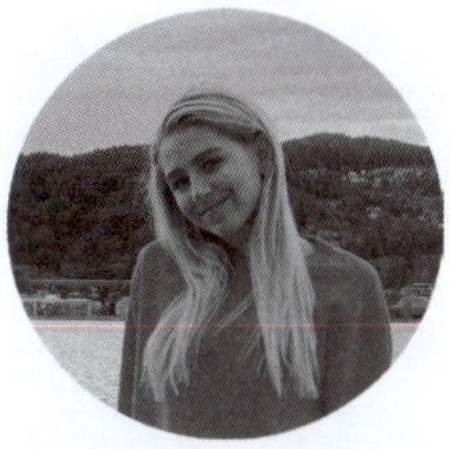

Tara Buchleitner

Mein Name ist Tara Buchleitner und ich darf seit 2018 an der MedUni Wien studieren. Mit 13 Jahren erkrankte ich an Typ 1 Diabetes, der tägliche Umgang mit dieser medizinischen Thematik, ließ nun in mir immer mehr den Wunsch reifen, Ärztin zu werden. Einem Auslandsaufenthalt in den USA folgte der schrittweise Rückzug aus dem Leistungssport und bereits während der Vorbereitung auf die Matura war mir klar, dass eine medizinische Ausbildung mein Ziel und meine Zukunft sein sollte. Deshalb startete ich auch wenige Wochen nach Beendigung der Oberstufe meinen 1. MedAT-Versuch. Nach minimaler Vorbereitung war dieser, wie zu erwarten, nicht von Erfolg gekrönt. Nach einer intensiven Vorbereitung und dank der nötigen Konsequenz und einem starken Willen konnte ich im folgenden Jahr dann ein Top-Ergebnis erzielen. Es freut mich sehr euch bei der Vorbereitung zu unterstützen, damit auch euer Traum wahr werden kann.